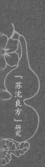

「苏沈良方」研究

「苏沈良方」研究

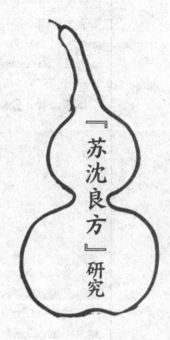

『苏沈良方』研究

主编　苏颖　苏鑫　魏晓光

副主编　王利锋　马金玲　何珮珩

编委　马跃　陈曦　王焱
　　　丁芬芬　马金玲　马跃　王焱
　　　王焱　冯晶　艾新法　何珮珩
　　　苏颖　苏鑫　陈曦　张帆
　　　魏晓光　杨福双

人民卫生出版社

图书在版编目（CIP）数据

《苏沈良方》研究 / 苏颖，苏鑫，魏晓光主编 . —
北京：人民卫生出版社，2019
ISBN 978-7-117-29198-9

Ⅰ.①苏…　Ⅱ.①苏…②苏…③魏…　Ⅲ.①方书 –
研究 – 中国 – 北宋　Ⅳ.①R289.344.1

中国版本图书馆 CIP 数据核字（2019）第 257271 号

人卫智网	www.ipmph.com	医学教育、学术、考试、健康，
		购书智慧智能综合服务平台
人卫官网	www.pmph.com	人卫官方资讯发布平台

《苏沈良方》研究

主　　编：苏　颖　苏　鑫　魏晓光
出版发行：人民卫生出版社（中继线 010-59780011）
地　　址：北京市朝阳区潘家园南里 19 号
邮　　编：100021
E - mail：pmph @ pmph.com
购书热线：010-59787592　010-59787584　010-65264830
印　　刷：三河市宏达印刷有限公司（胜利）
经　　销：新华书店
开　　本：710 × 1000　1/16　印张：21
字　　数：283 千字
版　　次：2019 年 12 月第 1 版　2019 年 12 月第 1 版第 1 次印刷
标准书号：ISBN 978-7-117-29198-9
定　　价：59.00 元
打击盗版举报电话：010-59787491　E-mail：WQ @ pmph.com
质量问题联系电话：010-59787234　E-mail：zhiliang @ pmph.com

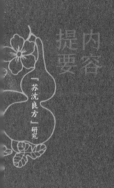

内容提要

「苏沈良方」研究

《苏沈良方》是北宋末年(一说为南宋)佚名编者根据沈括的《良方》十卷与苏轼的《苏学士方》整理编纂而成的医学书籍。全书载方150余首,采用近似医学随笔的体裁,涉及医论、医方、医案、本草、针灸等内容,治疗方药多为作者耳闻目睹后所辑,简便易行,有一定临床参考价值。

本书是研究《苏沈良方》的专著,在充分汲取前人研究成果的基础上,对《苏沈良方》进行了全面、系统的梳理。

上篇为《苏沈良方》专题学术研究,分为苏轼生平与贡献、沈括生平与贡献、《苏沈良方》版本与流传、医理医论、本草杂录、五脏论治方、邪气为病方、《苏沈良方》剂型特点、《苏沈良方》养生观等九章。下篇为《苏沈良方》校注,对《苏沈良方》十卷,包括杂录及腧穴图进行点校注释。

本书集学术研究、临床运用及原文校注于一体,具有理论性、科学性、实用性,对于中医药教学及临床运用、中医爱好者的学习等均具有重要指导意义。

刘序

　　《苏沈良方》(《苏沈内翰良方》)是北宋末年较为著名的方书,为佚名编者根据沈括的《良方》与苏轼的《苏学士方》整理编撰而成。该书用随笔杂说的形式,记载了沈括和苏轼二人对医药的研究和使用心得。书中除选编临床各科验方之外,还论述了有关医理、脉说、脏腑、本草、养生、炼丹等内容,颇具临床实用价值。

　　《〈苏沈良方〉研究》是苏颖教授带领团队继《〈本草图经〉研究》后有关方药的又一力作。团队成员穷三年之力,对《苏沈良方》进行了全面系统的梳理研究。团队以明嘉靖刻本《苏沈良方》为底本,以1921年上海古书流通处据清乾隆五十八年(1793)《知不足斋丛书》之《苏沈内翰良方》影印本为校本,同时参考其他涉及医书进行了《苏沈良方》的校释工作。在深入探究《苏沈良方》原文的基础上,开展了《苏沈良方》版本与流传、医理医论、本草探究、五脏论治方、邪气为病方、剂型特点及养生观等专题研究,并对苏轼、沈括两位大学者的生平及业绩做了较为详细的介绍。其内容丰富,结构合理,文字恰当,校注精准,充分反映了编写团队全面研究的构思和严谨的治学态度。

　　《〈苏沈良方〉研究》完整地保留了现存最早明嘉靖刻本《苏沈良方》原貌,并对各篇内容进行了深入挖掘和专题研究,便于读者对本书形成较为完整、系统的认识,从而使先人的珍贵方剂及宝贵经验能够发挥更大作用，使其中丰富而有价值的中医药理论与用药经验得以更好地推广应用。该书是从中医药专业角度全面研究《苏沈良方》的一次尝试与探索，能够为中医药学理论及临床研究提供翔实的文献资料，为方剂学研究提供崭新的思路与方法。以此为基，相信后来人将走得更深、更远，尽早实现中医药传承、创新与发展。

有感于苏颖教授团队的辛勤劳动，故乐为之序。

刘景源

2018 年 6 月 26 日于北京中医药大学

　　苏颂学术研究会成立之初,我们的老会长、长春中医药大学原校长邓明鲁终身教授就提出学会要研究苏氏的三部医药著作:《新修本草》《本草图经》和《苏沈良方》。

　　由于《本草图经》在明末已经佚失,我们的副会长、原中国中医研究院的蔡景峰教授与他的研究生胡乃长、王致谱完成了第一个辑复本《图经本草》。1994 年,我在吉林大学古籍所的研究生程启贵又协助了尚志钧先生出版了第二个辑校本《本草图经》。《本草图经》辑复本面世之后,我们学会作了三次研究,1991 年,第二届苏颂学术研讨会在长春召开,出版了《苏颂与〈本草图经〉研究》,收录了北京大学邓广铭教授、中国科学院王振铎先生、原中国中医研究院蔡景峰教授等的论文。1993 年,第三届苏颂学术研讨会在吉林省敦化市召开,出版了《论苏颂与〈本草图经〉》,是到会的全国各中医药院校专家、学者的专题论文。2011 年,人民卫生出版社出版了苏颖教授带领团队编写的《〈本草图经〉研究》,对《本草图经》进行了全面系统的深入研究,把《本草图经》研究推向了最高峰。此书获得中华中医药学会学术著作三等奖、吉林省中医药学会学术著作一等奖。苏颖教授也因她科研和教学的突出贡献被评为国家中医药院校教学名师和全国优秀教师,到北京人民大会堂去领奖。

2018年，苏颖教授又带领她的团队完成了《〈苏沈良方〉研究》一书。这也是第一次对《苏沈良方》进行全面系统的深入研究的一部著作。第一，对苏轼和沈括的生平经历与中医药以外的学术贡献作了研究，这对深入理解书中的医理医论有很大帮助。第二，对经过验证的良方的应用价值进行了深入探讨，这为古方的临床使用奠定了基础。第三，对书中的养生观和养生方法进行梳理和研究，这对各地苏东坡养生文化研究也提供了可靠的科学研究依据。

　　苏颖教授和邓明鲁校长在中医药古籍研究的最大长处是他们让中医药古籍研究与当今促进全民健康的"健康中国梦"紧密相关，使《〈本草图经〉研究》和《〈苏沈良方〉研究》在提高公众中医药素养及培养公众中医健康理念方面将产生巨大的社会公益作用。《〈苏沈良方〉研究》一书的研究工作还得到了广东省苏东坡文化研究会会长苏炬辉夫妇的关注及支持。

　　准此而论，就笔者所见，还没有哪一本中医药古籍的研究产生过像苏颖教授和她的团队所作的《〈本草图经〉研究》和《〈苏沈良方〉研究》产生的社会公益效益啊！所以，我很愿意写这篇序言。

苏颂学术研究会常务副会长　管成学

2018年1月12日于海南省兴隆镇家中

前言

《苏沈良方》，又名《苏沈内翰良方》，原书十五卷，是北宋末年(一说为南宋)佚名编者根据沈括的《良方》(又名《得效方》《沈氏良方》《沈存中良方》)十卷与苏轼的《苏学士方》(又名《医药杂说》)整理编撰而成的医学书籍。《苏沈良方》载方150余首，并广泛论述了医理、本草及养生等，为使其中的经方、验方得到运用，为使中医人更好地了解这部古代著作，我们编写团队在2016年即开始此项研究工作；历时三年的研究工作取得进展，研究成果汇集为《〈苏沈良方〉研究》。

《〈苏沈良方〉研究》包括上篇《苏沈良方》专题学术研究、下篇《苏沈良方》校注两部分。

上篇共九章，为苏轼生平与贡献、沈括生平与贡献、《苏沈良方》版本与流传、医理医论、本草杂录、五脏论治方、邪气为病方、《苏沈良方》剂型特点及养生观。第一章为苏轼的生平与主要成就、医学思想与贡献研究；第二章为沈括的生平与主要成就、医学思想与贡献研究；第三章为《苏沈良方》的版本源流及现状研究，并附各版本序跋；第四章为《苏沈良方》医理医论研究，医理从脉说、续养生论、治眼齿法三方面阐述，医论分为基础理论、中药、方剂、针灸、炼丹、外治法、养生七部分论述；第五章为《苏沈良方》本草识用、纠误及鉴别研究；第六章以五脏为纲，以病因、病机、病证为目，总结归纳《苏沈良方》相关方剂；第七章以邪气为纲，对《苏沈良方》各科杂病及方剂进行归类；

第八章为《苏沈良方》剂型特点研究,对各卷方药及酒制剂疗法进行统计分析;第九章为《苏沈良方》养生观研究,详述其养生思想、养生要点及摄生方法。

下篇为《苏沈良方》校注。《苏沈良方》采用近似医学随笔的体裁,涉及医论、医方、医案、本草、针灸等内容。卷一为脉说、脏腑、本草及灸法,卷二至卷五介绍内科杂病及治疗方药,卷六为养生及炼丹,卷七至卷十论述五官科、外科、儿科、妇科疾病及治疗方药。论述病证多附验案,有关本草性味、采集、配伍、剂型的论述颇为精辟,治疗方药多为作者耳闻目睹后所辑,简便易行且较为可靠,有一定临床参考价值。本次校注以明嘉靖刻本《苏沈良方》为底本,以1921年上海古书流通处据清乾隆五十八年(1793)《知不足斋丛书》之《苏沈内翰良方》影印本为校本,同时参考其他相关医书。具体校注方法说明如下:

校勘原则:谨依底本,但底本明显有误,或其义难通者,据校本择善而从。凡原文中有脱、讹、衍、倒、疑义之处,均一一补、改、删、乙正、释,并出注说明。

校勘方法:原书为竖版繁体字,现简体横排,加标点;以对校为主,兼用他校,谨慎使用本校,理校尽量不用,如有使用,须提出旁证。

文字:全书据《简化、繁体、异体汉字综合字表》通作国家规范简化字。异体字无论通作异体,抑或主、异体错出,古今字、俗体字讹误,甚至笔画小异字书无说者,据《汉字综合字表》《汉语大字典》统改作主体,不出注,如"差"和"瘥"、"内"和"纳"、"傍"和"旁"、"煆"和"煅"、"鞕"和"硬"等;通假字无论通作借字,抑或本、借字错出,借字一般皆改,出注、出书证;中药名称,或作异名,或写刻作别字而非异体字者,如"射(麝)香""葳(威)灵仙""硃(朱)砂""紫苑(菀)""薄苛(荷)""诃棃(黎)勒""括(栝)蒌""梹(槟)榔""川練(楝)子""土苽(瓜)根""班猫(蝥)""牡砺(蛎)""白芨(及)""芎穷(䓖)""黄芪(芪)"者,均据《中药大辞典》参酌《汉语大辞典》改作正名;校语中论某字致误原因,如形近而讹等,非繁体不能观其变,故在校语中此类情况使用繁体,旁置括号内注简体;本书中"已""己""以"作"巳","丸"作"圆""园","曰"作"日","人"作"入"等误用字,根据具体情况径改,不出注;文中"左""右"指代上下文时,尽改为"上""下";书中原有大小字均予保留。若有大小字影响文意理解处,根据校本改正,并出注说明。

注释:对个别冷僻费解之字词进行阐释;对个别人名、书名、药名进行阐释。

目录与方名:底本目录与正文不同者,据正文改,不出注;底本方名有位于每方功用主治之后者,为统一体例,均提前至每方功用主治之前,作为该方标题;底本无方名三十一首方剂,本次校注均据方剂首段功用主治加方名,如"治×××方""疗×××方",并在目录及正文中用星号标明。

书中提及的犀角,现为禁用品,临证时需用他品代用。

《〈苏沈良方〉研究》集学术研究、临床运用及原文校注于一体,具有理论性、科学性、实用性。《〈苏沈良方〉研究》科学严谨,通俗易懂,对于中医药教学及临床运用、中医爱好者的学习等均具有重要指导作用。

本书在编写过程中,得到了北京中医药大学刘景源教授、苏颂学术研究会常务副会长管成学教授的指导,得到了广东省苏东坡学术研究会会长苏炬辉夫妇的支持,得到了长春中医药大学图书馆馆长崔为教授的帮助,且刘景源教授、管成学教授又在百忙中特为此书作序,在此一并表示衷心感谢!

由于水平有限,不足之处敬请各位同仁海涵指正!

苏颖

2018 年 12 月于长春中医药大学杏林苑

目

录

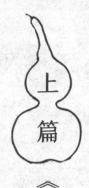

上篇

《苏沈良方》专题学术研究

第一章　苏轼生平与贡献　　　　　　　　　2

　　一、苏轼生平与主要成就　　　　　　　3

　　二、苏轼的医学思想与贡献　　　　　　9

第二章　沈括生平与贡献　　　　　　　　21

　　一、沈括生平与主要成就　　　　　　　22

　　二、沈括的医学思想与贡献　　　　　　28

第三章　《苏沈良方》版本与流传　　　　39

　　一、《苏沈良方》版本源流　　　　　　40

　　二、《苏沈良方》现代研究概述　　　　43

　　　　附：各版序言及跋　　　　　　　　49

第四章　医理医论　　　　　　　　　　　54

　　一、医理明晰　　　　　　　　　　　　55

　　二、医论精要　　　　　　　　　　　　56

第五章　本草杂录　　　　　　　　　　　66

　　一、本草识用　　　　　　　　　　　　67

　　二、本草探究　　　　　　　　　　　　72

第六章　五脏论治方　　77

一、治肝病方　　78

二、治心病方　　84

三、治脾病方　　88

四、治肺病方　　94

五、治肾病方　　97

第七章　邪气为病方　　98

一、治风证方　　99

二、治寒证方　　100

三、治水湿证方　　102

四、清热方　　104

五、调气方　　110

六、理血方　　113

七、疗虚证方　　114

八、治不内外因方　　115

第八章　《苏沈良方》剂型特点　　117

一、各卷方药统计及分析　　118

二、酒制剂疗法分析　　144

第九章　《苏沈良方》养生观　　160

一、《苏沈良方》的养生思想　　161

二、《苏沈良方》的养生要点　　163

三、《苏沈良方》的摄生方法　　165

苏沈内翰良方序　　　　　　　172

苏沈内翰良方林灵素序　　　174

苏沈内翰良方卷第一　　　178
脉说　　　　　　　　　　　179
苍耳说　　　　　　　　　　179
记菊　　　　　　　　　　　180
记海漆　　　　　　　　　　180
记益智花　　　　　　　　　180
记食芋　　　　　　　　　　181
记王屋山异草　　　　　　　181
记元修菜　　　　　　　　　181
记苍术　　　　　　　　　　182
记流水止水　　　　　　　　182
论脏腑　　　　　　　　　　182
论君臣　　　　　　　　　　183
论汤散丸　　　　　　　　　183
论采药　　　　　　　　　　184
论橘柚　　　　　　　　　　184
论鹿茸、麋茸　　　　　　　185
论鸡舌香　　　　　　　　　185
论金罂子　　　　　　　　　186
论地骨皮　　　　　　　　　186
论淡竹　　　　　　　　　　186
论细辛　　　　　　　　　　186
论甘草　　　　　　　　　　187
论胡麻　　　　　　　　　　187
论赤箭　　　　　　　　　　187
论地菘　　　　　　　　　　188
论南烛草木　　　　　　　　188
论太阴玄精　　　　　　　　188

下篇

《苏沈良方》校注

论稷米 189

论苦耽 189

论苏合香 189

论熏陆香 189

论山豆根 190

论青蒿 190

论文蛤、海蛤、魁蛤 190

论漏芦 190

论赭魁 191

论龙芮 191

论麻子 191

灸二十二种骨蒸法 191

唐中书侍郎崔知悌序 192

取穴法 192

用尺寸取穴法 194

艾炷大小法 194

取艾法 195

用火法 195

具方 195

苏沈内翰良方卷第二

苏沈内翰良方卷第二 196

论风病 197

四神丹 197

四味天麻煎方 197

木香散 198

左经丸 198

烧肝散 199

伊祁丸 200

乌荆丸 200

沉香天麻煎丸 200

服威灵仙法 201

煮肝散 201

乌头煎丸   202

*乌头煎丸又方   202

通关散   202

辰砂散   203

治诸风上攻头痛方   204

侧子散   204

四生散   204

苏沈内翰良方卷第三   206

圣散子   207

续圣散子   207

圣散子方   208

小柴胡汤   208

麻黄丸   209

*治暑暍逡巡闷绝不救者方   209

*治暑伤肌肤多疮烂或因搔成疮者方   210

木香丸   210

枳壳汤   211

加减理中丸   212

栀子汤   213

五积方   213

顺元散   213

紫金丹   214

七枣散   214

葱熨法   214

金液丹   215

苏沈内翰良方卷第四   216

服茯苓说   217

服茯苓赋   217

木香散   218

硇砂煎丸   219

桂丸方　　　　　　　　　　　　219

黑神丸　　　　　　　　　　　　220

神保丸　　　　　　　　　　　　220

小建中汤　　　　　　　　　　　221

进食散　　　　　　　　　　　　221

压气散　　　　　　　　　　　　222

诃子丸　　　　　　　　　　　　222

椒朴丸　　　　　　　　　　　　223

无碍丸　　　　　　　　　　　　223

桂香散　　　　　　　　　　　　224

健脾散　　　　　　　　　　　　224

香姜散　　　　　　　　　　　　224

引气丹　　　　　　　　　　　　225

沉麝丸　　　　　　　　　　　　225

礞石丸　　　　　　　　　　　　225

褐丸　　　　　　　　　　　　　226

神圣香茸散　　　　　　　　　　226

*治腹中气块方　　　　　　　　227

暴下方　　　　　　　　　　　　227

治泻痢方　　　　　　　　　　　227

茶方　　　　　　　　　　　　　228

苏沈内翰良方卷第五　　　　　229

与翟东玉求地黄　　　　　　　　230

苏合香丸　　　　　　　　　　　230

诸劳明月丹　　　　　　　　　　231

火角法　　　　　　　　　　　　231

九宝散　　　　　　　　　　　　232

何首乌散　　　　　　　　　　　232

治消渴方　　　　　　　　　　　233

经效阿胶丸　　　　　　　　　　233

灸咳逆法　　　　　　　　　　　233

羌活散 234

*治肺喘方 234

朱砂膏 235

蕊珠丹 235

至宝丹 235

四神散 236

半夏汤 236

白雪丸 236

龙胆丸 237

苏沈内翰良方卷第六 238

问养生 239

论修养寄子由 239

养生说 240

续养生论 240

书《养生论》后 242

养生偈 242

养生说 242

上张安道养生诀 244

神仙补益 245

谷子煎法 246

书辟谷说 247

阳丹诀 247

阴丹诀 247

秋石方 248

阴炼法 248

阳炼法 248

金丹诀 249

龙虎铅汞说 250

记丹砂 251

记松丹砂 252

苏沈内翰良方卷第七　　253

治眼齿　　254

治内瘴眼　　254

还睛神明酒　　254

治诸目疾　　255

点眼熊胆膏　　255

苘实散　　256

狸鸠丸　　256

偏头痛方　　256

头痛硫黄丸　　257

胡芦巴散　　257

治鼻衄方　　257

*治鼻衄不可止欲绝者方　　258

刺蓟散　　258

槐花散　　258

紫粉丸　　259

软红丸　　259

酒磨丸　　259

绿云膏　　259

灸牙疼法　　260

服松脂法　　260

苏沈内翰良方卷第八　　261

治水气肿满法　　262

逐气散　　262

二姜散　　262

川楝散　　263

仓卒散方　　263

弓弦散　　263

芍药散　　264

四神散　　264

陈应之疗痢血方　　264

樗根散 264

药歌 265

*治肠痔下血方 265

*治小便不通方 266

治小便数方 266

茯苓散 266

*疗寸白虫方 267

苏沈内翰良方卷第九 268

*治痈疮疡久不合方 269

*治痈疽方 269

小还丹 270

柞叶汤 270

*疗肿毒痈疽方 271

登州孙医白膏 271

云母膏 271

小朱散 272

*治发疮疹不透方 272

柴胡汤 273

*贴疮药方 273

*治瘰疬方 273

*疗风毒瘰疬方 274

地骨皮散 274

治癫方 275

*治年久里外臁疮不瘥方 275

火府丹 276

*疗久疮方 276

*治疮疥方 276

*治阴疮痒痛出水方 277

*治阴疮痒痛出水方又方 277

治癣方 277

系瘤法 277

*治甲疽肉裹甲脓血疼痛不瘥方   277

续骨丸   278

神授散   278

*治骨鲠或竹木签刺喉中不下方   279

*治诸鲠方   279

苏沈内翰良方卷第十   281

泽兰散   282

朱贲琥珀散   282

麦煎散   282

白术散   283

肉桂散   283

大黄散   283

治小儿诸方   284

黑神丸   284

治褓中小儿脐风撮口法   284

青金丹   285

桔梗散   285

小黑膏   285

*治痘疮无瘢方   286

*治疮疹欲发及已发而陷伏方   286

辰砂丸   287

*治小儿豌豆疮方   287

麝香散   287

*治小儿走马疳方   287

牛黄煎   288

田季散   288

乌头散   289

茱萸丸   289

吴婆散   290

寒水石散   290

小朱砂丸   290

妙香丸   291

*治小儿脐久不干赤肿出脓及清水方   291

*治小儿热嗽方   291

*治小儿疳肥疮多生头上方   292

杂记传   292

子瞻杂记   295

主要参考书目   297

方剂索引   301

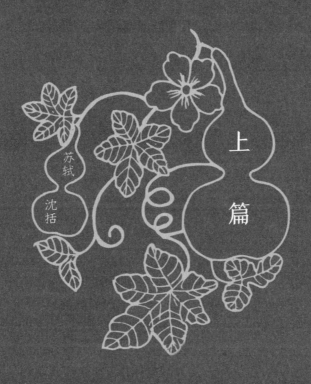

苏轼

沈括

上篇

《苏沈良方》专题学术研究

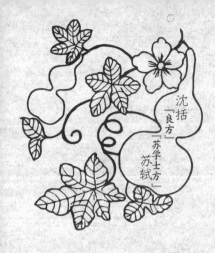

沈括『良方』『苏学士方』苏轼

第一章

苏轼生平与贡献

一、苏轼生平与主要成就

（一）苏轼生平简述

苏轼（1037—1101），字子瞻，自号东坡，四川眉州眉山人。祖父苏序；父苏洵，字明允，自号老泉。弟苏辙，字子由，晚号颍滨遗老。父子三人俱以文著名，世称"三苏"，亦为古文"唐宋八大家"其中三家，传为佳话。苏轼六岁入私塾小学，师从天观道士张易简开始读书。从师处始知范仲淹、欧阳修、梅尧臣、韩琦等文名，大为崇拜，立志为榜样。苏母程氏出身大家族，文化素养极高，父亲苏洵游学在外时，便由其母督促二子学业。程氏特别注重对孩子人格的培养，尤其好以古代名士贤臣的事迹教育孩子。苏轼幼年曾听母亲讲授《后汉书·范滂传》，遂发奋为仁人志士。苏轼自幼天资聪颖，勤奋诵读，十岁能文，及弱冠之年已博通经史，属文日数千言。十九岁娶四川青神县进士王方之女王弗为妻，次年跟随父亲到成都谒见张方平。父子三人之文采皆大受赞赏，张以国士待之，并上书欧阳修推荐苏洵。

嘉祐元年（1056），苏轼与弟苏辙随父亲赴汴京开封府应秋季"解试"，获得次年礼部"省试"资格。次年春，欧阳修主持礼部"省试"，读苏轼文《刑赏忠厚之至论》颇为赞赏，但误认为此文乃其弟子曾巩所作，为避嫌降为第二。此后，苏轼与苏辙又参加仁宗皇帝亲自主持的"殿试"，兄弟二人同科进士及第。是时，苏氏父子三人名震京师。苏轼作《谢欧阳内翰书》《上梅直讲书》等文感谢考官，深受欧阳修赞赏。欧读其文不觉汗出，谓"老夫当避此人，放他出一头地！"四月，母亲程氏卒于眉山，父子三人奔丧故里。嘉祐四年（1059），苏轼为其母守孝期满，随父亲与弟弟苏辙沿岷江、长江东下，过三峡，再赴汴京，途中父子三人一路唱和所作诗文编为《南行集》，苏轼为之作序。是年苏轼长子苏迈生。父子三人携家眷历时一年至京，苏轼授河南福昌县主簿，弟苏辙授渑池县主簿，俱未赴任。经欧阳修推荐，苏轼与苏辙参加次年举行的"贤良方正能直言极谏科"考试。按规定需提前一年上交五十篇策论,为之"贤良进卷",苏轼所作"贤良进卷"后被编入《应诏集》,包括《留侯论》《贾谊论》等名篇在内。次年,兄弟二人一同参加"制科"考试连名并中,仁宗皇帝认为自己为子孙找了两位宰相之才,甚是欣慰。苏轼授大理评事、凤翔府签判,十一月与弟苏辙别于郑州,作《和子由渑池怀旧》。

嘉祐七年(1062),苏轼任凤翔府签判,任期三年。与文同订交于歧下,文同字与可,善画竹。期间仁宗皇帝去世,英宗继位。宋英宗治平二年(1065)正月,苏轼任期满还朝,判登闻鼓院,除直史馆。五月,结发妻子王弗卒,次年四月,其父苏洵卒。治平四年(1067),苏轼与弟苏辙护父丧返蜀。这一年,英宗驾崩,宋神宗继位,苏轼、苏辙在家为父亲守丧。熙宁元年(1068),服丧期满,时年三十三岁的苏轼续娶王弗堂妹王闰之为妻,后与弟苏辙携全家赴汴京,从此未再返乡。这一年,神宗皇帝召见翰林学士王安石,开始酝酿"变法"。

神宗熙宁二年(1069),苏轼还朝。是年王安石主持新法,设立"制置三司条例司",为顺利实行新法极力排除异己,认为苏轼与自己政见不合,任命其为殿中丞直史馆判官告院闲职。四月,神宗诏令臣僚议论科举改革,苏轼奏上《议学校贡举状》,反对科举改革,得神宗召见。是年秋天,苏轼任国子监考试官,出策论题目暗讽王安石,并主动离开"条例司"。司马光推荐苏轼为谏言官,神宗屡次欲启用苏轼,皆被王安石阻止。冬天,苏轼又作《上神宗皇帝书》万言,全面驳斥"新法"。次年,判大名府韩琦奏疏青苗法害民,苏轼作《再上皇帝书》,要求罢免王安石。神宗皇帝为维持"新法",罢黜百官,力挺王安石。苏轼上《拟进士对御试策》,继续反对"新法"。王安石亲家谢景温诬告苏轼贩卖私盐,王安石非常高兴,因为他终于可以铲除与自己政见不合,却又很受神宗皇帝器重的苏轼了,但最终查无实证。

熙宁四年(1071),时年三十六岁的苏轼奉命通判杭州。七月出京,赴陈州见苏辙,此时苏辙也因忤逆王安石而除陈州州学教授。九月,苏轼赴颍州谒见欧阳修,十一月到任杭州。苏轼在杭州期间,奉命监事开挖"运盐河"工程,赴湖州相度堤岸利害,会晤湖州太守孙觉。

作《吴中田妇叹》《山村五绝》等诗,反映民间疾苦,有所托讽抗拒"新法"。协助陈襄修复钱塘六井,在常州、润州赈饥。是时,朝廷设立"经义局",在宰相王安石主持下修订《尚书》《诗经》《周礼》三经释义,谓之"新三经义",并以此为科举标准。值得一提的是,同时沈括恰奉命访查两浙路农田、水利、差役等事,至杭州,搜集苏轼近作,注明其讥讽"新法",回奏朝廷。苏轼在杭州期间还结识了诗僧参寥,纳姜王朝云。

熙宁七年(1074),苏轼出任密州知州。此年大旱,流民多入京,京师监门官郑侠上《流民图》,王安石罢相,但"新法"仍在施行。苏轼知任密州期间,重葺超然台,弟苏辙作《超然台赋》,自作《超然台记》。熙宁八年(1075),王安石复相,"三经新义"正式颁行。密州时期,苏轼不但作《江城子·乙卯正月二十日夜记梦》悼念亡妻王弗;又作《江城子·密州出猎》,开创了豪放派词风;中秋作千古传颂名篇《水调歌头·明月几时有》,以表达对弟弟苏辙千里相隔的思念之情。熙宁九年(1076),苏轼离密州移知河中府,密州百姓在城西彭氏园中供苏轼像,岁时拜谒。是年王安石再罢相,神宗亲自主持继续施行"新法"。熙宁十年(1077),苏轼改任徐州知州,于四月到任,七月黄河决澶,苏轼亲率军民防洪驻堤抗灾,徐州得以保全,作《河复》等诗。次年,建黄楼以纪念抗灾,重阳大会宾客。秦观来谒见,与参寥游百步洪。

元丰二年(1079),三月改任湖州知州,四月到任。七月御史李定等交章弹劾苏轼所作诗文言涉讪谤,自湖州任上被逮,八月下御史台狱。十二月结案出狱,责授黄州团练副使,本州安置。次年二月,到达黄州贬所,州守徐大受厚待之,初居定惠院,后迁城南临皋亭,筑南堂。苏轼在黄州躬耕东坡,陈师仲自杭州来书,告以编成《超然》《黄楼》二集。苏轼还利用当下较多的闲暇时光,撰成《东坡易传》《论语说》。元丰五年(1082),作《红梅三首》《寒食雨二首》等诗,其中《寒食雨二首》之墨迹即传世的"黄州寒食诗帖",历来被尊为宋代行书第一。苏轼在黄州预置新居,在去探访新居途中,于沙湖道中遇雨,作《定风波·莫听穿林打叶声》。黄州"东坡雪堂"筑成,苏轼自号东坡居士,作《雪堂记》，时年四十七岁。云门禅宗僧佛印开始与苏轼通信。于秋、冬两游赤壁，写《前赤壁赋》《后赤壁赋》和《念奴娇·赤壁怀古》。为怀念欧阳修，作《醉翁操》词，又作《洞仙歌·冰肌玉骨》。这一年，宋与西夏交战，宋兵大败。神宗皇帝大受打击，精神、身体每况愈下，从此对"旧党"人物示好。新官制颁布，神宗想借此启用苏轼，但被大臣阻止。元丰六年（1083），苏轼得眼疾，逾月不出户，世人皆传说苏轼已去世，神宗叹息，后听闻其病愈，乃感幸甚。次年正月，神宗出御函令苏轼任汝州团练副使，本州安置。四月，苏轼离开黄州，乘舟东下至九江。游庐山、石钟山，作《题西林壁》《石钟山记》等。过金陵访王安石，相逢一笑泯恩仇，相谈甚欢。至镇江金山寺，拜访佛印。至常州买田安家，又至扬州，上表求常州居住，后得神宗诏旨，允许常州居住。元丰八年（1085），宋神宗驾崩，哲宗继位，太皇太后高氏垂帘听政，启用司马光、范纯仁等"旧党"。六月，苏轼得诏恢复官爵，知任登州，九月被召还朝任礼部郎中，十二月至京迁任起居舍人。弟苏辙以右司谏召回朝廷。

哲宗元祐元年（1086），司马光主政，尽废新法，斥逐新党，史称"元祐更化"。年初，朝廷恢复科举诗赋考试。三月，苏轼任中书舍人，后升为翰林学士，知制诰。对司马光尽废新法有所保留，以为不当废除"免役法"。八月，司马光同意复行"青苗法"，苏轼表示反对。是年王安石、司马光相继去世，苏轼作文悼念。程颐主持司马光丧事，过于注重礼教缛节，苏轼表示不满，常戏谑讥讽，遂与程颐拥护党结怨。苏轼推荐黄庭坚任翰林学士，秦观为贤良方正能直言极谏科。御史孙升唯恐苏轼拜相，上奏言苏轼只可任翰林学士不可执政。后御史朱光庭弹劾苏轼任学士院考试考官所出《试馆职策题》语涉讥讽，苏轼上书为自己辩护。此时正当范纯仁执政，认为苏轼无罪，但以傅尧俞、朱光庭、王岩叟等为首的御史坚持苏轼有罪，并当面斥责太皇太后包庇苏轼。此事后虽平息，但朝廷党派之争更为严峻，朝臣分裂为"朔党""蜀党""洛党"，相互倾轧，史称"洛蜀之争"，"蜀党"以苏轼为首，"洛党"以程颐为首。后苏轼升户部侍郎，程颐被逐回洛阳。此年，苏轼还兼任侍读学士,开始为哲宗皇帝授课。但这期间,苏轼也因政见不合而屡遭新旧两党攻击,多次上章请求外任,均未许。

元祐四年(1089),苏轼在京师,二月遭御史弹劾,三月以龙图阁学士充两浙西路兵马钤辖知杭州军事,五月过南都,谒张方平,七月到达杭州任所,十月兴工浚理西湖,十一月时值旱饥,奏请赈济,同时疏浚茅山、盐桥二河,以工代赈。是年,范纯仁拜相,苏辙为翰林学士、吏部尚书,出使辽国。苏轼在杭州第二年,春夏疏浚西湖,建成举世闻名的"苏堤",并创建公共医院。秋,大雨,太湖泛滥,上疏请求救灾。苏辙出使归,任御史中丞,激烈反对宰相吕大防、刘挚允许"新党"入朝的调停政策。次年三月,苏轼被召入京,任翰林学士,知制诰,兼侍读;苏辙任尚书右丞相。苏轼还京时绕道视察湖州、苏州水灾。八月,因"洛党"贾易弹劾不已,苏轼自辩,朝廷罢之,以龙图阁学士出颍州知事,春浚颍州西湖。次年初,被命移扬州知事,扬州期间作《和陶饮酒二十首》,为和陶诗之始。后以兵部尚书召还,迁端明殿学士兼翰林侍读学士、礼部尚书。次年八月,妻王闰之卒于京师。九月,太皇太后高氏卒,宋哲宗亲政。苏轼自请出知定州获准,临行前未准与哲宗会面,遂上书作别,忠言规劝哲宗不要急进好功。

绍圣元年(1094),宋哲宗恢复神宗"新法",苏轼被剥夺端明殿学士、翰林侍读学士职位,时年五十九岁。四月,苏轼在定州以讽斥先朝罪名被贬知英州,未至贬所,八月再贬宁远军节度副使,惠州安置,不得签署公事。十月二日到达贬所,时詹范守惠州。长子苏迈、次子苏迨归宜兴,幼子苏过与妾朝云同行至岭南。此年,苏辙亦被罢执政,出知汝州,后降官知袁州,七月被贬筠州居住。苏轼在惠州作《四月十一日初食荔支》《荔支叹》《江月五首》等诗,又作多首和陶诗。绍圣三年(1096),苏轼买白鹤观地筑屋,欲终老惠州,又助修惠州东西二桥。七月,妾朝云病故,葬栖禅寺松林中,作《悼朝云》等诗。次年二月,白鹤峰新居落成,子苏迈来惠探望。这一年,朝廷追贬"元祐党人",四月苏轼责授琼州别驾昌化军(今属海南岛)安置,五月遇弟苏辙于藤州,同行至雷州,六月别弟渡海。七月抵儋州贬所,张中知昌化军到任,请苏轼居官舍。次年,朝廷派董必查访两广,将苏轼逐出官舍,遂在城南桄榔林下买地筑屋,名曰桄榔庵,当地人帮助建屋。后潮州人吴子野渡海从苏轼学,琼州进士姜唐佐从苏轼学。苏轼从惠州至儋州,除继续修改《东坡易传》《论语说》外,又作《东坡书传》十二卷,著《东坡志林》,未完稿。元符三年(1100),宋哲宗崩,宋徽宗继位,诏苏轼移廉州安置,旋改舒州团练副使,永州安置,行至英州,得旨复官朝奉郎、提举成都玉局观,年底越南岭北归。

宋徽宗建中靖国元年(1101),苏轼于北归途中暴病,暑热腹泻,止于常州,六月上表请老,以本官致仕。七月,径山维琳禅师来访,二十六日作《答径山琳长老》,竟成绝笔。二十八日卒,时年六十六岁。次年六月,葬于汝州郏城钧台乡上瑞里。

(二) 苏轼主要成就

苏轼作为北宋著名文学家、思想家、书画家,一生仕途起伏,颠沛流离。其思想集儒、释、道三家之所长,融会贯通,不拘一格,主要表现在他的文学作品中。其文汪洋恣肆、明快畅达,有孟、庄之遗风,读来酣畅淋漓;其诗清新脱俗却雄健有力,善用比喻、夸张,用典独特,别出心裁;其词清丽旷达,援引各种题材入词,提升了宋词的艺术造诣,并开创"豪放词"一派,为后人所推崇;擅长书法,行、楷、草俱佳,与黄庭坚、米芾、蔡襄并称"宋四大家";开"文人画"鼻祖,善画竹,主张写意传神,提倡"诗中有画,画中有诗"。苏轼作品的当代整理成果,有孔凡礼《苏轼诗集》和《苏轼文集》、黄任轲等《苏轼诗集合注》(上海古籍出版社 2001 年版)、薛瑞生《东坡词编年笺证》(三秦出版社 1998年版)、邹同庆等《苏轼词编年校注》(中华书局 2002 年版)等书,另有最新张志烈、马德富、周裕锴主编《苏轼全集校注》(河北人民出版社 2010 年版)。有关苏轼生平事迹及作品记载、评议等研究情况,则可参考孔凡礼《苏轼年谱》(中华书局 1998 年版)和《三苏年谱》(北京古籍出版社 2004 年版),以及曾枣庄主编《苏轼研究史》(江苏教育出版社 2001 年版)等。

　　苏轼的兴趣极为广泛,博学多闻,间或著有涉及中医药的相关论文,可见明代茅维所编《苏轼文集》之医药杂记篇。苏轼中年谪居黄州、岭南、儋州后,生活创作之余,也致力于搜集行之有效的中医方剂及养生方法,被后人整理,与其医药论文一并收入沈括所作《良方》中,合成《苏沈良方》一书。

二、苏轼的医学思想与贡献

　　苏轼一生与儒、释、道三家之学的渊源深厚。他对三家之学的主动亲近和自然融汇,恰是东坡魅力之所在。提到苏轼,就不能不提到林语堂先生所撰的《苏东坡传》。林语堂先生对苏东坡的伟大人格极为推崇,认为苏东坡鲜明的个性特征超越了古往今来其他文人,并在他的文学作品和生活态度中被展现得淋漓尽致。林语堂先生在《苏东坡传》中力求向读者展现一个真实生动的东坡鲜活形象之余,还特别细心地关注到苏轼独特性格的形成原因。正如林语堂先生所言:"苏东坡一生的经历,根本是他本性的自然流露。在玄学上,他是个佛教徒,他知道生命是某种东西刹那间的表现,是永恒的精神在刹那间存在躯壳之中的形式,但是他却不肯接受人生是重担、是苦难的说法——他认为那不尽然。至于他本人,是享受人生的每一刻时光。在玄学方面,他是印度教的思想;但是在气质上,他却是道地的中国人的气质。从佛教的否定人生、儒家的正视人生、道家的简化人生,这位诗人在心灵识见中产生了他的混合的人生观。"[①]

　　苏轼与儒、释、道的关系,历来就是学界最广泛热议的话题。一般分为两种见解:一种认为其前期以儒家思想为主,积极入世,这从他上表朝廷驳斥新法弊政中不利于民的文书,以及他在地方卓越的政绩中即可看出,在实际政务中,他无愧是一名爱民的好官。遭遇贬谪后,他

---

① 林语堂. 苏东坡传[M]. 张振玉,译. 长沙:湖南文艺出版社,1988:5.

的思想主要以释、道为主,寻求一种精神解脱。另一种认为苏轼把儒、释、道三者思想融会贯通起来,形成了自己独特的哲学认识架构。其实,苏轼一生都未放弃对儒家"忠君爱民"道德思想的追求,而释、道思想则表现为对政治迫害和困苦遭遇的精神武器。苏轼广泛摄取吸收儒、释、道思想中相类相通的本质精华,杂糅融汇并亲身体悟,不拘泥于一家之言,形成了自己独特的人生观、价值观、审美观、文化修养、仪态风度等。苏轼有别于同时代其他封建知识分子之处就在于,他能将三者很好地结合起来支配自己,即"外儒内道",或曰:"穷则独善其身,达则兼济天下。"苏轼对儒、释、道三家都同样推崇,同样兼收并蓄,融会贯通,形成了自己独特的政治态度和生活态度。当外界条件允许时,即用儒家思想支配自己在社会上追求事业,积极从政,以身许国,济世救民,施展自己的胸襟抱负,一逞才学;当客观现实与其自身的理想抱负发生矛盾时,就回转来用释、道思想来解脱自己,支撑自己,而做到乐天知命,成为中国思想文化史上罕见的一位"快乐天才"①。苏轼主动把经生活实际淬炼过的三家精华融入到自己的生命意识中,以此帮助自己保护身心,超脱世俗的打击与思想的困扰,在芸芸众生中活出了自己的一份精彩。

以往学者大多关注苏轼文学作品中所体现的儒、释、道三家思想,而忽略了他的医药杂记。中国古代医学思想是最能体现儒、释、道三家思想的融合。首先,其理论的形成建立在先秦老庄哲学思想上,如"天人合一""阴阳消长""道法自然"等,在"养生观"上主张"清静无为""内景返观",在追求摄生延年方面采用道家的导引、炼丹之术;同时,中医还强调医生应怀有儒家的"大慈恻隐之心"、以"仁心仁术"拯救世间"含灵之苦";后来,中医还主动吸收了佛学的相关宇宙哲思与"打坐""参悟"等修行方法。在苏轼的医药杂文中,尤其是其贬谪后所作,同样承载着他对儒、释、道三家思想的独特认识。无论是"爱民如子"的"慈爱恻隐之心",据理力争的"天地浩然正气",还是"安适逍

---

① 张瑜. 试析苏轼人生分期的儒释道思想及其成因[J]. 文教资料,2011(19):11-12.

遥"的道家养生观,以及摒除凡尘杂念的佛学超脱顿悟思想,都体现了苏轼对三家思想的兼容并取,杂糅融汇。

(一) 儒家"忠君爱民"思想

苏轼一生深受儒家积极入世、忠君报国、勤政爱民思想的影响。他致力于实现自己的政治理想,为富国强民尽忠职守,为维护人民的利益从不吝惜自己的政治前途,甚至不惜献出宝贵的生命。苏轼终其一生致力的儒家思想,是受其家庭氛围的影响,在童年便打下了深深的烙印。苏轼父亲苏洵,思维严谨,善做政论文,文笔明畅雄健,恣肆纵横,可谓天赋异禀,但其个性有些倔强古怪,独立任行,不愿服从常规教育,青年时游手好闲,不以读书为志,直到他的二哥及内兄等同辈人高中科举,而自己却名落孙山,自命清高的苏洵受了刺激,于二十七岁高龄开始发奋读书,重置《论语》《孟子》《尚书》等儒家经典于书斋案头,日夜苦读,并发誓读书未成之前不写任何文章。虽然苏洵在科举考试中屡屡失意,但这并不影响他作为父亲,为苏轼、苏辙两个儿子营造了一个非常良好的读书环境,而他自己似乎也在二子朗朗的诵书声中重新找回了人生的希望。苏轼自幼在父亲的耳提面命下勤奋读书,与弟弟苏辙每日所做功课就是研习儒家经典。在父亲的严厉督促下,苏轼不敢以天资颖悟沾沾自喜,而是终日苦学不辍。他六岁入私塾小学,十一岁入中学,认真准备科举考试。为应付考试,学生们必须读经史诗文,且经典古籍必须熟读至能背诵,而苏轼读书时不仅使用背诵记忆的方法,有时也和其他用功的学生一样,手抄经史书文,因此使得他对经史文学中的典故如数家珍。同时,每当父亲游学四方之时,苏轼与弟弟苏辙便由其母程氏亲授以书。苏母特擅以史书中古今名士的成败教训儿子,授以儒家入世忠君报国的思想。有一次,程氏讲读《后汉书·范滂传》,范滂作为青年志士不惜以生命反抗东汉祸国殃民的宦官专政,临刑前话别母亲,范母亦表现出大义凛然,用生命与名节难以兼得的道理,劝儿子释然。读到此处,母子二人皆慨然叹息。不一会儿,小苏轼抬头问母亲:"我长大之后若做范滂这样的人,您愿不愿意?"母亲回答道:"你若能做范滂,难道我不能做范滂的母亲吗?"由此,我们可以看出苏轼为了维护人民利益,敢于在朝廷上直谏,不惜得罪当权派,实乃家风使然。

苏轼按照儒家君子的道德标准规范自己,从来不屑于奉迎当权者。对于王安石主持的变法改革,他都是一切从人民的利益出发思考问题,凡是有利于民众利益的,他就支持,而不利于的,他就反对,从不被党派之争所裹挟,甚至不顾惜自己的政治前途,这也正是他宦海沉浮的原因。苏轼在从政实践中,也很注意民生疾苦。在做地方官时,他抗旱、修渠、捕蝗、祈雨、筑堤……政绩颇丰,可以说苏轼走到哪里,忧民生疾苦就忧到哪里,政绩就出在哪里,这些勤政的事迹,可见证他确实是为官一任、造福一方的。但也正是因为他对民众的尽职尽责,才赢得了群众的爱戴。每当他被朝廷调离一个地方时,当地民众皆对其留恋敬仰,也为他不能为朝廷所重用而抱屈遗憾。也可以说,苏轼的儒家经典确实是读到心里去了,而心的波动自然就带有儒家的节奏,行动也随之使然。儒家思想中根本的一种主张,是民本思想。孟子曰:"民为贵,社稷次之,君为轻。"儒家治国平天下的理想,落到实处,很大程度上是安定万民,养护苍生。苏轼的行为,显然是标准的儒家风范。

从保存在《苏沈良方》中苏轼所作的医学论文看,同样深深烙印着爱民如子的儒家典范。如《苏沈内翰良方·论风病》记载:"王游元龙言:钱子飞治大风方极验,尝以施人。一日梦人自云:天使以此病人,君违天怒,若施不已,君当得此病,药不能救。子飞惧,遂不施。仆以为天之所病不可疗耶,则药不应服有效。药有效者,则是天不能病,当是病之祟,畏是药而假天以禁人尔。晋侯之病为二竖子,李子豫赤丸亦先见于梦,盖有或使之者。子飞不察,为鬼所胁。若予则不然,苟病者得愈,愿代其苦。家有此方,能下腹中秽恶。在黄州试之,病良已,后当常以施人。"这段论述的是风邪致病,善行数变,其症多暴烈急躁,危害极大。苏轼记王游元龙口述有个叫钱子飞的人,藏有善治风病的妙方，经常以此方施治救人，多有奇效。有一天，钱子飞梦到天帝派使者来跟他说，世人之所以得风病是因遭天帝惩罚，你不论原因皆予救治已经触怒了天帝，如果你继续施治下去就会得到天帝的报应，自己身患此病而无药可医。钱子飞惧怕得天帝报应，不再以药方施治。苏轼则指出医者"病之祟，畏是药而假天以禁人尔"的险恶用心，并论述如果当真是上天要绝人性命，世间药方又岂能医治得好？如果医方果然有效，就是该病并非不能医治；如果治不见效，实乃医生自己医术不佳，又何必假借天帝的名义而蒙骗世人？即使如古书中所记载，真有病魔鬼神之说，医者也不应被鬼神所蒙吓威胁就不救治病人。末了，苏轼还把家中所传治疗风邪的药方奉上，指出自己在黄州亲试此方有效，并特别说明此类良方应公布于世，经常施予有需之人，不应当秘而不传。苏轼强调换作是自己，如果病人能凭借良方而免除病痛的折磨，自己甘愿代其受苦，而又何患病魔鬼神之威胁？其医者父母心可见一斑。

《苏沈良方》中提倡有良方之人应当把药方公诸于世，继而普救更多穷苦百姓的论述非常之多。又如《苏沈内翰良方·圣散子》记载："其方不知所从出，而故人巢君谷世宝之，以治此疾，百不失一。既得之，谪居黄州，连岁大疫，所全活者不可胜数。巢甚秘之此方，指松江水为誓盟，不得传人。予窃隘之，以传蕲水庞君安时，庞以医闻于世，又善著书，故以授之，且使巢君名与此方同不朽也。"此段论及圣散子方治病尤类《千金方》之三建散，救急有奇效，如果流行时疫，不问老少贵贱，天明煮一锅，每人各饮一盏，就不易被时疫邪气所侵扰；平时无病饮用，也有健脾、保健、预防作用，因而普惠众多，应该大力推广。这个妙方不知出自何处，苏轼友人眉山巢谷得之，一直把它当宝贝一样珍藏，秘而不传，但该方的治疗功效可谓是百无一失。苏轼得到此方后，适逢其贬谪黄州，正赶上大范围流行时疫，凭此方救活者不计其数。巢谷特别珍视这个方子，让苏轼对松江水发誓不能外传他人，但苏轼却认为他这种思想是非常狭隘的。在苏轼自己心里，只要能救助百姓的性命，再宝贵的东西都可以贡献出来，又何况只是一个药方呢？于是苏轼便把此方告诉了湖北蕲水(今湖北浠水县)人庞安时。庞安时为当地名医,医治病人十有八九见效,在苏轼的医药杂记中还有庞安时为其疗疾的医案。庞安时还擅长著录医书,著有《难经解义》数万言,另有《本草补遗》《伤寒总病论》等。苏轼认为以庞安时之善于著录,他的书必然流传甚广,如果把此方附上,那么巢谷的名字必然与此圣散子方一样流芳百世,而且还可以救助更多有需要的人,这不是功德无量吗?苏轼真可谓是用心良苦,爱民如子,与苍生含灵之性命相比,金钱犹如粪土。

此外,苏轼还把治疗眼疾比作治理人民,把治疗牙齿疾病比作管理军队,由此及彼,时刻不忘儒家"修身、齐家、治国"的政治理想。《苏沈内翰良方·治眼齿》记载:"前日与欧阳叔弼、晁无咎、张文潜,同在戒坛。余病目昏,数以热水洗之。文潜曰:目忌点洗。目有病,当存之;齿有病,当劳之,不可同也。治目当如治民,治齿当如治军。治民当如曹参之治齐,治军当如商鞅之治秦。颇有理,当追录之。"此时苏轼正患眼病,目不明而两眼昏花,多日用热水洗眼。张耒(文潜)说:"眼病应忌讳清洗,眼有病,当任其抚恤、保养;若是齿有病,当动而治之。二者不可用同法也。打比方说,治目当如治民之法,犹如当年曹参任齐丞相数年,使齐国富民强;治齿当如治军之法,犹如战国中期商鞅之治秦,相秦十九年,辅助秦孝公实行变法,采用严法峻刑,废井田,开阡陌,奖励农耕,致秦国日益富强。"张文潜的这一说法,苏轼认为颇有道理,所以追记而笔录之。苏轼从"目昏"这样的身体小恙写起,一直写到张耒所引申的"治目当如治民,治齿当如治军",由治民、治军说到曹参治齐之法与商鞅治秦之法,可谓由此及彼,通过形象类比而使人颖悟治国之理。这说明苏轼极善于学习,留心记取朋友,甚至学生之珍言,从寻常事理中悟出微言大义。这种"由此而及彼""见微知著"的求证方法与好学精神,是苏轼终生持之以恒的惯常风格,也是他取得多方面成就的原因所在。

苏轼在论述养生之法时,还把心与肾的关系比作君臣之间的关系。《苏沈内翰良方·续养生论》记载:"郑子产曰:火,烈者,人望而畏之;水,弱者,人狎而玩之。翼奉论六情十二律,其论水火也,曰:北方之情好也,好行贪狼;南方之情恶也,恶行廉正。廉正故为君子,贪狼故为小人。予参二人之学而为之说,曰:火烈而水弱,烈生正,弱生邪。火为心,水为肾。故五脏之性,心正而肾邪。肾无不邪者,虽上智之肾亦邪。然上智常不淫者,心之官正而肾听命也。心无不正者,虽下愚之心亦正,然下愚常淫者,心不官而肾为政也。"正如《黄帝内经》所说"心为君主之官",肾应该听命于心的统摄,心作为君主没有不正之理,即使是不那么有智慧的心也自有其正的道理,就像臣子必须听命于君主,即使君主的命令不一定总是合理的。但是,肾作为下臣却不一定总是忠正的,而且往往表现出淫邪之气,这时如果心作为君主之官不作为,不能统摄下属,就会听凭其妄为,就会出乱子,表现在人体上就会生出疾病,表现在国家政治上就会朝纲不振,小人作乱,祸国殃民。苏轼以儒家"纲常伦理"思想生动地论述了医学养生理论。

(二) 道家"安适逍遥"思想

苏轼"早岁便怀齐物志","少时遇隐者曰:孺子近道,少思寡欲"。"齐物"是道家代表人物庄子提出的思想,据苏轼自己说,初读《庄子》便觉其道出了自己的心声。苏轼在自己的文章中还曾提到,像过眼的烟云,像听过的鸟鸣声,高兴地接受它,然后它离开了也就不再考虑,这样才能让事物引起自己的快乐而不成为自己的心病。这就是庄子"不将不迎"和"不累于物"的思想。由此可见,苏轼确实是本来就具有道家潜质的,更何况他的开蒙老师就是天观道士张易简,从小便接受道家思想的熏陶,一生中还多次遇见修道隐居之人,掌握了一些道家具体的修行方法。

在乌台诗案发而被拘北上之时,苏轼就隐然萌发了道家的隐居意识;被放出监牢而贬谪黄州时,他的道家思想有进一步的发展。有友求他作文,他就不那么积极下笔了,"断作文字,不欲作"。日常生活也随意起来,常常饮酒作乐,游山玩水,此类事迹于赤壁二赋里都有展现。贬谪惠州，苏轼在白鹤峰筑了新居，"作诗舒安于惠之意"，后来，他作的诗"报道先生春睡美，道人轻打五更钟"（《纵笔》）被当权者章惇听闻后，惩罚性地又给他贬往儋州。苏轼离惠州时"惠人赞其浩然之气"，这个浩然之气，比孟子所论更多了几分道家气象，更多的是他词里所言"一点浩然气，千里快哉风"。苏轼居儋州时，"食无肉，病无药，居无室，出无友，冬无炭，夏无寒泉"，然而他却很超然，"以此一有而傲四无"。这很有庄子一般如鱼处于干涸的泥洼中还旷然超脱的潇洒之意。这一时期里，他与道士的交往也开始多了起来。在黄州时，就曾"借得天庆观道堂三间，自冬至日起，斋居四十九日"。后"经容州，晤邵道士彦肃"，"访何德顺道士"。与道士们交流，当然要谈玄妙的道理，但也离不开谈道法、道术，这在他生活中也就有了反映。在与朋友的书信中"戒以爱身啬气"。在给弟弟的书信中讲养生法，甚至日有所思，夜有所梦，如"十一月九日夜梦与人论神仙道术"。从这些表现看，他是受道家思想浸染颇深的。

苏轼还曾向修道者吴子野询问养生事宜，得到的回答是养生无外乎"和"与"安"二字真言。什么是"和"？就是循序渐进，由量变到质变，而不是剧烈反复无常的变化。天地之间寒来暑往，一年四季气温的变化是很缓慢的，即使是冬至或夏至时达到冷热的极点，甚至能使土地坼裂、金属融化，但因为自然界这种变化有一个过程，这样人体也能适应这种变化，达到人身与自然的和谐。如果昼夜硕变，乍寒乍暖，人体承受不了剧烈的变化就会生病，即所谓"微之至，和之极也"。什么是"安"？简单来说就是不妄动，随遇而安。吴生举了个人在海上乘船的例子来说明对"安"的体悟，他曾经自牢山乘船去淮海，途中突遇大风，舟中的人被风浪折腾的上下起伏，像车轮般左右翻滚，仿佛乘坐的不是船，而是扶着一根麦秆稻草在海上漂泊似的，每个人都感到头晕目眩，呕吐不止，只有他一人饮食起居像往常一样，如履平地。吴生说自己并非有什么超人的异能幻术，只不过知晓道家"惟不争而莫能与之争"的道理，顺着风浪的运动，随遇而安罢了。正如《苏沈内翰良方·问养生》所言："安则物之感我者轻，和则我之应物者顺。外轻内顺,而生理备矣。"苏轼从吴子野处得来的养生法,其关键就是"和"与"安"二字,这是一种以内因为主,重视精神调节,主张"论八珍而不咽,言粪秽而不唾"的自我调摄方法,与道家"致虚静"的哲学思想一脉相承。

此外,吴子野还传授了苏轼服食药膳芡实(鸡头实)的养生方法。《神农本草经》言:"鸡头实……味甘,平,无毒。主湿痹腰脊膝痛,补中除暴疾,益精气,强志,令耳目聪明。"芡实本身对人体并没有极大的滋补作用,但为什么世人把它奉为养生秘药,俗称为"水硫黄"呢? 大概是因为芡实圆润而不绵软,人们食用它的时候需要一粒粒地细细咀嚼,不能够一下吞咽下去,如果每日咀嚼就可以活动面颊、唇齿、舌头,而芡食本身没有什么味道,但胜在腴而不腻,咀嚼芡实就会导致口齿生津,唾液溢满整个口腔。道家认为人体有三池:小腹为下池,膻中为中池,口腔为上池或称华池。口中津液又称上池之水,有濡养人体的作用,经常吞咽唾液再配合气息导引就能起到养生的功效。所以经常食用芡食,就能使华液流通人体全身,长此以往,日积月累,就能达到服用药石一般的养生效果,这正应了"能澹食而徐饱者,当有大益"的养生原理。

苏轼对于道家"服食""导气"等养生方法颇用心留意,甚至注意到古书中所提到的"辟谷食气"的延年益寿法。据说洛阳山下有个洞穴深不可测,曾经有个人不慎跌入其中不能自出,每日等待有恰巧经过于此的人能把他救出去。但也许山洞所在太过偏远,一天天过去了,一直无人路过。此人耐不住腹中饥饿,正在绝望之中,他偶然发现洞中生存有很多乌龟和蛇,它们每日早上就引首东望,吸收朝霞的光辉氤氲之气。这个人就决定效法试一试,不料试了几天后,真的不再感到饥饿,身体也轻便了,力气也逐渐恢复,后来就自己爬出山洞返回了家,回家后继续照此法修炼,就不需要再吃东西,再后来就归隐山中不知所终了。这虽然只是一则神仙传说,但苏轼认为朝霞晚露氤氲之气乃天地精华汇集而成,长期吸取并配合导引之法必定比服食草石丹药更有效,因而这种方法在所有记载的辟谷之法中是最上层的。这其中蕴含着"天人合一"的道家哲思，即把人体也看成由天地之气氤氲而生的，人与天地之间就可进行以气为媒介的能量交换，如果长期坚持效法施用，就能延年益寿。苏轼认为这个方法易知易行，天下很多人都知道怎么操作，但是为什么知晓此道的人都不能很好地实施呢？这大概是因为"虚一而静者，世无有也"，能真正做到内心安静平和、物我两忘、静虚内守的人是少之又少的。元符二年（1099），苏轼被贬儋州期间，米价曾一度特别贵，他甚至有几乎断粮的危险，但苏轼这个人生性豁达，怎么会因为断粮之忧而困扰自己呢？不妨学屈大夫"朝饮木兰之坠露兮，夕餐秋菊之落英"①，把苦难活成艺术，把艰苦当成修炼，虚怀若谷，以赤子之心与洪荒宇宙抵足而眠，体现了他骨子里高贵的人格与洒脱的隐士风范。

另外，苏轼的道家养生术还有最著名的"胎息法"与体内"藏丹砂法"的操作应用，以上见于《苏沈良方》卷六关于养生法的诸多论述，这里不再赘言。

（三）佛家"超脱顿悟"思想

苏轼一生与佛学的渊源也甚为密切。苏轼的家乡眉州眉山地区深受佛教文化的影响，当地佛学氛围浓厚。他的母亲就信仰佛教，苏轼、苏辙兄弟儿时在自家庭院内玩耍时，母亲便叮嘱他们不能捕捉树上的小鸟，让鸟儿们可以自由自在地在院内树上筑巢。苏轼在这样的环境下长大，思想上很早便埋下了佛学的种子。他的佛学思想在人生中期有所发展，在他刚开始做凤翔府通判时，喜欢和同事王彭一起谈佛法，喜看佛书，当然这时期的他更主要是研究佛书里面的玄妙哲理，而深入的个人体悟还谈不上。后来苏轼到杭州做知府，这时期他游过很多寺庙，似乎是通过游览佛教圣地来排解对变法进言不被采纳的苦

---

① (宋)洪兴祖．楚辞补注[M]．白化文，许德楠，李如鸾，等点校．北京：中华书局，1983：12．

c

y

w

① (宋)洪兴祖．楚辞补注[M]．白化文，许德楠，李如鸾，等点校．北京：中华书局，1983：12．

闷心情。同时,他与僧人开始有了更多密切接触与交往,在交往中使得他对佛法有了更深入的理解与感悟。此外,他还曾多次写经颂佛,且写经颂佛贯穿在他的生活中,使他潜移默化地理解佛学。苏轼在人生后期贬谪黄州、惠州、儋州的表现,则更像是一个真正的佛学信仰者。黄州时,"叙不杀生之愿",为亡母"命工画阿弥陀佛像,为作颂";惠州时,"佛生日,画寿星","弟辙赋诗,以无生法为劝";儋州时,"戒食生"。在这里可以看到,他对亡母的寄托哀思是以佛教的方式,和弟弟的生活交往中要交流探讨佛法,与侍妾的文辞交流中以维摩居士自称,且他自己还戒杀生食生的行为。这完全可以说,佛教已经走进他生活中,或者说,他的生活在一定程度上已经佛教化了。

在《苏沈良方》中的很多养生言论,同样体现了苏轼的佛心禅悟。如《苏沈内翰良方·论修养寄子由》记载:"夫世之昧者,便将颓然无知,认作佛地。若此是佛,猫儿狗儿得饱熟睡,腹摇鼻息,与土木同,当恁么时,谓无一思念,岂谓猫儿狗儿已入佛地? 故凡学者,当观妄除爱,自粗及细,念念不忘,会作一日,得无所除。"苏轼强调养生必须思无邪,悠然自得,顺应着机遇和缘分,使自己的性格更加开朗。只要不受外界的干扰,以养生的目的悟出了一些道理,这与自古"如眼翳尽,眼自有明"是一个道理,这是一种"超脱世俗"的佛家思想。但是世俗之人不懂佛理,以为无所牵挂即毫无知觉,吃饱便睡就是入了佛境,这可把佛家的超脱顿悟理解得太过简单了。倘若是毫无知觉,那么人和泥土、木头又有什么分别? 倘若只是满足身体的舒适,那么吃饱便睡的猫儿狗儿岂不是最接近佛了吗? 这是多么可笑的误解。真正修佛的人不是真的无知,而是应当自觉摒除一切凡尘杂念,心中默念佛语,慢慢进入一种内心平和的境界,即所谓"入定","无所除"即"无所往"。《维摩诘所说经》载:"无所住故,则非有无,非有无而为有无之本。"其意思就是专心修养,无所奢求,则精神平和,百病不生。正所谓"任性逍遥,随缘放旷,但尽凡心,别无胜解。以我观之,凡心尽处,胜解卓然。但此胜解,不属有无,不通言话,故祖师教人,到此便住"。此处"但尽凡心,别无胜解"乃佛家养生七十五法中十大地法之一,即于所缘之境决定印证许可,不可转移,如果于境犹豫,则胜解全无。这是要人们以平常心对待一切,随缘旷达,才最接近佛理的顿悟,也达到身心的圆明,即光明了悟。

苏轼认为养生重在保持身体逍遥,心情畅快,最终达到空明境地,百病皆除。他在《苏沈内翰良方·养生说》中提出:"已饥先食,未饱先止。散步逍遥,务令腹空。每腹空时,即便入定。不拘昼夜,坐卧自便。惟在摄身,使如木偶。常自念言:我今此身,若少动摇,如毛发许,便堕地狱。如商君法,如孙武令,事在必行,有死无犯。又用佛语及老君语。视鼻端,自数出入息,绵绵若存,用之不勤。数至数百,此心寂然,此身兀然,与虚空等,不烦禁制,自然不动……或觉此息,从毛窍中,八万四千,云蒸雾散,无始已来,诸病自除,诸障自灭,自然明悟。"这里在论述用胎息法导引养生时,提到心中默念佛祖与老君的口诀。苏轼认为养生秘诀在于,最好不要等感到饥饿后才吃饭,否则可能一顿食用过量的食物,增加肠胃消化的负担;饭后最好还要百步走,适当锻炼身体,有助于水谷消化。人要是把吃饭的量控制在刚饱而微饥的状态是最理想的,但是不要为了追求极端而饿肚子。保持身体逍遥,心情畅快,最终达到"此心寂然,此身兀然,与虚空等"的空明境地,那么百病皆除,诸业障都自灭,清澈洞察一切。另外,苏轼还有以佛家偈词的形式论述练气功养生的方法与效果,一方面方便读者记忆,另一方面则表现了他对佛法的参悟,对佛经的熟悉程度。

总之,在苏轼的医药杂文中,体现了他对儒、释、道三家思想的独特认识,无论是爱民如子的儒家大慈恻隐之心,还是安适逍遥的道家养生思想,以及摒除凡尘杂念的佛学超脱顿悟,都体现了苏轼对儒、释、道三家思想的融会贯通,提炼升华,自觉应用。

沈括
「良方」

「苏学士方」
苏轼

第二章

沈括生平与贡献

一、沈括生平与主要成就

（一）沈括生平简述

沈括，字存中，杭州钱塘人，或曰吴兴、湖州人，晚年居京口梦溪园，即润州治丹徒县，自号"梦溪翁""梦溪丈人"，北宋著名科学家、思想家，博学多才，精通医理。

沈括生卒年一向颇有争议。《宋史·沈括传》言其"居润八年，卒，年六十五"。学界据此关键信息分为以下两派观点：其一，徐规先生认为沈括生于宋仁宗明道元年（1032），卒于宋哲宗绍圣三年（1096）。其依据为李焘《续资治通鉴长编》卷四三三"元祐四年（1089）九月丁丑"条与岳珂《宝真斋法书赞》卷五"唐名人真迹"之"徐浩《谢赐书帖》"收录沈括题词提及梦溪园中"百花堆"，推断其于元祐四年（1089）迁居润州梦溪园，卒于八年之后，当为绍圣三年（1096）。其二，张荫麟、胡道静先生认为沈括生于宋仁宗天圣九年（1031），卒于绍圣二年（1095）。其依据为《续资治通鉴长编》卷四一三"元祐三年八月丙子"条所载沈括上编修《天下州县图》与《谢进守令图赐绢表》中言其布归故里等言，证明沈括进《天下州县图》后即返京口梦溪，故迁居润州当在元祐三年（1088），八年后卒，即绍圣二年（1095）。

沈括出生在官宦之家，父亲沈周进士及第，先后于多地担任父母官，勤政爱民，颇有政绩，但常常忙于政事，无暇敦促儿子读书。不过沈周是个不吝购买善本的爱书之人，有在家中藏书的习惯。沈括母亲许氏出身礼乐簪缨世家，博学多闻，经史诗文无不精通。沈括与其兄沈披幼时便跟随母亲学习，到十二岁才正式拜师入学。曾巩在为沈括母亲所作《寿昌县太君许氏墓志铭》中称赞许氏教导有方，长子沈披任国子监博士，有吏才；次子沈括任馆阁校勘，有文才。母亲许氏不仅是很好的启蒙老师，还让儿子养成了好读书、广读书的习惯。在母亲的悉心教导下，沈括少年时便已博览群书，兴趣广泛，为日后的科学研究打下了良好基础。

宋仁宗皇祐三年(1051)十一月,沈周去世。次年十月,沈括与兄沈披把父亲安葬在钱塘故里,并请王安石为父亲撰写墓志。沈括为父守丧三年期满后,承袭父荫出任海州沭阳县主簿。沈括从小跟随父亲东奔西走到各地任职,父亲以实际行动教导儿子忠君爱民的儒家思想,这种教育远比书本更为深刻,加上沈括自幼熟读孔孟之书,已然从心底萌发出修身、齐家、治国的宏愿,立志要为国家和百姓做一番事业,这从《宋史·沈括传》中记载他在地方的诸多政绩即可看出。沈括到任沭阳县主簿便兢兢业业,不辞劳苦地打点大小事宜,赢得上下一致好评。沭水泛滥致使良田失耕,灾民流离失所,衣不蔽体,食不果腹,加上官员横征暴敛,日子相当困苦。沈括了解沭水泛滥乃因长年失修,河道被泥沙淤塞,广亩良田被吞没,于是便组织当地群众展开疏浚沭水工程,开渠筑九大堰,开辟良田七千顷,使灾民重新有了土地安置。次年,沈括因政绩良好被调任毗邻沭阳的海州东海县任代理县令。

嘉祐七年(1062)秋,沈括于其母故里苏州参加科举考试,获第一名,中了解元。次年三月,沈括进京参加进士考试,及第登科,授扬州司理参军。司理参军是州、府佐史,主要负责诉讼断案等工作。沈括于南下授命途中获知仁宗皇帝驾崩,宋英宗继位。在扬州期间,沈括博学机智、奉公尽职,关爱百姓,深受淮南转运使张祐赏识。宋代的转运使除掌管地方财政、边防、刑狱外,还负责考核地方官吏政绩,体察民情,随时上报朝廷。

宋英宗治平二年(1065),受张蒭推荐沈括得以到朝中任命,奉召入昭文馆校书。昭文馆相当于国家图书馆,校书就是校正勘定藏书的错字,保证书籍质量。其实,昭文馆藏书错字并不多,以沈括的博学多才胜任此工作是绰绰有余。于是,沈括便利用闲暇时间广泛阅览昭文馆藏书,并对天文、历法、生物、地理等自然科学产生了浓厚的兴趣。他曾在地方担任过县令及主簿,深知历法节气对农业生产的重要性,这关系到百姓的日常生活,国家的安定繁荣,因此沈括更是把研究重点放在了天文历法方面,深入学习,造诣颇深,引起了皇帝及朝中官员的注意,获准参与详定浑天仪。另外,沈括对五运六气、二十八星宿、日食月食等天文学的研究心得，也被收入晚年所作《梦溪笔谈》中。两年后，英宗驾崩，神宗继位。

宋神宗熙宁元年（1068）八月，沈括被提拔为馆阁校勘，与此同时，沈括敬重的母亲许氏在京师去世，享年八十三岁。沈括护送母亲灵柩回钱塘故乡沈氏墓地安置，并按照当时的礼仪在家为其母守丧三年。守丧期间，他一面缅怀母亲从儿时起便对自己的谆谆教诲，一面利用这段闲暇时间继续阅读书籍，进行自己的科学研究。

熙宁四年（1071），沈括守丧期满返京供职，十一月升任太子中允、中书刑房公事，次年，提举司天监。沈括到任之前的司天监管理混乱，监内官员们不是空谈玄理就是沉迷术数之学，懂得实际天文监测技术的专业人才不多；使用的仪器又大多为前朝所遗留下来的，陈旧落后的设备使得观测数据极为不准确。因而虽然北宋以来几乎每位皇帝在位都要新修历法，但司天监官员们只是凭借推算在原有唐代《大衍历》的基础上修改，一直没有制定出一部完善而准确的新历法。于是宋神宗把新修历法的重任交给精于天文、善于钻研的沈括，希望他能制出一部与实际节气变化相符合的历法，以供民众生产生活使用。沈括到任后，首先整改司天监的政务，罢免了一些不学无术、无所作为的官员，引进了一批善于学习钻研的新人，并进行天文学专门技术培训，经过一段时间的培养，把他们分派到各自的岗位工作。沈括还大胆举荐楚州北神镇一位善于历法推算的贫民卫朴，据说他虽然双目失明却能"运筹如飞"，用心算就能进行大数的加减乘除，还可以准确推算古往今来的日食月食，随便一个数字可以过耳不忘，能准确听出历法抄写中的错误。沈括与卫朴仔细研究商讨后，制定了一套修改《大衍历》的闰朔之法。但这个革新之法受到保守派的猛烈抨击，加之沈括之前的一系列改革也触动了一些官员的利益，于是沈括与他们展开了激烈的辩论，好在沈括用日晷观测的实际数据反驳了保守派的攻击，取得了神宗皇帝的信任，并命令沈括与卫朴继续实施新历修订工作。

熙宁五年（1072），沈括为了取得准确的观测数据，还对浑仪、浮漏、景表等进行了改进创新，并反复实践检验，且这些仪器的改进措施和原理也收录进了《梦溪笔谈》。沈括负责的新仪器制成,于东京汴梁迎阳门进行了呈现仪式,神宗亲自率领众臣前去观看新仪器的演示与讲解,对沈括的才能大为赞赏。这期间,沈括还奉旨制定新礼,作《南郊式》上呈,为朝廷节省了大笔开支。在神宗的支持下,以沈括与卫朴为首的司天监修造出台了《奉元历》,并主张每逢黄昏、夜半、拂晓分三次观察月亮和五星的位置,并将观测结果记录在测候薄上,坚持收集三年的观测数据,用实际数据来修正新历。但是由于保守派的消极不作为,沈括他们没有收集到足够的数据,致使新历的修订不甚理想,但总体上还是取得了前所未有的进步。沈括受到神宗的褒奖,被提升为史馆检讨,后又受命治理疏浚汴渠。汴河水利工程属于王安石变法农田水利法的一部分,他也十分支持神宗皇帝与王安石的变法运动。

熙宁六年(1073),由于精通水利兼治理汴河淤田颇有功绩,沈括深得王安石信任,被举荐浙江相度官赴两浙监察农田水利。在两浙期间,沈括招募百姓兴修水利,组织疏浚湖水,筑堤圩田,开垦了大片良田,极大地解决了饥荒灾民的粮食问题;还明察暗访,清查了当地官绅土豪抵制"方田均税法"的现象,增加了国家税收,减少了不必要的服役人力;为民请命,向朝廷申请减免当地百姓每年上缴的绢帛,获朝廷批准,减少了穷苦百姓的负担;还建议朝廷设立籴仓,在秋收时由国家统一向农民收粮,防止无良商人恶意屯粮放高利。沈括在察访中发现,浙东浙西路途遥远又交通不便,被划分为一路十分不利于行政管理,建议分两浙为东西两路,奏请皆获朝廷批准。七月,沈括因察访两浙颇有功绩被调回京城任命为右正言,后又擢升为知制诰,兼通进、银台司。沈括不仅博学,且办事谨慎认真,深得神宗的器重,又派他作河北西路察访使,讲修边备。

熙宁八年(1075)三月,沈括受命假翰林侍读学士出使辽国。只因去年年初,辽国使臣萧禧来议画地界事宜,他向神宗呈递了一封国书,指责宋军越过蔚、应、朔三州边界,破坏和平条约,主张三州应以分水岭为界限,却又不讲具体地点,其目的是索取北宋的土地。萧禧态度蛮横,把宋辽双方谈判陷入僵局的责任都推给宋方,并坚持以分水岭为界,不达目的誓不罢休,滞留京城不肯归还。沈括仔细查阅了枢密院案牍并参照地图,发现辽国曾和北宋签订地畔书以石长城为界,如今所争的黄嵬山与之相距三十余里,已然符合辽国"以分水岭为界"的要求,双方不必再争论下去。于是立刻上书神宗奏明此事,神宗得知后大为惊喜,特地打开天章门邀请沈括详谈,并亲自按沈括所说画了一幅地图,责备中书省、枢密院大臣不了解前史几乎误事,并命人将地图和地畔书交给辽国使臣萧禧,萧禧自知理亏,匆匆收下文书返国。神宗又派沈括作为"回谢辽国使"前往辽邦巩固谈判结果,很多人为沈括捏了一把汗,但他却将个人生死置之度外,做好了"以死报国"的决心。闰四月至五月,沈括赴辽国与其君臣会商画界事宜,皆据理力争,后终于得成而归,因此行撰成《熙宁使虏图抄》《乙卯入国奏请》《入国别录》等书。沈括为北宋的安定立下大功,拜翰林学士,权掌三司使。三司是盐铁、户部、度支的总称,乃宋代管理财政的最高机关。沈括在三司改革盐钞发行与货币流通,改善朝廷财政拮据现状,深受神宗信任,其从政事业由此达到顶峰,但也因锋芒太露而得罪了朝中掌权派。

熙宁十年(1077),御史大夫蔡确弹劾沈括,称其与宰相吴充共论变更新法免役事项,减免两浙下户役钱,这与之前维护新法的言行前后矛盾,反复无常;虽以变法为名,实为攫取个人权利,结党营私,不顾国家大局,阴险狡诈,不可信任。神宗听信了谗言,罢免了沈括三司行使职权,出知宣州。元丰五年(1082)六月,沈括被改派出知延州兼鄜延路经略安抚使。次年,宋伐西夏,沈括留守本路,加强边防,整顿军纪,运筹指挥,智巧取胜,后因应副边事有功,由龙图阁待制升龙图阁直学士。随着西夏战事的吃紧,沈括考察地形后决定重修古乌延城,屯兵操练,进可攻退可守。但是,朝廷派来的钦差徐禧反对,并一意孤行坚持修筑永乐城。永乐城修好后,徐禧狂妄轻敌,枉顾边防敌军进犯的情报,想独占头功,把沈括遣还延州。结果永乐城失守,沈括来不及率兵回救,宋军损失惨重。十月,沈括因应敌失误致使永乐沦陷,被贬为均州团练副使、员外郎,随州安置。

元丰八年(1085)三月,神宗驾崩,哲宗继位,照例大赦天下,沈括改授秀州团练副使，本州安置，不得签书公事，就是让他可以回到故乡钱塘所属的杭州安居，但不能参与政务。沈括回乡途中经过润州京口，即今江苏镇江，见到了自己曾经托人购买的园圃，没想到这个园林正是自己梦中游览到过的地方。园内有开满各种花草的锦绣山石，名为"百花堆"，更有一处活水潺潺而绕。沈括甚为惊喜，认为这就是自己最理想的归隐之所，便把这个园子命名为"梦溪园"。后来沈括献上自己曾经承诺绘制的《天下州县图》，哲宗看过之后非常高兴，认为沈括确实是难得的人才，本欲再度重用，奈何沈括的政敌向哲宗进谗言称其"永乐之祸，辱国殃民，其本性奸邪，不可复起"，皇帝也就作罢了。

绍圣二年(1095)，沈括去世，享年六十五岁。沈括死后被送回钱塘故里安葬，但他的子孙们依然居住在润州京口，只是梦溪园早已转售给他人。

（二）沈括主要成就

沈括学术浩博，文学造诣深厚，著有《长兴集》，南宋时收入《三沈集》。经史之外，于天文、方志、律历、音乐、医药、卜算等亦无所不通，皆有论著，然书多散亡，唯《梦溪笔谈》《良方》等流传至今。《四库全书总目》卷一五四《长兴集提要》言："括博闻强记，一时罕有其匹，所作《笔谈》于天文、算数、音律、医卜之术皆能发明考证，洞悉源流，而在当时乃不甚以文章著，然学有根柢，所作亦宏赡淹雅，具有典则。其四六表启尤凝重不佻，有古作者之遗范。"[1]沈括一生致力于科学研究，在众多学科领域都有很深的造诣和卓越的成就，被英国学者李约瑟博士在《中国科学技术史》中赞誉为"中国整部科学史中最卓越的人物"。其代表作《梦溪笔谈》，内容丰富，集前代科学成就之大成，在世界文化史上有着重要的地位，被称为"中国科学史上的里程碑"。

沈括受家学传统与深植于心的儒家思想影响，把辅佐仁君与救助

---

① (清)永瑢等. 四库全书总目 [M]. 北京:中华书局,1965:1333.

百姓看作是终身奉行的事业,对百姓的贫困疾苦感同身受,于是特别注意搜集医方。本着为病人负责的精神,沈括收方必"目睹其验",所集医方汇成两本医药学著作《灵苑方》和《良方》,其中前者早已亡佚,后者加入苏轼的医药论文合成《苏沈良方》一书被保存了下来,且此书大部分内容以沈括所搜集良方为主。《良方》所集药方涉及内、外、妇、儿等中医各科疾病。沈括对部分搜集而来的药方进行了合理的改良和发挥,特别强调辨证施治的重要性;有针对性地纠正了本草书籍中一些药物的记载讹误,对临床施用具有实际参考价值;详细记述了"秋石阴阳二炼法"的程序要诀,被认为是世界上最早的"提取甾体性激素"的制备法;还记载了大量针灸疗法,包括校订整理了唐代崔知悌的《灸二十二种骨蒸法》等。总之,《良方》历来评价颇高。正如《四库全书总目提要》所云:"盖方药之事,术家能习其技而不能知其所以然,儒者能明其理而又往往未经试验。此书以经效之方而集于博通物理者之手,固宜非他方所能及矣。"①

二、沈括的医学思想与贡献

沈括作为一个"博通物理"的自然科学家,一个认真严谨的医学研究者,本着"亲验有效"的原则搜集整理了《良方》一书,书中表现出沈括独特的医学思想。

(一)"万物皆主于气"的整体思维

沈括的医学观继承了朴素唯物主义"气一元论"的思想。中国古代哲学"气一元论"学说认为气是世界万物的本原,宇宙万物的存在形式有两种:一曰"有形",即有形状的具体实物;二曰"无形",或称"虚空"。"虚空"即"气",广阔无垠的宇宙"虚空"充满着"气"。天地

---

① (清)永瑢等．四库全书总目[M]．北京:中华书局,1965:861.

自然万物,无论是有着具体形态的实物,抑或实物之间看不见、摸不着的"虚空",皆由"气"构成,都充满着"气",所不同的只是构成实物的气为"聚合"状态,构成"虚空"之气呈"弥散"状态。《黄帝内经》承袭了"气一元论"学说,并在"人体之气"与"天地自然之气"的相互感应交换上有所发挥:"夫自古通天者,生之本,本于阴阳。其气九州九窍,皆通乎天气。……五日谓之候,三候谓之气,六气谓之时,四时谓之岁,而各从其主治焉。五运相袭,而皆治之,终期之日,周而复始,时立气布,如环无端,候亦同法。"[①]沈括认为宇宙间的一切事物都是"气"的变化表现形式,即"凡积月以为时,四时以成岁,阴阳消长,万物生杀变化之节,皆主于气而已"[②]。大到宇宙天体,小到人体,都是"气"所构成的,都与"自然之气"相通,这是中医"气一元论"整体思维的表现。沈括说:"日月,气也,有形而无质。故相值而无碍。"[③]他肯定日月都是"气"构成的,认为"气"没有形状,所以运行时相遇而不相妨碍。

沈括认为运气所主导的是事物变化之常理,但变化无所不至而各有征兆,随着这些变化,各种流行病相应发生,对应的方法不尽相同。沈括在《梦溪笔谈》中提出:"医家有五运六气之术,大则候天地之变,寒暑风雨,水旱螟蝗,率皆有法;小则人之众疾,亦随气运盛衰。"[④]这里说的是自古医家有"五运"的计算之术,大的方面如推断天地变化、寒暑风雨、水旱虫灾都有一定的规则,小的方面如人的各种疾病也随着气运而盛衰变动。后世的人不了解它的作用,拘泥于死板的套路,所以其精妙的运算都没有很好地应验。举例来说,如果厥阴木运占主导地位,它的气多风,民众患腹泻病,难道普天之下都是多风、天下民众都患腹泻病吗?乃至于在同一城邑而晴雨也有不同的,气运之说也要全面考虑。大体来说,事物运动有常理、有变化,运气所主导的是常理,不同于运气所主导的都是变化,常理遵循本气,变化则无所不至而各有征兆,所以

① 黄帝内经素问[M].北京:人民卫生出版社,1963:62-66.
② (宋)沈括.梦溪笔谈[M].上海:上海书店出版社,2003:250.
③ (宋)沈括.梦溪笔谈[M].上海:上海书店出版社,2003:60.
④ (宋)沈括.梦溪笔谈[M].上海:上海书店出版社,2003:61.

有从、逆、淫、郁、胜、复、太过、不足的变化，对应的方法都不相同。随着这些变化，各种流行病相应发生，都根据当时、当地的征候，即使在几里之内，只要气候不同，相应的现象全都不同，不能拘泥于死板套路①。

沈括对医家之"五运六气"评价甚高，认为它有准确预测岁时疾病的作用。其一是因为他自己思想上继承了"气一元论"宇宙观，就对同样建立在"气一元论"基础上的《黄帝内经》"五运六气"学说特别认同；其二是因为他曾担任过北宋司天监主管，并主持修纂了《奉元历》，因而对历法推算和天文观察记录独具匠心。沈括晚年还提出了《十二气历》，可以说从科学家的角度高度赞扬印证了"五运六气"的医学价值，只是世人甚少精通历法，所以未能完全参悟其中的精妙。沈括在《良方》原序中进一步强调"五运六气"是人体致病的重要因素，医家不可以不仔细辨察，"古以治疾者，先知阴阳运历之变故，山林川泽之窍发，而又视其人老少肥瘠，贵贱居养，性术好恶，忧喜劳逸，顺其所宜，违其所不宜。……五运六气，冬寒夏暑，旸雨电雹，鬼灵厌蛊，甘苦寒温之节，后先胜负之用，此天理也。盛衰强弱，五脏异禀，循其所同，察其所偏，不以此形彼，亦不以一人例众人，此人事也。言不能传之于书，亦不能喻之于口"。近世很多医家仅仅参考方书上的现成药方，不去辨证而勉强套用，仅一二味药符合症状就直接开给病人，最多不过叮嘱一下服药方法和注意事项就完事了，不会考虑到"上天五运六气"与"山林川泽之气"对人体脏腑病变的影响，也不会结合病人个体差异，因而治愈率不高。从这里我们可以看出沈括建立在"气一元论"基础上的中医整体思维与辨证施治的理念。

沈括用医药学的自然科学知识，论证物质是由"气"构成的。如《苏沈内翰良方·论脏腑》提到："五脏之含气呼吸，正如冶家鼓韛。人之饮食药饵，但自咽入肠胃，何尝至五脏。凡人肌骨、五脏、肠胃虽各别，其入腹之物，英精之气，皆能洞达，但滓秽即入二肠。凡人饮食及服药，既

---

① (宋)沈括. 梦溪笔谈全译[M]. 金良年,胡小静,译. 上海:上海古籍出版社,2013:
　　71.

入腹,为真气所蒸。英精之气味,以至金石之精者,如细研硫黄、朱砂、乳石之类,凡能飞走融结者,皆随真气洞达肌骨,犹如天地之气贯穿金石土木,曾无留碍,其余顽石草木,则但气味洞达尔。及其势尽,则滓秽传于大肠,润湿入小肠,此皆败物,不能变化,惟当退泄耳。凡所谓某物入肝、某物入肾之类,但气味到彼尔,凡质岂能到彼哉?此医不可不知也。"人体摄入饮食水谷和药饵经过五脏气化,其精华被人体吸收,糟粕入大、小二肠,所谓某药入某脏并非是真的有形物质到达该脏器,而是气味精华到达而已,正如"天地之气"可以贯穿"金石土木",也可以弥散于"顽石草木"间。这段话既是对"气一元论"的唯物主义观点合乎科学的说明和论证,更是值得医家学习的至臻见解。沈括还在《梦溪笔谈》中引用《黄帝内经》原文,论述他自己的"五行"思想。"《洪范》'五行'数,自一至五……唯《黄帝素问》:'土生数五,成数亦五。'盖水、火、木、金皆待土而成,土更无所待,故止一五而已。画而为图,其理可见。为之图者,设木于东,设金于西,火居南,水居北,土居中央。四方自为生数,各并中央之土,以为成数。土自居其位,更无所并,自然止有五数,盖土不须更待土而成也。"①他坚持自然科学唯物主义,不把"五行"看成神秘莫测的东西,而是看成物质的自然现象。正如《良方》原序所言:"疾发于五脏,则五色为之应,五声为之变,五味为之偏,十一脉为之动,求之如此其详,然而犹惧失之。此辨疾之难一也。"如果疾病在人体五脏发生,那么五色(青、赤、黄、白、黑)、五声(呼、笑、歌、哭、呻)、五味(酸、苦、甘、辛、咸)等就会表现出对应不同脏腑的病变之象。也就是说,人体的病变总不是孤立的,因为"五脏之气"与"天地之气"相通。而"五行"也不是完全虚无的概念,它既可以对应具体的"声色形貌",也是一个整体的系统论。

(二) 辨证施治理念

中医最具代表性的思维模式是辨证施治理念。它不是头痛医头,

---

① (宋)沈括. 梦溪笔谈[M]. 上海:上海书店出版社,2003:56.

脚痛医脚;也不是根据病人的叙述,抓住一两条病症就轻易下结论;更不是见什么病症就套用什么药方。辨证施治通过望、闻、问、切等多种途径尽可能全面地搜集病症,仔细分析病因病机,找出主要致病因素,集中针对主要矛盾采取相应措施,并同时兼顾对病人整个身体的调节。这是中医诊疗的精髓,也是中医整体思维优于西医解构思维的地方。

《良方》中记录有许多沈括运用辨证施治理念进行科学救治的病例。如《苏沈内翰良方·论君臣》记载:"所谓君者,主此一方,固无定物也。《药性论》乃以众药之和厚者定为君,其次为臣、为佐,有毒者多为使,此谬论也。设若欲攻坚积,则巴豆辈岂得不为君也?"他认为在药方中没有绝对固定的所谓"君、臣、佐、使",什么药应该为"君"应当辨证来看。像《药性论》中所说,在众多的药物中,"和厚者"当为"君",次者为"臣"或为"佐",有毒的药物只能是"使",这是荒谬的言论。比如治疗攻克顽固积滞类的疾病,怎么能不用巴豆一类攻坚性强的药作为"君"药使用呢?旧时古方中所说的"一君,二臣,三佐,四使",其用意是说治疗疾病可供使用的药物虽多,但是主治病症一般专在一种药物才能正中靶心,其他药物只是用来辅助主药发挥作用的,而且一方中的各个药物之间可以相互促进激活,使药方发挥最大效用。施治者需当懂得辨证的思想,才能正确领悟古方的奥妙,否则就会沦为庸医只会开一大堆药,却找不到主要致病因素,也使药物发挥不了作用。沈括虽然不是以行医为生,却比很多医生更能领会中医整体观和辨证施治的精髓。

沈括非常强调辨证施治,再好的药方也有对应的主治之证,不能以一概全。如《苏沈内翰良方·小柴胡汤》说:"近岁此药大行,患伤寒不问阴阳表里,皆令服之,此甚误也。此药《伤寒论》虽主数十证,大要其间有五证最的当,服之必愈……其余证候,须仔细详方论及脉候相当方可用,不可一概轻用。世人但知小柴胡治伤寒,不问何证便服之,不徒无效,兼有所害,缘此药差寒故也。唯此五证,的不蹉跌,决效无疑,此伤寒中最要药也。家家有本,但恐用之不审详,今备论于此,使人了然易晓。"本段文字是对张仲景《伤寒论》中小柴胡汤的临床应用说明。他详细列举了本方适用的五大证候：身热，心中逆或呕吐者；寒者，寒热往来者；发潮热者；心烦胁下满，或渴或不渴者；伤寒已瘥后，更发热者。他还指出除上述所列五大适用证候外，其余证候要仔细对照方论并检查脉候，两相对应才可使用。沈括说小柴胡汤虽然是治疗伤寒有代表性的名方，几乎家家必备，人手一方，但是却有乱用的现象，奉劝世人决不能只要是伤寒，也不问阴阳表里虚实，不辨证就服小柴胡汤，这样做不但不能治病，还危害匪浅。

沈括告诫人们治病不能尽信方书，一定要仔细辩证。如《苏沈内翰良方·茯苓散》曰："方书言梦泄，皆云肾虚，但补肾涩精，然亦未尝有验……医及摄生家多言，梦寐甚于房劳，此殆不然。予尝验之，人之病，天行未复，而犯房劳者多死，至于梦寐，则未尝致困，此决然可知，但梦寐自有轻重耳。"据方书所言，梦遗梦泄都是因为肾虚，治法就是补肾涩精，但是往往服了药也没什么效果，这是什么原因呢？沈括意识到治疗梦泄同样是需要辨证的，也不能依古书照本宣科，以一应百。他从自己治疗的经验出发总结出梦泄的三种症状：一种比较严重，是至虚之证，乃肾虚不能统摄精气，从而心不能控制意念，有在梦中而泄的，也有不梦而泄的，这是比较严重的症状，需要服大量的补药来调理，但是一般得这种病症的人非常少。多数人不过是阴虚烦热而已，因心有所想，所以梦中遗泄，这种证候很容易治疗，只要服用茯苓散一段时间，便能自愈，且沈括用此方医治病人都非常见效。还有一种属于少年人气血旺盛，或者是禁欲已久的鳏夫及道士，因为长期强行抑制情欲，偶有所感而导致遗泄，这种属于正常现象，不算是病。沈括通过对这三种证候的辨证分析来说明多数梦遗之症其实并不严重，更不像道家养生书上所说的梦遗比房事还会导致人虚劳。我们经常看到房事频繁致人虚劳而死的，但是很少听说梦遗会导致死亡的，可见方书不可尽信。

除了论述治疗疾病讲究辨证施治外，沈括在药物的采摘时机上也特别注意具体情况具体分析。沈括敢于批驳历代本草书籍中记录的惯用做法。如《苏沈内翰良方·论采药》云："古方采草药，多用二八月，此殊未当。二月草已芽，八月苗未枯，采掇者易辨识耳，在药则未良。"沈括提出二月、八月采药未必是该药物的最佳采摘时机，古方之所以这样记载是因为根据时令一般本草在二月时已经发芽，八月时又尚未枯萎，这个时候的本草特征比较明显，容易辨认。但这时期采摘的本草却未必是药效的最佳时期，应该根据用药部位的不同而有所区别，不能一概而论。比如，对于需要用根的本草来说，如果其有宿根，则应该选取没有长茎叶的时候采摘，这样本草的营养就会全都聚集在根部，这样的根用起来药效自然更好。沈括还进一步用生活中常见的本草来举例说明自己的观点。他说如果有不相信自己的说法想要查验的人，可以观察萝卜、地黄一类用根的本草，在没长苗的时候采摘，它们的根大且充实饱满；在有苗的时候采摘，它们的根就轻飘虚浮。对于那些没有老根的用根药物，要等到苗已经长成但是尚未开花的时候采摘，那么它的根已经长结实但却又没太老，例如像紫草一类的药物，在还没开花时采，它的根颜色鲜亮；在已经开过花后再采摘，它的根就颜色暗淡。对于用其叶子和嫩芽的本草，就在叶子或芽刚刚长成时采摘；对于用其花的本草，就选取花刚开的时候采摘；对于用其果实的本草，就选取果实刚刚成熟的时候采摘，这些都不可以用固定的时月来限制，否则采集的本草就达不到最理想的药效。这是因为各地的地气有早有晚，天时变化也不总是相同，时令到达的实际时间就不一样。所谓地气，也就是一年四季太阳光照大地带来相应的热量，大地上的动物、植物感受热量变化所对应的物候表现；或者因为地理海拔的不同，土地感受太阳热量先后的区别，比如平地如果三月开的花，深山中可能四月才开花。正像白居易游大林寺时所作的诗："人间四月芳菲尽，山寺桃花始正开。"这是因为地势高低不同造成的时令有先有后，这本来是很寻常的道理。又比如竹笋和稻米就有成熟时间早晚不同之区别，吴越地区的桃李夏天结出果实，朔北大漠的桃李夏天则只能开花，这都是因为地气的不同造成的。还有同亩上的庄稼，因为灌溉和肥料施给的不同也有长势不同的区别；同一个丘田上的禾苗也有因为耕种的早晚而收获时间不同，这些是属于人力的因素造成的，都不能一概而论。沈括用庄稼、果实这些常见的作物来举例说明，这些常见作物尚且需要考虑天时、地理、人力因素的不同而区别耕种和收获，更何况是用来挽救人生命的本草药物呢？从而得出本草书籍中记载的药物采摘时间一刀切的说法是有待商榷的，应该根据用药部位的不同而区别对待，而且也应该把天时、地理、人为等因素考虑进去。

沈括还提出煮药的细节差别也会影响患者服药的效果。《良方》原序云："古之饮药者，煮炼有节，饮啜有宜。"沈括认为有的药需要久煮，有的药不能久煮；有的药适合用大火猛煮，有的药适合用文火慢熬；有的药适合热饮，有的药适合冷啜；有的药适合快速一饮而尽，有的药需要缓缓摄入；有的药适合高兴或生气时服用，情志能够激发药效，有的药服用时要尽量避免太过高兴或生气，以免影响药效发挥。即使是煎药用流水和止水的不同、水质清浊的不同、矿物质含量的不同等等，都会导致药效的区别，更何况是还有人为的作用，勤恳的煎药者能够按说明仔细操作，而懒惰的就敷衍了事。这些细节的差别都可能影响患者服药的效果，如果病人不去考虑以上影响药效发挥的诸多因素，就会一味指责医生开药没有效果。因此，作为医生更要格外小心谨慎，除了一定要对症用药外，考虑问题还要细致周到。

（三）科学求真思想

沈括特别重视亲身实践、调查与研究。他会用敏锐的科学眼光捕捉那些真假参半的谬说传闻，仔细观察，反复研究，去伪存真，保留有科学价值的信息，并用浅显易懂的语言解释其中的科学道理。沈括在《良方》原序中表明了自己致力于收集良方的原因及原则："世之为方者，称其治效，尝喜过实，《千金》《肘后》之类，犹多溢言，使人不敢复信。予所谓《良方》者，必目睹其验，始著于篇，闻不预也。然人之疾，如向所谓五难者，方岂能必良哉！一睹其验，即谓之良，殆不异乎刻舟以求遗剑者？予所以详著其状于方尾，疾有相似者，庶几偶值云尔。"

沈括认为现在世上流传的所谓良方,大都夸大效验,有言过其实之嫌,尤其是像《备急千金要方》《肘后备急方》等医书中收录的药方,经常使用夸赞溢美之词,其效果却往往差强人意,使人不敢再轻易相信。而这正是沈括自己收集效验良方的原因。他收集良方的主要原则就是一定要眼见为实,要自己亲自目睹过其治疗效果或亲自试用过才会收录,如果只是听说过而没有验证过的药方是不会收录的。并且他一再强调对疾病的审查要非常谨慎仔细,考察多种因素,所谓良方应该辨证施治,没有一概而论的,因此他在每一个药方后面都会详细记录该方所对应的病证、药方来源、具体用药方法等,期许有恰好碰到类似病症的人试用此方能够见效。他的这种录方的方法也被后世视为开"本事方"之先河,由此我们也可以体会到沈括的医者仁心与谨慎对待疾病的科学求真思想。沈括在《良方》收集的很多药方中常有"予家常作此药""予自得此,治疾无有不效""用此药法,遂永瘥""予目见医数人"等字眼,记录了很多沈括自己及家人患过,或他亲自救治过的疾病,且使用的药物多为常见易得,方法多是简便易行,足见其不是亲验有效则不予收录的务实原则,这也正是沈括不求虚名夸赞,但求科学求真的体现。

沈括的科学求真思想还体现在《良方》收录的很多医论中。如《苏沈内翰良方·论脏腑》记载:"如枇杷、狗脊,毛皆不可食,食之射入肝肺。世俗似此之论甚多,皆谬说也。又言人有水喉、食喉、气喉者,谬也。世传《欧希范真五脏图》亦画三喉,盖当时验之不审。水与食同嚼而吞,岂能口中遂分二喉哉?人但有咽有喉二者而已。咽则纳饮食,喉则通气。"沈括提出古方及世俗言论中总有一些荒谬不可尽信的地方,比如认为枇杷、狗脊一类食物的毛不能吃,吃了就会进入肝肺不能去除,这些都属于无稽之谈。还有的认为人有三个喉管,即水喉、食喉、气喉,这也是谬说,而现世流传的《欧希范真五脏图》,即广西少数民族首领欧希范率部起义遭镇压杀戮后,由医官所绘其人体五脏解剖图也画了三喉,这个错误大概是因为当时没有认真审查造成的。沈括进一步解释三喉说的荒谬:水和食物一同经过人的口腔咀嚼吞咽,怎么能在口中分为两个喉管输送入体内呢？人应该只有两个喉管而已，一个是咽，主要是吸纳饮食的功能，水谷是不能分开的；另一个是喉，主要是通气的功能。这个见解敢于否定古书和官绘的人体五脏图的错误，表现了沈括敢于否定权威，实事求是的科学求真思想，并且用浅显的语言解释其中的科学道理，纠正方书及世俗所传谬误，让人信服。

沈括在科学求真思想的指导下，还纠正了本草书籍中的很多错误。在《笔谈》卷二十六及《补笔谈》中都有"药议"章节，是对一些本草的考证内容，且这些本草考证议论部分也收入了《良方》之中。如《苏沈内翰良方·论鸡舌香》云："按《齐民要术》：鸡舌香，世以似丁子，故一名丁子香，即今丁香是也。《日华子》云：鸡舌香治口气。所以三省故事，郎官含鸡舌香，欲其奏事对答，气芬芳，此正谓丁香治口气，至今方书为然。又古方五香连翘汤用鸡舌香，《千金》五香连翘汤，无鸡舌香，却有丁香，此最为明验。新补《本草》又出丁香一条，盖不曾深考也。今世所谓鸡舌香者，乳香中得之，大如山茱萸，剖开中如柿核，略无气味，以此治疾，殊极乖谬。"在这部分考证内容中沈括指出古方时而称"丁香"，时而称"鸡舌香"，实则是一物，因为"鸡舌香"外形似丁子，所以又名"丁子香"即"丁香"，有香口之功效。古方与《千金方》中就有同方异药名的记载，证明"丁香"就是"鸡子香"。当时新编的《嘉祐补注本草》中除"鸡子香"外又单出"丁香"一条，这是因为没有进行深入考证，而当时世上所用"丁香"都是从"乳香"中得到，其外形和气味都和古方书中记载的不符合，如果以此治疗古方书中对应的疾病则会导致非常严重的错误。又如《苏沈内翰良方·论甘草》云："《本草注》引《尔雅》云：蘦，大苦。注：甘草也。蔓延生，叶似荷，青黄色，此乃黄药也。其味极苦，故谓之大苦，非甘草也。甘草枝叶悉如槐，高五六尺。但叶端微尖而糙涩，似有白毛。实作角，生如相思角，四五角作一本生，熟则角拆。子如小扁豆，极坚，齿啮不破。"沈括对比甘草和《本草注》中所描述"蘦"的外形极为不符，前者高五六尺，枝叶都和槐树类似；后者是蔓生，叶似荷。又根据其味极苦，所以判定"蘦"应该是"黄药"，从而也解释了"大苦"之名的由来。沈括提出"蘦"在《尔雅》

郭璞注为"甘草"是错误的，由于《尔雅》是古代经学必读书目，具有学术权威的指导性，于是这个错误就被历代本草书籍所沿用。他这种敢于向古代学术权威挑战的科学求真精神在经学为主导的中国古代社会实在难能可贵。由此，沈括的科学求真思想还体现在他对药物反复的科学考证，对古代方书和本草书籍去伪存真。他认为医生用药应该非常谨慎，不能因为没有经过全面考证就尽信本草书籍的记载，如果名实不符用错了药，将会关乎人命安危，这是医生最该警醒的以"人命为先"的科学求真思想。

综上所述，沈括不但在《良方》中体现了整体思维、辨证施治、科学求真等医学思想，还注意药物与文献的对应，综合考证古书的记载，参照自己的实际考察，纠正了本草书籍中收录的多处错误。沈括严谨的科学精神使他形成了对医学独特的研究领悟，对每一药方所对应的病症、用药注意事项、亲自实践的治疗心得等均做了详细记录，这些记录具有重要的临床参考价值。

沈括
『良方』
『苏学士方』
苏轼

第三章

《苏沈良方》版本与流传

《苏沈良方》(又名《苏沈内翰良方》或《内翰良方》),是南宋时人将沈括的《良方》(又名《沈氏良方》《得效方》《沈存中良方》)十卷,与苏轼的《苏学士方》(又名《医药杂说》)二书合编而成。沈括为宋代著名科学家、政治家、外交家,在中国古代科学史上占有重要地位,在地质、算学、天文、历法、生物、音律等方面都有建树,对医药造诣颇深。苏轼为宋代著名文豪,在诗词、歌赋、绘画、书法等方面冠绝当时,平素留心医药,注意收集并使用各地有效验方,为宋代医药知识宣传和普及发挥了重要作用。

《苏沈良方》十卷。卷一为脉说、脏腑、本草及灸法;卷二至卷五介绍内科杂病及治疗方药;卷六为养生及炼丹;卷七至卷十论述五官科、外科、儿科、妇科疾病及治疗方药。又收《脉说》《论风病》《圣散子》《服茯苓说》等医论与医药杂说。本草部分介绍了苍耳、菊、海漆、益智花等三十余种药物的性状、产地和功用;辨析流水与止水,橘与柚,鹿茸与麋茸,文蛤、海蛤与魁蛤等药物的异同,皆考订明细,有裨实用。卷六《秋石方》《阴炼法》《阳炼法》中所记从大量人尿中提取秋石之法,是人工提取性激素结晶的现存最早记录,在科技史上有重大意义。

《苏沈良方》采用近似随笔杂说的形式,广泛涉及医药学各个方面。书中在选辑临床各科的验方之外,另有关于医理、本草、针灸、养生及炼丹等内容的论述。大部分医方后附载验案,"必目睹其验,始著于篇",治疗方药多为作者亲见验证,简便易行、用之可靠,颇具临床实用价值。故《四库全书总目提要》对此书给予了很高的评价:"盖方药之事,术家能习其技而不能知其所以然,儒者能明其理而又往往未经试验。此书以经效之方而集于博通物理者之手,固宜非他方所能及矣。"

一、《苏沈良方》版本源流

据《中国中医古籍总目》记载,《苏沈良方》版本共三十二种,最早为明代嘉靖刊本,其后为清代乾隆、嘉庆、道光、咸丰、同治、光绪及日本宽政各本,以及《四库全书》本、《六醴斋医书》本、人民卫生出版社影印本等。

南宋目录学家晁公武《郡斋读书志》记载《苏沈良方》十五卷,另有《沈存中良方》十卷;《通志·艺文略》收录《苏沈良方》十五卷,而无《沈氏良方》;《中兴馆阁书目》分列《沈氏良方》十卷和《苏沈良方》十五卷;《宋史·艺文志》著录为:"沈括《良方》十卷。《苏沈良方》十五卷,沈括、苏轼所著。"现存《苏沈良方》或为十卷,或为八卷,或有八卷加《拾遗》两卷者。其中十卷本是由民间流传保留下来的,而八卷本系清代乾隆年间修《四库全书》时从明代《永乐大典》中辑录而来。两者虽在卷数上与历代书目记载有所出入,但流传下来的医药方括仍然是当代医学需要研究的重要内容。因此,《苏沈良方》的版本可分别为两大体系:十卷本系统和八卷本系统。

(一)十卷本系统

十卷本《苏沈良方》流传较广,内容也较为完整。

十卷本以明代嘉靖刻本为最早,题为《苏沈内翰良方》,二百三十五篇,现存中国中医科学院图书馆。该书卷前有《苏沈内翰良方序》,不著撰人,次为林灵素序,其后为"苏沈内翰良方总目",腧穴图六幅,正文十卷,卷末有"黄中南校正康王庙前陆氏刊"双行木记一方,每版八行,行十六字。这个版本流传并不广,因为清乾隆时编修《四库全书》,馆臣们并未见到这个本子,以为它已经散佚不存了。清代程永培根据明代嘉靖刻本重新订正,收入《六醴斋医书》中,赋跋一篇:"余藏旧刻印本书十卷,不列存中氏原序,而载有林灵素一叙,亦止论沈,未及苏。其卷首一叙,兼及苏、沈,文颇拙塞,不著作者姓名,盖俗笔也……今为授梓,并补刻沈氏原序一篇。"说明在明嘉靖刻本中只有林灵素和无名氏的序,而无沈括的《良方序》,现在各版本中所见标题为"原序"的沈括《良方序》是由程永培补刻上去的。但程永培在刊刻《苏沈良方》之时遗漏了明嘉靖刻本中原有的灸法腧穴图,颇为遗憾。

清乾隆五十八年癸丑(1793),安徽鲍廷博以程氏的《六醴斋医书》本为底本,根据《武英殿聚珍版丛书》本校补文字,重新订正了《苏沈内翰良方》,收入其《知不足斋丛书》第十七集中,并为之作跋,既保证了文字的完整性,又纠正了讹误之处,是现今通行较好的版本之一。清乾隆五十九年甲寅(1794)修敬堂刊刻了《六醴斋医书》单行本,该版本流传颇广,目前在故宫博物院图书馆、北京大学医学图书馆、四川省图书馆、上海图书馆、上海中医药大学图书馆等均有收藏。清道光二十六年丙午(1846),大兴施禹泉根据鲍氏《知不足斋丛书》本复刻了六醴斋刊本;清同治光绪年间,於然室根据修敬堂藏版翻刻《六醴斋医书》;清光绪十七年辛卯(1891),广州儒雅堂重刻《六醴斋医书》;清光绪二十三年(1897)有武强贺氏仿知不足斋校印本。

程氏《六醴斋医书》很好地保留了《苏沈良方》原貌,是《苏沈良方》传承有序的重要环节。随着《六醴斋医书》的不断翻刻,《苏沈良方》十卷本得到广泛流传。1956年,人民卫生出版社影印出版《六醴斋医书》本《苏沈良方》,作为医学经典著作进一步普及,影响较大。

(二) 八卷本系统

《苏沈良方》八卷本系为辑录所成,因此与十卷本在内容和篇目顺序方面有很大差别。清乾隆中期编修《四库全书》时,馆臣们没有找到传本《苏沈良方》,认为该书已经亡佚,总纂官纪昀即命王史亭从明代《永乐大典》中辑出一百六十八篇,重新编次,厘为八卷,收入《四库全书》的子部医家类中。《四库全书》本《苏沈良方》抄写精美,校勘精良,是八卷本系统中流传较广的一个版本。清乾隆四十二年丁酉(1777),《四库全书》本《苏沈良方》以活字排印,编入《武英殿聚珍版丛书》。清嘉庆年间,南汇(今上海)人吴省兰辑刊《艺海珠尘》丛书八集,收书一百三十六种,根据殿珍本重刻《苏沈良方》八卷,收入"庚集"。清光绪十九年(1893)和光绪二十年(1894)都曾重新翻刻过《武英殿聚珍版丛书》。八卷本虽然校勘精良,但因为是从《永乐大典》中辑录出来的,难免有所疏漏,与十卷本相比,内容略显不完整,不能反映《苏沈良方》的真实面貌。

除上述十卷本和八卷本两大系统外,《苏沈良方》还有单行本、抄本、残本、海外刻本等流传。《苏沈良方》是在宋代医学多方多药、成方促用的情况下,以小型方书的形式编纂的,刊行之后,为方书、局方的盛行及方药的使用起到了一定的促进作用。另外,书中有关本草内容的记载,有很多论述可以作为研究药物学考据的资料,如药物的一名多物、一物多名,或名异而易错乱者,该书均做了精心考订。

二、《苏沈良方》现代研究概述

《苏沈良方》自明至清流传有序,尽管篇幅不大,所涉及的范围却极为广泛,内容包括医方、医论、本草、灸法、养生及炼丹等,在医学理论、药物辨析、治疗方案等方面均有论述。书中所记载的药方皆经临床验证,简便易行,内容详备。一些单方验方在后世不少医书中都有记载,特别是卷六所载秋石一药的"阳炼法""阴炼法",据考证是世界上现存最早采用皂苷法提取性激素结晶的记载,是制药化学的一大成就。自20世纪50年代起,国内陆续出版了几种《苏沈良方》点校本,或有文献记述了关于《苏沈良方》的研究和评价,抑或在临床疾病研究中撷采某方专治其病。具体内容综述如下:

1. 方从苏轼、沈括 现传《苏沈良方》收载了包括苏轼与沈括搜集的医论、方药,但是在篇章中没有标明作者所属。胡道静[①]以《六醴斋医书》本和《知不足斋丛书》本为底本研究了《沈氏良方》的成书年代在1088年到1095年,《苏沈良方》的成熟时期在南宋初年,以及《苏沈良方》版本的三个系统,并根据《东坡志林》《梦溪笔谈》《博济方》《东坡集》等著作对全书二百三十五篇的87%内容做出归属的初步区分和精细考订。薛凤奎[②]集历代文献记载,从版本流传、政治观点、人物交集等历史角度讨论了《沈氏良方》与《苏沈良方》的渊源,认为《苏沈良方》是后人增益改题之本,其核心是《沈氏良方》。陈

① 胡道静.《苏沈内翰良方》楚蜀判——分析本书每个方、论所属的作者:"沈方"抑为"苏方"[J]. 社会科学战线,1980(3):195-209.
② 薛凤奎. 沈括《沈氏良方》考略[J]. 江西中医药,1983(4):17-18.

玉琢[①]根据苏轼与沈括的政治观点、居住地点、书中内容、成书年代以及《苏沈良方》卷数等,认为《苏沈良方》非苏轼、沈括亲手合著,而是宋人搜集合编而成的。李淑慧[②]在胡道静先生区分与考证《苏沈良方》基础上,沿用原考订方法从各方论所记载的内容、成书来源,以及两人不同的写作风格和特点,依据《苏沈良方》中各方论所记载的史实、不同来源分清作者,区分苏轼方、沈括方;针对胡文未断的十八则、未证的二十三则、有误的四则方论,进行了进一步区分和考证[③]。史华[④]从文献学角度对《苏沈良方》的作者、成书年代及版本流传进行考订和梳理;研究全书内容分类、各方来源及其医药学成就;总结、概括《苏沈良方》的医药学思想及其现代意义,并对《苏沈良方》中苏轼与沈括的方论进行剥离区分。梁昆生[⑤]对《苏沈良方》中通过对比苏轼、沈括他书记载中的文字对比,考证所属苏、沈方论。

有关《苏沈良方》所载方剂归属于何人一直悬而未决,胡道静、薛凤奎、陈玉琢等对此做了相关考证和分析,让后人对苏轼方和沈括方的归属有了大致了解,但是直到目前,没有任何人能够将苏轼方和沈括方完全分开。区分并考证《苏沈良方》的方论,特别是在研究苏、沈两人在医学方面的贡献,重现《沈氏良方》和《苏沈良方》的实际面貌有十分重要的意义,这不仅与当时文化背景,也与后世文献收载有关。因此,可根据各方论所记载的内容本身进行考证,还可依据写作风格、后世医书中对这些方论的转引来区分沈括方与苏轼方。

2. 历史文化推演　《苏沈良方》载入方药的同时,记述了宋代史料信息,体现了历史文化特点。易素梅[⑥]从《苏沈良方》的成书,苏、沈原著所占比重,苏沈对医学认知的差异,方药收载来源等方面,探讨了

---

① 陈玉琢.《苏沈良方》考[J].江苏中医杂志,1987(6):28-29.

② 李淑慧.《苏沈良方》作者区分新考[J].中医文献杂志,2010(3):15-19.

③ 李淑慧.《苏沈良方》作者区分新考(续完)[J].中医文献杂志,2010(4):19-21.

④ 史华.《苏沈良方》研究[D].上海:华东师范大学,2008.

⑤ 梁昆生.《苏沈良方》中苏轼撰述考[J].云南中医学院学报,1987(2):52-56.

⑥ 易素梅.宋代的士人与医方——以《苏沈内翰良方》为中心的考察[J].人文杂志,2016(11):86-96.

宋代士人群体的特点和对医方的使用，以及宋代士人热衷于搜集、记录、传递医方对于医学发展的影响。杨存钟[1]鉴别了沈括著述和苏轼杂说部分，阐述了通过《苏沈良方》看儒法两家世界观上的对立，儒家因循守旧和法家革新精神，以及现代中西医结合在中医药发展中的影响与促进。各时代对于《苏沈良方》的研究体现了各时期的文化特色，古代医学著作不仅提供了对于某个时代可供研究的史料，同时在自证中辨析了各时期历史文化特点。

3. 方药特点研究 《苏沈良方》涉及内科杂病以及五官科、外科、儿科、妇科疾病的治疗方药，于疾病后多附验案，对本草性味、采集、配伍、剂型等论述尤为精辟。汪晓蓉等[2]通过统计《苏沈良方》中制散方与煮散方的数量，分析煮散方的服用量、煎煮方法、煎煮液量、中药种类、服用方法、主治病症，总结宋代煮散方的应用情况和特点，进一步说明在宋代，制散为中药材主要应用方式，煮散治疗病种广泛，煮散剂作为分散的固体剂型，可减少传统汤药的用量，同时减少药物费用，取药快捷，煎煮时间缩短。姚玉婷等[3]研究了源于宋代《苏沈良方》的"九宝散"的流传，以及在方义、主治证候等方面的变化。武跃进等[4]介绍了《苏沈良方》中所载简便易用的养生说、采药说及医方治法等内容。祝大卫[5]研究了《苏沈良方》中"苏合香丸"的来历、特点和使用宜忌。郑炜[6]通过研究《沈氏良方》的著述时间、地点和背景，阐述与陈玉琢所述"《苏沈良方》考"内容不同之见解。

4. 炼制秋石贡献 《苏沈良方》关于炼制秋石的方法描述得非常细致。英国科技史学家李约瑟认为这表明"在十至十六世纪之间，中

---

① 杨存钟. 从《苏沈良方》看儒法两家在医药学上的对立[J]. 北京医学院学报,1975(3):143-146.

② 汪晓蓉,朱向东.《苏沈良方》中制散方与煮散方临床应用研究[J]. 北京中医药,2016(6):582-585.

③ 姚玉婷,严道南. "苏沉九宝汤"名实考[J]. 中医文献杂志,2014(4):27-28.

④ 武跃进,孙屏. 从《苏沈良方》看沈括的养生说、采药说及其它[J]. 吉林中医药,1999(6):53-54.

⑤ 祝大卫.《苏沈良方》与"苏合香丸"[J]. 医古文知识,1999(2):31-32.

⑥ 郑炜. 再论沈括与《良方》——兼与陈玉琢"《苏沈良方》考"商榷[J]. 中医药学报,1987(6):62,24,38.

国的医药化学家以中国传统理论为指导,从大量的尿中成功地制备了较为纯净的雄性激素和雌性激素混合制剂"。这一见解轰动了整个世界科学史界。提炼秋石的方法包括"阴炼法""阳炼法",人们将《苏沈良方》从尿中提炼秋石的记载视为世界上现存最早的提取性激素的记载。这种用秋石制成的丸药具有滋补作用,多治"虚劳冷疾"。20世纪80年代,杨存钟等分别撰文对《苏沈良方》的这一成就加以肯定。而对于"秋石"是否含有甾体类性激素这一问题,有部分学者提出了异议。中国科学技术大学的张秉伦、叶青等则通过实验,认为"秋石"中不含性激素[1]。无论"秋石"中是否含有甾体类性激素,《苏沈良方》是已知最早记录"秋石"炼制法的著作,这一点毋庸置疑。而"秋石"在治疗虚劳冷疾方面有显著疗效,也是现代临床实际验证的,因此《苏沈良方》的这一成就依旧值得肯定。

5. 养生文化阐扬　《苏沈良方》记载了养生法和医药文化等内容。李经纬[2]、孙中堂[3]、崔秀汉[4]等在医学史的著述中简要介绍了《苏沈良方》的每卷内容和版本情况。魏振装等[5]编著《中医脐疗》,汇集了古今脐疗的主要内容,并对各种疗法以病分类,从药物、用法、疗效等方面叙述,在熨法中记载了《苏沈良方》的葱熨法。金明弼[6]编《常见病证中医文献专辑·痹痿专辑》,记载了古代文献中对痹、痿两病的认识和研究,其中就有《苏沈良方》中的《苍耳说》和沉香天麻煎丸、煮肝散。中医研究院中药研究所[7]主编《历代中药炮制资料辑要》,辑录了《苏沈良方》的炮制药物及炮制方法、内容。陈可冀等[8]论述了养生

① 张秉伦,高志强,叶青. 中国古代五种"秋石方"的模拟实验及研究[J]. 自然科学史研究,2004,23(1):1-15. 孙毅霖. 中国古代秋石提炼考[J]. 广西民族学院学报(自然科学版),2005,11(4):10-14.
② 李经纬,林昭庚. 中国医学通史(古代卷)[M]. 北京:人民卫生出版社,2000.
③ 孙中堂. 中医内科史略[M]. 北京:中医古籍出版社,1994.
④ 崔秀汉. 中国医史医籍述要[M]. 延吉:延边人民出版社,1983.
⑤ 魏振装,王宜新,季新,等. 中医脐疗[M]. 北京:解放军出版社,1992.
⑥ 金明弼. 常见病证中医文献专辑:痹痿专辑[M]. 上海:上海科学技术出版社,1987.
⑦ 中医研究院中药研究所. 历代中药炮制资料辑要[M]. 北京:中医研究院中药研究所,1973.
⑧ 陈可冀,周文家. 中国传统老年医学文献精华[M]. 北京:科学技术文献出版社,1987.

与老年病,并附《苏沈良方》文献节选。时振声等[①]论述了我国粥食疗法源流、制法和功效,记载了《苏沈良方》谷子煎法(粥)的组成、制作与用法、功效、说明。上海第二医科大学传统医学研究中心[②]在口齿病研究中记载了《苏沈良方》治眼齿条文。万芳[③]选辑了小儿咳喘诸方,其中收录《苏沈良方》卷十治小儿热嗽方。严世芸[④]在《宋代医家学术思想研究》中以较有影响的医家著作为代表,探索了当时中医学术的发展概况,记载了养生特色。

贾维诚[⑤]著《三百种医籍录》,论述了《苏沈良方》的内容提要、作者简介、历代经籍艺文志及私家书目著录辑要。潘宝余[⑥]在《东坡趣话》中研究了苏轼与沈括的关系。杨莹洁[⑦]在《读苏沈良方记》中记录了《苏沈良方》的特色,以及苏沈相关历史事件。陈文锦[⑧]在文章中研究了《苏沈良方》和惠民药局;于智敏[⑨]解读了《苏沈良方》中"治病五难";薛愚等[⑩]有文章研究了《苏沈良方》和沈括所著的《梦溪笔谈》中的药议,说明《苏沈良方》非合著而成,对所用药物进行对比。

6. 著作校注现状 《苏沈良方》治法简便,对临床颇有参考价值,近年来以多种形式、围绕多方面内容重编出版。伊广谦[⑪]在点校中底本选用范行准先生栖芬室珍藏之明嘉靖刻本,补入沈括原序、清程永培跋文,同时参考了清乾隆四十一年(1776)武英殿刻活字本,清乾隆五十九年(1794)修敬堂刻《六醴斋医书》本,清道光二十六年(1846)大兴施禹泉刻本,以及中华书局1986年出版的《苏轼文集》中有关

① 时振声,陈树权,江海身,等. 宫廷颐养与食疗粥谱[M]. 北京:北京燕山出版社,1988.
② 上海第二医科大学传统医学研究中心. 口齿病[M]. 北京:中医古籍出版社,1989.
③ 万芳. 小儿咳喘方治选粹[M]. 北京:人民军医出版社,2001.
④ 严世芸. 宋代医家学术思想研究[M]. 上海:上海中医学院出版社,1993.
⑤ 贾维诚. 三百种医籍录[M]. 哈尔滨:黑龙江科学技术出版社,1982.
⑥ 潘宝余. 东坡趣话[M]. 沈阳:辽宁人民出版社,1989.
⑦ 杨莹洁. 洁庐医学丛谈[M]. 成都:四川科学技术出版社,1998.
⑧ 陈文锦. 西湖文物[M]. 杭州:浙江摄影出版社,1992.
⑨ 于智敏. 智说中医[M]. 北京:科学技术文献出版社,2007.
⑩ 薛愚. 中国药学史料[M]. 北京:人民卫生出版社,1984.
⑪ 伊广谦. 中医方剂名著集成[M]. 北京:华夏出版社,1988.

医药杂说部分。

曾枣庄等[①]点校《三苏全书》，汇集了三苏父子现存的全部著述及佚作，收入了《苏沈良方》八卷加《苏沈良方拾遗》上下。该版本以殿珍本八卷和聚珍本《拾遗》两卷为底本，以《知不足斋丛书》十卷本和《丛书集成初编》八卷本为校本，除在正文前收入了十卷本和八卷本共有的沈括原序外，还收入了十卷本的无名氏序、林灵素序、程永培跋、鲍廷博跋和八卷本的《四库全书》本提要、殿珍本提要，与历代各书目所载《苏沈良方》条一并列在《附录》中，资料可谓详备。

杨俊杰、王振国[②]则以文渊阁《四库全书》本为底本，并补入丛书集成初编本（八卷本）所附载《苏沈良方拾遗》，以清同治十年辛未（1871）八卷刻本、清乾隆五十九年甲寅（1794）修敬堂刻程永培辑《六醴斋医书十种》十卷本、清光绪二十三年丁酉（1897）武强贺氏刻本及《丛书集成初编》八卷本为校本进行校注。该版本也同时收入了十卷本的各篇序、跋和八卷本的《四库全书》本提要。

1989 年，段光周[③]等以《知不足斋丛书》本为底本，以程永培《六醴斋医书》本为校本，对《苏沈内翰良方》进行校点和注释，出版了《苏沈内翰良方校释》一书，对今人研究《苏沈良方》也很有帮助。

2012 年，成莉[④]以中国中医科学院图书馆的明嘉靖刻本为底本，以清乾隆五十九年甲寅（1794）修敬堂《六醴斋医书十种》的《苏沈内翰良方》为校本进行点校。

《苏沈良方》是一部极富特色的小型医方集，在后世流传中得到广泛关注，如宋人张杲的《医说》、刘昉的《幼幼新书》等，都可见引用《苏沈良方》的内容。明代的《本草纲目》也将《苏沈良方》列为重要的参考资料。20 世纪以来所出版的著作或对《苏沈良方》的特色、史料进

① 曾枣庄,舒大刚.三苏全书[M].北京:语文出版社,2001.
② (宋)沈括,苏轼.苏沈良方[M].杨俊杰,王振国,点校.上海:上海科学技术出版社,2003.
③ 段光周,胡天成等.苏沈内翰良方校释[M].成都:四川科学技术出版社,1989.
④ (宋)沈括,苏轼.苏沈良方[M].成莉,校.北京:中国医药科技出版社,2012.

行简单考证，或基于几个版本对《苏沈良方》进行点校注释，重加出版，目前尚未有对《苏沈良方》进行全面剖析、进行综合研究的相关著述，其后续研究仍有很大空间。

附：各版序言及跋

原　序

予尝论治病有五难：辨疾、治疾、饮药、处方、别药，此五也。今之视疾者，惟候气口六脉而已。古之人视疾，必察其声音、颜色、举动、肤理、情性、嗜好，问其所为，考其所行，已得其大半，而又遍诊人迎气口十二动脉。疾发于五脏，则五色为之应，五声为之变，五味为之偏，十二脉为之动，求之如此其详，然而犹惧失之。此辨疾之难一也。今之治疾者，以一二药，书其服饵之节，授之而已；古以治疾者，先知阴阳运历之变故，山林川泽之窍发，而又视其人老少肥瘠，贵贱居养，性术好恶，忧喜劳逸，顺其所宜，违其所不宜，或药或火，或刺或砭，或汤或液，矫易其故常，揅摩其性理，捣而索之，投几顺变，间不容发。而又调其衣服，理其饮食，异其居处，因其情变，或治以天，或治以人。五运六气，冬寒夏暑，旸雨电雹，鬼灵魇蛊，甘苦寒温之节，后先胜负之用，此天理也。盛衰强弱，五脏异禀，循其所同，察其所偏，不以此形彼，亦不以一人例众人，此人事也。言不能传之于书，亦不能喻之于口，其精过于承蜩，其察甚于刻棘。目不舍色，耳不舍声，手不释脉，犹惧其差也，授药遂去，而希其十全，不亦难哉！此治疾之难二也。古之饮药者，煮炼有节，饮啜有宜。药有可以久煮，有不可以久煮者；有宜炽火，有宜温火者，此煮炼之节也。宜温宜寒，或缓或速，或乘饮食喜怒，而饮食喜怒为用者；有违饮食喜怒，而饮食喜怒为敌者，此饮啜之宜也。而水泉有美恶，操药之人有勤惰，如此而责药之不效者，非药之罪也。此服药之难三也。

药之单用为易知，药之复用为难知。世之处方者，以一药为不足，又以众药益之，殊不知药之有相使者、相反者，有相合而性易者。方书虽有使佐畏恶之性，而古人所未言，人情所不测者，庸可尽哉？如酒于人，有饮之逾石而不乱者，有濡吻则颠眩者；漆之于人，有终日抟漉而无害者，有触之则疮烂者，焉知药之于人无似此之异者？此禀赋之异也。南人食猪鱼以生，北人食猪鱼以病，此风气之异也。水银得硫黄而赤如丹，得矾石而白如雪。人之欲酸者无过于醋矣，以醋为未足，又益之以橙，二酸相济，宜其甚酸而反甘。巴豆，善利也，以巴豆之利为未足，而又益之以大黄，则其利反折。蟹与柿，尝食之而无害也，二物相遇，不旋踵而呕。此色为易见，味为易知，而呕利为大变，故人人知之。至于相合而犯他脏致他疾者，庸可易知耶！如乳石之忌参、术，触者多死。至于五石散，则皆用参、术，此古人处方之妙，而世或未喻也。此处方之难四也。医诚艺也，方诚善也，用之中节也，而药或非良，奈何哉？橘过江而为枳，麦得湿而为蛾，鸡逾岭而黑，鸜鹆逾岭而白，月亏而蚌蛤消，露下而蚊喙坼，此形器之易知者也。性岂独不然乎？予观越人艺茶畦稻，一沟一陇之异，远不能数步，则色味顿殊，况药之所生，秦越燕楚之相远，而又有山泽膏瘠燥湿之异禀，岂能物物尽其所宜？又《素问》说："阳明在天，则花实戕气；少阳在泉，则金石失理。"如此之论，采掇者固未尝晰也，抑又取之有早晚，藏之有焙晹，风雨燥湿，动有槁暴。今之处药，或有恶火者，必日之而后咀。然安知采藏之家，不常烘煜哉？又不能必，此辨药之难五也。此五者，大概而已。其微至于言不能宣，其详至于书不能载，岂庸庸之人而可以易言医哉？予治方最久，有方之良者辄为疏之。世之为方者，称其治效，尝喜过实，《千金》《肘后》之类，尤多溢言，使人不敢复信。予所谓良方者，必目睹其验，始著于篇，闻不预也。然人之疾，如向所谓五难者，方岂能必良哉！一睹其验，即谓之良，殆不异乎刻舟以求遗剑者？予所以详著其状于方尾，疾有相似者，庶几偶值云尔。篇无次序，随得随注，随以与人，拯道贵速，故不暇待完也。

沈括序

《四库全书》本提要

　　臣等谨案:《苏沈良方》八卷,宋沈括所集方书,而后人又以苏轼之说附之者也。考《宋史·艺文志》有括《灵苑方》二十卷、《良方》十卷,而别出《苏沈良方》十五卷,注云沈括、苏轼所著。陈振孙《书录解题》有《苏沈良方》十卷,而无《沈存中良方》,尤袤《遂初堂书目》亦同。晁公武《读书志》则二书并列,而于《沈存中良方》下云,或以苏子瞻论医药杂说附之;《苏沈良方》下亦云括集得效方成一书,后人附益以苏轼医学杂说。盖晁氏所载《良方》即括之原本,其云或以苏子瞻论医药杂说附之者,即指《苏沈良方》。由其书初尚并行,故晁氏两载。其后附苏说者盛行,原本遂微。故尤氏、陈氏遂不载其原本。今《永乐大典》载有《苏沈良方》原序一卷,亦括一人所作,且自言予所作《良方》云云,无一字及轼,是亦后人增附之后,并其标题追改也。案明晁瑮《宝文堂书目》有《苏沈二内翰良方》一部,是正、嘉以前传本未绝,其后不知何时散佚。今据《永乐大典》所载,掇拾编次,厘为八卷。史称括于医药卜算无所不通,皆有所论著,今所传括《梦溪笔谈》末为《药议》一卷,于形状、性味、真伪、同异辨别尤精。轼杂著时言医理于是事,亦颇究心。盖方药之事,术家能习其技而不能知其所以然,儒者能明其理而又往往未经试验。此书以经效之方而集于博通物理者之手,固宜非他方所能及矣。乾隆四十九年十月恭校上

总纂官臣纪昀、臣陆锡熊、臣孙士毅

总校官臣陆费墀

聚珍本《苏沈良方》提要

　　《苏沈良方》,宋苏轼、沈括二人所集方书也。括博学善文,史称其于医药、卜算无所不通,皆有所论著。其见于《宋史·艺文志》者,有《灵苑方》二十卷、《良方》十卷,而别出《苏沈良方》十五卷,注云"沈括、苏轼所著"。今考陈振孙《书录解题》,有《苏沈良方》而无《沈

存中良方》,尤袤《遂初堂书目》亦同。晁公武《读书志》则二书并列,而于《沈存中良方》下云:"或以苏子瞻论医药杂说附之。"《苏沈良方》下亦云:"括集得效方成一书,后人附益以苏轼医药杂说。"所言二书体例约略相似。而《永乐大典》又载有《苏沈良方·原序》一篇,亦括一人所作,且自言"予所著《良方》"云云,当即《存中良方》之《序》,疑此书即括原本。后人以苏轼所编方书附入其间,而别题此名者耳。案明晁瑮《宝文堂书目》有《苏沈二内翰良方》一部,是正、嘉以前传本未绝,其后不知何时散佚。今据《永乐大典》所载,掇拾编次,厘为八卷。宋世士大夫类通医理,而轼与括尤博洽多闻,其所征引,于病证治验,皆详著其状,确凿可据。其中如"苏合香丸""至宝丹""礞石丸""椒朴丸"等类已为世所常用,至今神效。即有奇秘之方,世不恒见者,亦无不精妙绝伦,足资利济。洵为有用之书,固不仅以其人传也。

《知不足斋丛书》本载程永培《跋》

《沈氏良方》,后人益以苏氏之说,遂名之曰《苏沈良方》,非当时合著之书也。余藏旧刻印本书十卷,不列存中原序,而载有林灵素一序,亦止论沈,未及苏。其卷首一序,兼及苏、沈,文颇拙塞,不著作者姓名,盖俗笔也。按《永乐大典》中有《苏沈良方》名目,盖从《宋史·艺文志》来者,则知合苏、沈而传于今日之本,约略宋末人为之耳。又考《宋史》,《沈氏良方》十卷、《苏沈良方》十五卷。以藏本卷数较之,虽合沈氏,却杂以苏说,若从《苏沈良方》,则少五卷矣,岂在当时已散佚不全耶?其中误字甚多,几至不可读,为之订正。然内症、外症、妇人、小儿以至杂说,依稀略备,似非不全之本。盖古人以医卜为贱术,作史者志方书,未必详加考订,即如刘涓子《鬼遗方论》,《宋史》作《鬼论》,脱去"遗方"二字,则其他可疏略可知也。此书卷帙,未符《宋志》,其间分合多寡,不可考矣。内中诸方,间已见之《博济》《灵苑》诸书,即其余亦莫不应病,神验异常,至有不可以理测者,岂非非龙宫之所受耶?今为授梓，并补刻沈氏原序一篇，熟读五难，大有裨益。

瘦樵程永培跋

《知不足斋丛书》本载鲍廷博《跋》

《良方》托始于沈《梦溪》。迨宋南渡后，或益以东坡论说，而苏、沈之名著焉。元明以来，其传渐寡。近年吴郡程君（永培）始出藏本，授梓以行。会朝廷诏颁内殿聚珍版本于各直省，于是其书复大显于世。顾殿本初颁，藏弄家争先快睹，即不敷承领，而程刻又不列坊肆，无以餍四方之求。博因参全两本，益广其传，上以仰副圣天子嘉惠艺林之至意，而程君活人济民之心抑又推而广之矣。殿本辑自《永乐大典》，大概详沈而略苏；程刻较完，而承论袭谬，无从是正。往时程君过予，语次及之，若有歉然于中者。盖虑其贻误，较他书所系尤重也。今证以殿本，尽刊其误，其为愉快，当何如耶？刊成，谨冠提要于简端，以还殿刻之旧。卷末仍先以程跋，用示不敢掠美之意。

乾隆癸丑十月上浣四日，歙鲍廷博识于柳塘寓庐

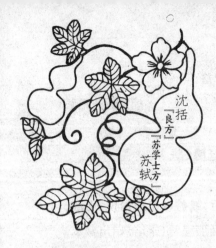

沈括『良方』『苏学士方』苏轼

第四章

医理医论

《苏沈良方》为苏轼和沈括二人原著。苏、沈二人对医药进行了深入的研究，但二人均非医者，对医理、医论的认识大部分停留在对他人经验的转述及自己感悟的记录。从《苏沈良方》中医理、医论两方面的对比可以看出，对于医理的论述较粗浅，没有形成系统的医学理论，而对于医论的论述以考证、纠正为主，体现了作者严谨的治学态度。

一、医理明晰

《苏沈良方》中对医理的阐述主要有三个方面：一是对人们求诊疾病的指导；二是对人们养生益寿的指导；三是摘录他人论述治疗眼、齿的医理。作者虽非医者，但从自身求诊经验、对前人养生理论的分析及对他人医学理论的摘录，从而提出自己的观点，将道理论述得有理有据，值得后人参考、借鉴。

（一）脉说

《脉说》以脉为题，却非言如何诊脉。《苏沈良方》中先说诊脉之难："脉之难，古今之所病也。至虚有盛候，大实有羸状，差之毫厘疑似之间，便有死生祸福之异，此古今所病也。病不可不谒医，而医之明脉者，天下盖一二数。骐骥不时有，天下未尝徒行；和扁不世出，病者终不徒死，亦因其长而护其短耳。士大夫多秘所患而求诊，以验医之能否，使索病于冥漠之中，辨虚实冷热于疑似之间。医不幸而失，终不肯自谓失也，则巧饰遂非以全其名。至于不救，则曰是固难治也。间有谨愿者，虽或因主人之言，亦复参以所见，两存而杂治，以故药不效。此世之通患而莫之悟也。"脉诊作为中医四诊"望、闻、问、切"中的一部分，在诊断疾病上有其优势亦有其局限性，不能仅以脉诊为诊断疾病的唯一方法。如果患者不与医生配合，就等于给医生诊疗疾病增加了难度。苏轼以自身就诊经验为例，意图向大家说明患者与医生配合的重要性。"吾平生求医，盖于平时默验其工拙，至于有疾而求疗，必先尽告以所患,而后求诊,使医了然知患之所在也。然后求之诊,虚实冷热先定于中,则脉之疑似不惑也。故虽中医,治吾病常愈。吾求疾愈而已,岂以困医为事哉!"

(二)续养生论

在《续养生论》中,作者根据郑子产与翼奉之理论提出:"火烈而水弱。烈生正,弱生邪。火为心,水为肾。故五脏之性,心正而肾邪。"以此推导出"铅汞龙虎之说"。并以此说阐释"内丹"的修炼方法为"汞龙之出于火,流于脑,溢于玄英,必归于根。心火不炎上,必从其妃,是火常在根也。故壬癸之英,得火而日坚,达于四肢,浃于肌肤而日壮。究其极,则金刚之体也,此铅虎之自水出者也,龙虎生而内丹成矣。故曰:顺行则为人,逆行则为道,道则末也,亦可为长生不死之术矣。"文中有内丹是长之生药,修炼好内丹则可长生不死之说,这虽有夸大之嫌,但通过五脏调理达到延年益寿的方法是很有借鉴意义的。文中还有对于脐的论述:"人之在母也,母呼亦呼,母吸亦吸,口鼻皆闭而以脐达,故脐者生之根也。"胎儿在母体中依靠脐带吸收营养,所以脐带是人生之根本。

(三)治眼齿法

《苏沈良方》认为治眼、齿的方法不同,引张文潜之言"目忌点洗。目有病,当存之;齿有病,当劳之⋯⋯"并举例"治目当如治民,治齿当如治军。治民当如曹参之治齐,治军当如商鞅之治秦"加以解析。苏轼自少年时期便常患眼疾,因此十分注重对眼、齿的治疗及保健方法,而《苏沈良方》中对眼、齿的治疗及保健方法亦沿用至今。

二、医论精要

《苏沈良方》中对医论的阐述涵盖面较广,包括纠误、正名、辨疾、治疾、服药（煎药）、处方、辨药等，按照基础理论、中药、方剂、针灸、炼丹、外治法、养生七部分，论述条理清晰，举例简明易懂。

（一）基础理论

1. 论脏腑 所载《论脏腑》篇，主要是对脏腑生理结构的阐释。《苏沈良方》中纠正了某些错误观点，如人有两喉而非三喉，"人有水喉、食喉、气喉者，谬也……水与食同嚼而吞，岂能口中遂分二喉哉？人但有咽有喉二者而已"。根据《黄帝内经》"五脏藏精气而不泻，六腑传化物而不藏"的理论，《苏沈良方》纠正食物入肝入肺之谬说，"人饮食及服药，既入腹，为真气所蒸。……凡所谓某物入肝、某物入肾之类，但气味到彼尔，凡质岂能到彼哉？"

2. 论病 《苏沈良方》中通过讲述钱子飞的故事，表明观点，即人不应过于迷信。有人认为上天让人得病是不可治疗的，那么服药不应有效；如果服药有效，则是上天让人不病。人生病"当是病之祟，畏是药而假天以禁人尔"。《苏沈良方》认为，人生病与上天无关，不应假借上天之名而阻碍治疗。

（二）中药

1. 论采药 采药的方法对于药效起着十分重要的作用。采药需注意采药的时间、部位。《苏沈良方》中认为古方用药多于二月、八月采摘，这是不对的。二月草已芽，八月苗未枯，此时采的药功效不良。"一物同一畦之间，自有早晚，此物性之不同也。"对于不同药物部位采摘需注意的事项更是进行了细致的论述："大率用根者，若有宿根，须取无茎叶时采，则津泽皆归其根。欲验之，但取芦蔎地黄辈观，无苗时采，则实而沉；有苗时采，则虚而浮。其无宿根者，即候苗成而未有花时采，则根生定而又未衰。如今紫草，未花时采，则根色鲜泽；花过而采，则根色黯恶，此其效也。用叶者，取叶初长足时取；用花者，取花初敷时采;用实者,取实成实时采,皆不可限以时月。"

2. 服威灵仙法 《苏沈良方》中记载服威灵仙有两法:第一,"净洗阴干,捣罗为末,杂酒浸牛膝末,或蜜丸,或为散,酒调,牛膝之多少视脏腑之虚实而增减之";第二,"取药粗细得中,寸截之,七寸作一贴,每岁作三百六十贴,置床头,五更初面东细嚼一贴,候津液满口咽下",须忌茶。"以槐芽、皂角至嫩者,依造草茶法作"。

3. 服松脂法 服松脂先要注意炮制。"脂以真定者为良,细布袋盛,清水百沸汤煮,浮水面者,以新竹罩篱掠取,投新水中。"(如果久煮不出,弃之不用)《苏沈良方》中记载服松脂法:"入生白茯苓末,不制,但削去皮,捣罗细末尔,拌匀,每日早取三钱匕,着口中,用少熟水搅嗽,仍以指如常法,熟揩齿毕,更以熟水咽之,仍以嗽吐如常法,能劳牙,驻颜,乌髭也。"

(三) 方剂

1. 论煎药

(1) 记流水止水:古人在煎药过程中所用之水是非常有讲究的。水既是溶媒,也是药物。《本草纲目》记载煎药用水达四十三种,如雨水、地浆水、泉水、屋漏水、千里水、新汲水……《苏沈良方》中亦有对煎药用水的记载,如流水、止水。但很多人认为流水、止水没有区别。为纠正这些人的错误观点,《苏沈良方》中以孙思邈《千金方》人参汤为例说明"须用流水,用止水即不验"。恐读者不解,书中又举了生活中的常见事例:鳅鳝只可居止水,入江水辄死;鲫鱼生流水中则背鳞白,生止水中则背鳞黑。以此说明流水与止水不同,有理有据,让人不得不信。

(2) 用火法:煎药需注意用火。"火候"即指煎中药火力的大小与火势的急慢。火是中药汤剂制作的唯一加热反应条件。中医将煎药的火候分为"武火"与"文火"两种。《苏沈良方》中对煎药用火的论述为:"凡取火者,宜敲石取火。或水晶镜子于日得者,太阳火为妙。天阴,则以槐木取火亦良。灸后宜服治劳地黄丸。"此论指出了不同自然条件下，煎药所用火的种类。

2. 剂型　剂型是方剂的重要内容。作为一本方书，剂型的论述在《苏沈良方》中占有很大的比例。如文中指出："古方用汤最多，用丸散者殊少。煮散古方无用者，惟近世人为之。大体欲达五脏四肢者，莫如汤；欲留膈胃中者，莫如散；久而后散者，莫如丸。又无毒者宜汤，小毒者宜散，大毒者宜用丸。又欲速用汤，稍缓用散，甚缓者用丸，此大概也。近世用汤者全少，应汤者全用煮散。大率汤剂气势完壮，力与丸散倍蓰。煮散，多者一啜，不过三五钱极矣。"对于后世不同剂型对不同疾病所起的不同作用有一定的启发。

3. 组方结构　"君、臣、佐、使"是方剂的基本结构，其中君药在方中的地位最重。在《黄帝内经》中已有论述："主病之谓君，佐君之谓臣，应臣之谓使。"成无己在《伤寒明理论》中进行了完善，提出了"君、臣、佐、使"。在金元之前，方中是不会标注"君、臣、佐、使"的，所以方中何为君药历来是后世医家争论之处，有"力大者为君"之说，亦有"量大者为君"之说。《苏沈良方》中认为"主病者专在一物，其他则节级相为用"，这种说法是可行的，但也不可拘泥于此。《苏沈良方》中对《药性论》中君臣佐使的论述提出不同见解。《苏沈良方》提出：应根据方子的主治病证确定君药。这与《方剂学》教材中君药的定义"针对主病或主证起主要治疗作用的药物"，是一致的。

（四）针灸

1. 取穴法

（1）用尺寸取穴法：《苏沈良方》中以"同身寸"为取穴方法，其论述为"皆随人身形大小，须男左女右，量手指中一节两横纹中心为一寸"。

（2）用绳取穴法：《苏沈良方》中还提出了用绳取穴的方法。此方法取穴准确，具体操作步骤为："令患人平身立正，取一细绳撅之，勿令展缩,顺脚底贴肉坚踏之,男左女右。其绳前头与大拇指端齐,后头令当脚根中心,向后引绳,循脚肚贴肉直上,至曲䐐中大横纹截断。又令患人解发分两边,令见头缝,自囟门平分至脑后,乃平身正坐,取向所截绳一头,令与鼻端齐,引绳向上,正循头缝,至脑后贴肉垂下。循脊骨,引绳向下至绳尽处。当脊骨,以墨点记之(墨点不是灸处)。又取一绳子,令患人合口,将绳子按于口上,两头至吻,却拘起绳子中心至鼻柱根下,便齐两吻截断,将此绳展令直于前,来脊骨上墨点处横量取平,勿令高下。绳子先中折,当中以墨记之,却展开绳子横量,以绳子上墨点正压脊骨上墨点为正。两头取中,勿令高下,于绳子两头以白圈记,白圈是灸穴也。

以上是第一次点二穴。

次二穴,令其人平身正坐,稍缩臂膊。取一绳绕项,向前双垂,与鸠尾齐。鸠尾是心岐骨,人有无心岐骨者。至从胸前两岐头下量取一寸,即是鸠尾也。即双截断,却背翻绳头向项后,以绳子中停取心,正令当喉咙结骨上,其绳两头夹项双垂,循脊骨以墨点记之(墨点不是灸处)。又取一绳子,令其人合口,横量,齐两吻截断,还于脊骨上墨点,横量如法,绳子两头以白圈记之,白圈是灸穴处。

以上是第二次点穴。通前共四穴,同时灸,日别各七壮。至第二穴,壮累灸至一百或一百五十壮为妙。候灸疮欲瘥,又依后法灸二穴。

又次二穴,以第二次量口吻绳子,于第二次双绳头尽处墨点上,当脊骨直上下竖点,令绳中停,中心在墨点上,于上下绳尽头以白圈两穴,白圈是灸穴处。

以上是第三次点两穴,谓之四花穴。灸两穴各百壮,三次共六穴。各取离日量度,度讫即下火。唯须三月三日艾最佳。病瘥百日内,忌饮食、房室,安心静处将息。若一月后觉未瘥,复初穴上再灸。”

2. 艾灸法

(1) 艾炷大小:《苏沈良方》中对艾炷的大小记载为:“须令脚跟足三分。若不足三分,恐覆孔穴。不备穴中经脉,火气不行,即不能抽邪气、引正气。”

（2）取艾：《苏沈良方》中记载："端午日，日未出，于艾中以意求其似人者，辄拮之以灸，殊有效。……艾未有真似人者，于明暗间苟以意命之而已。万法皆妄。"

3. 灸咳逆法 《苏沈良方》中记录运用灸法治疗霍乱吐痢、垂困、伤寒久疾得咳逆。其症状表现为："忽发咳逆，半日之间，遂至危殆。"具体取穴法为："乳下一指许，正与乳相直，骨间陷中……乳头齐处是穴。艾炷如小豆许，灸三壮。男灸左，女灸右。只一处，火到肌即瘥。若不瘥，则多不救矣。"

4. 灸牙疼法 《苏沈良方》中记录运用灸法治疗牙疼，具体操作方法为："随左右所患，肩尖微近后骨缝中，小举臂取之，当骨解陷中，灸五壮。予目睹灸数人皆愈，灸毕，项大痛，良久乃定，永不发。予亲病齿，百方治之皆不验，用此法灸遂瘥。"

5. 灸二十二种骨蒸法 《苏沈良方》中记录崔丞相（崔知悌）灸劳法，"凡骨蒸，候所起，辨验有二十二种，并依上项灸之。一胞蒸，小便赤黄。二玉房蒸，男遗尿失精，女月漏不调。三脑蒸，头眩热闷。四髓蒸，觉髓沸热。五骨蒸，齿黑。六筋蒸，甲焦。七血蒸，发焦。八脉蒸，急缓不调。九肝蒸，或时眼前昏暗。十心蒸，舌焦或疮，或时胸满。十一脾蒸，唇焦坼或口疮。十二肺蒸，口干生疮。十三肾蒸，耳干焦。十四膀胱蒸，右耳焦。十五胆蒸，眼目失光。十六胃蒸，舌下痛。十七小肠蒸，下沥不禁。十八大肠蒸，右鼻孔痛。十九三焦蒸，乍寒乍热。二十肉蒸，别人觉热，自觉冷寒。二十一皮蒸，皮生粟起。二十二气蒸，遍身壮热，不自安息。"

（五）炼丹法

《苏沈良方》中对炼丹的方法记录较多，包括阳丹、阴丹、金丹、松丹砂。

1. 阳丹 冬至后，斋居，常吸鼻液，漱炼令甘，乃咽下丹田。以三十瓷器皆有盖，溺其中已，随手盖之，书识其上，自一至三十，置净室,选谨朴者守之。满三十日开视,其上当结细砂,如浮蚁状,或黄或赤,密绢帕滤,取新汲水,净淘澄无数,以秽气尽为度,净瓷瓶合贮之。夏至后,取细研枣肉,丸如梧桐子大,空心,酒吞下,不限丸数,三五日后取尽。夏至后,仍依前法采取,却候冬至后服。此名阳丹阴炼。须清净绝欲,若不绝欲,其砂不结。

2. **阴丹**　取首生男子之乳,父母皆无疾恙者,养其子,善饮食之。日取其乳一升,只半升以来亦可。又以朱砂银作鼎与匙,如无朱砂银,山泽银亦得。慢火熬炼,不住手搅如淡金色,可丸即丸,如梧桐子大,空心,酒吞下,亦不限丸数。此名阴丹阳炼。世人亦知服秋石,然皆非清净所结。又此阳物也,须复经火,经火之余,皆其糟粕,与烧盐无异也。世人亦知服乳,阴物不经火炼,则冷滑而漏精气也。此阳丹阴炼,阴丹阳炼。盖道士灵智妙用,沉机捷法,非其人不可轻泄。慎之。

3. **金丹**　用物之精,取物之华。集我丹田,我丹所家,我丹伊何。铅汞丹砂,客主相守,如巢养鸦。种以戊己,耕以亦蛇。养以丙丁,灌以河车。乃根乃株,乃蕊乃花。昼炼于火,赫然彤霞。夜浴于水,皓然素葩。金丹自成,日思无邪。

4. **制松丹砂法**　用朱砂精良者,凿大松腹,以松气炼之,自然成丹。……以山泽银为鼎,有盖,择砂之良者二斤,以松根明节悬胎煮之,傍置沙瓶,煎水以补耗,满百日,取砂,玉碴研七日,投熟蜜中,通油磁瓶盛,日以银器取少许,醇酒搅汤饮之,当有益也。

(六) 外治法

1. **系瘤法**　取稻上花蜘蛛十余个,置桃李枝上,候垂丝下,取东边者捻为线,系定瘤子,七日候换,瘤子自落。《苏沈良方》中记载用此法治疗沈兴宗待制家老姥,病瘤如掌拳,用此法系之,至三换,瘤子遂干,一夜忽失所在,天明前枕边得之,如一干栗。

2. **撮口法**　褓中小儿患脐风,可上视小儿上下龈,当口中心处,若有白色如红豆大,此病发之候。《苏沈良方》中记载撮口法为:"急以指爪正当中搯之,自外达内令断,微血出亦不妨。又于白处两尽头亦依此搯,令内外断,只搯令气脉断,不必破肉。指爪勿令大铦,恐伤儿甚。"

3. 治目疾　苏轼病眼疾,自十八岁因夜书小字,病目楚痛,已三十年,用治目疾法,痊愈。血得温则荣,目全要血养。《苏沈良方》中治目疾的方法为:"热汤满器,铜器尤佳,以手搯熨眼,眼紧闭勿开,亦勿以手揉眼,但搯汤沃,汤冷即已。若有疾,一日可三四为之,无疾日一两次,沃令眼明,此最治赤眼,及睑眦痒。"

4. 祛瘢法　防止创伤或疮疖等愈后的瘢痕,《苏沈良方》中记载:"豆疮欲无瘢,频揭去痂,勿令隐肌,乃不成瘢。纵揭伤有微血,但以面膏涂。"祛瘢还需注意忌口:"疮家不可食鸡鸭卵,即时盲,瞳子如卵色,其应如神,不可不戒也。"

(七) 养生法

《苏沈良方》中对于养生的论述较多,书中引吴子的养生观点,认为养生的关键在于和与安。"寒暑之极,至为折胶流金,而物不以为病,其变者微也。寒暑之变,昼与日俱逝,夜与月并驰。俯仰之间屡变,而人不知者,微之至,和之极也。使此二极者相寻而狎至,则人之死久矣。"

1. 养生说　《苏沈良方》中通过对人们饮食、运动、呼吸的指导以使人达到养生防病的效果。"已饥先食,未饱先止。散步逍遥,务令腹空。每腹空时,即便入定。不拘昼夜,坐卧自便。惟在摄身,使如木偶。……又用佛语及老君语,视鼻端,自数出入息,绵绵若存,用之不勤。数至数百,此心寂然,此身兀然。与虚空等,不烦禁制,自然不动。数至数千,或不能数。则有一法,其名曰随,与息俱出,复与俱入,随之不已,一息自住,不出不入。或觉此息,从毛窍中,八万四千,云蒸雾散,无始已来,诸病自除,诸障自灭,自然明悟。"

附:养生偈

"闲邪存诚,炼气养精。一存一明,一炼一清。清明乃极,丹元乃生。坎离乃交,梨枣乃成。中夜危坐,服此四药。一药一至,到极则处,几费千息。闲之廓然,存之卓然,养之郁然,炼之赫然。守之以一,成之以久,功在一日,何迟之有?"

2. 养生诀 《苏沈良方》中记载:"每日以子时后披衣坐,面东或南,盘足坐,叩齿三十六通,握固闭息,内视五脏,肺白、肝青、脾黄、心赤、肾黑。次想心为炎火,光明洞彻,入下丹田中(丹田在脐下),待腹满气极,则徐出气,候出息匀调,即以舌搅唇齿内外,漱炼津液。未得咽下,复依前法。闭息内观,纳心丹田,调息漱津,皆依前法。如此者三,津液满口,即低头咽下,以气送下丹田中,须用意精猛,令津与气谷谷然有声,径入丹田。又依前法为之,凡九闭息,三咽津而止。然后以左手热摩两脚心,及脐下腰脊间,皆令热彻。次以两手摩熨眼面耳顶,皆令极热,仍按捏鼻梁左右五七下,梳头百余梳,散发卧,熟寝至明。上其法至简易,惟在常久不废,即有深功,且试行二十日,精神自已不同,觉脐下实热,腰脚轻快,面目有光,久久不已,去仙不远。当常习闭息,使渐能持久,以脉候之,五至为一息。……又不可强闭多时,使气错乱,奔突而出,反为害也。慎之!慎之!又须常节晚食。令腹中宽虚,气得回转。昼日无事,亦时时闭目内观,漱炼津液咽之,摩熨耳目,以助真气,但清静专一,即易见功矣。"

《苏沈良方》中认为不可学神仙术的有三种人:"一躁急,二阴险,三贪欲。方书口诀,多奇词隐语,卒不见下手门路。今直指精要,可谓至言不烦,长生之根本也。幸深加宝秘,勿使浅妄者窥见,以泄至道为祝。"

3. 龙虎铅汞说 《苏沈良方》中记载:"人之所以生死,未有不自坎离者。坎离交则生,分则死,必然之道也。离为心,坎为肾。……心之性,法而正;肾之性,淫而邪。水火之德,固如是也。引子产曰:火烈,人望而畏之;水弱,人狎而玩之。达者未有不知此者也。龙者,汞也、精也、血也,出于肾而肝藏之,坎之物也。虎者,铅也、气也、力也,出于心而肺主之，离之物也。心动则气随之而作，肾溢则精血随之而流。如火之有烟焰，未有复反于薪者也。世之不学道者，其龙常出于水，故龙飞而汞轻；其虎出于火，故虎走而铅枯。此生人之常理也。顺此者死，逆此者仙。故真人之言曰：顺行则为人，逆行则为道。又曰：五行颠倒术，龙从火里出。五行不顺行，虎向水中生。

有隐者教予曰：人能正坐，瞑目，调息，握固，心定，微息则徐闭之。虽无所念，而卓然精明，毅然刚烈，如火之不可犯。息极则小通之，微则复闭之。为之惟数，以多为贤，以久为功。不过十日，则丹田温而水上行，愈久愈温，几至如烹，上行水翕然，如云蒸于泥丸。盖离者，丽也。着物而见，火之性也。吾目引于色，耳引于声，口引于味，鼻引于香，火辄随而丽之。今吾寂然无所引于外，火无所丽，则将安往？水者，其所妃也，势必从之。坎者，陷也。物至则受，水之性也，而况其配乎？水火合，则火不炎而水自上，则所谓龙从火里出也。龙出于火，则龙不飞而汞不干。旬日之外，脑满而腰足轻。方闭息时，常卷舌而上，以舐悬雍，虽不能而意到焉，久则能也。如是不已，则汞下入口。方调息时，则漱而烹之，须满口而后咽。若未满，且留口中，俟后次也，仍以空气送至丹田，常以意养之，久则化而为铅，此所谓虎向水中生也。"

4. 辟谷 《苏沈良方》中记载：元符二年，儋耳米贵，有绝粮之忧，只好进行辟谷法。晋武帝时，洛下有洞穴，深不可测。有人堕其中，不能出，饥甚，见龟蛇无数，每旦辄引首东望，吸初日光咽之。其人亦随所向，效之不已，遂不复饥，身轻力强，后卒还家，不食，不知其所终。此法止于此，能复玉泉。使铅汞具体，去仙不远矣。辟谷之法以百数，此为上妙。此法甚易知易行，天下莫不能知，但知者莫能行，因虚一而静者，世无有也。

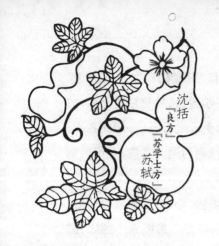

沈括『良方』『苏学士方』苏轼

第五章　本草杂录

《苏沈良方》中对于本草的论述集中在书的前部分,且书中对本草内容的记述仅次于对方剂的记述。"方以药成",在方书中添加药物的内容是古今方书中常出现的。《苏沈良方》中对于中药的记载有别于其他方书之处为:①书中的药物与后面的方子联系不大,由此可以看出作者是以搜集整理为主,并非精于运用;②书中的药物多是作者游历之处见到或是听闻的,多是常见之品;③书中对所载中药的论述多在于基本性状、鉴别、药名更正、制药方法、使用方法与纠错,如针对细辛、枳实等各种"一物多名""一名多物"草本植物进行考据,又指出《神农本草经》的错误之处,这也体现了作者严谨的治学态度。

《苏沈良方》中的本草杂录主要包括药物别名、产地、采摘时间、形态、入药部位、功效、炮制法、对比及鉴别、更正与纠错、各家论述和医案等方面。根据以上内容,本书将《苏沈良方》中的本草论述分为两部分进行归纳介绍。

一、本草识用

(一) 根

1. **芋** 芋,味甘、辛;性平。功用健脾补虚,散结解毒。主治瘰疬,肿毒,腹中癖决,牛皮癣,汤火伤。《苏沈良方》中记载:芋别名为土芝,主产于岷山之下。其功效为益气充饥。使用方法为去皮,湿纸包火过煨熟,趁热吃,则松而腻。使用注意:不可连皮水煮或冷食,若皮水煮或冷食则可引起腹胀。

2. **茯苓** 茯苓味甘,性平。入心、脾、肺经。功用渗湿利水,益脾和胃,宁心安神。主治小便不利,水肿胀满,痰饮咳逆,呕哕,泄泻,遗精,淋浊,惊悸,健忘。《苏沈良方》中记载:茯苓是仙家上药,可治夏季脾病食少,秋季肺寒喘咳。使用注意茯苓中有赤筋脉,若不去,服久不利人眼,或使人眼小。炮制方法为:削去皮,切为方寸块,银石器中清水煮,以酥软解散为度,入细布袋中,以冷水揉摆,如作葛粉状,澄取粉。筋脉留布袋中,弃去不用。其粉以蜜和如湿香状,蒸过食之尤佳。

3. 地黄 地黄,味甘,性寒;归心、肝、肾经。功用清热凉血,养阴生津。主治热病舌绛烦渴,阴虚内热,骨蒸劳热,内热消渴,吐血,衄血,发斑发疹。《苏沈良方》中记载:地黄的采摘时间以二八月为好。地黄性润可以治燥,补虚之力极强,治血气衰耗,老马服后可恢复虚损变为驹。

4. 威灵仙 威灵仙味辛、咸,性温,有毒,归膀胱经。功用祛风除湿,通络止痛,消痰水,散癖积。主治痛风顽痹、风湿痹痛,肢体麻木,腰膝冷痛,筋脉拘挛,屈伸不利,脚气,疟疾,癥瘕积聚,破伤风,扁桃体炎,诸骨鲠咽。《苏沈良方》中记载威灵仙的鉴别真伪方法有五:一味极苦;二色深黑;三折之脆而不韧;四折之微尘,如胡黄连状;五断处有黑白晕,谓之鸲鸽眼。

(二) 茎与叶

1. 元修菜 元修菜味辛,性平,入肺、脾、胃经。功用清热利湿,活血止血。主治黄疸,疟疾,白带,鼻衄。《苏沈良方》中记载:元修菜别名巢菜,性大热,主产于蜀中。性状:形如豌豆略小,耕而覆之,能肥瘠地。炮制方法为少酒晒后蒸之,则甚益人,而不为害。

2. 南烛草木 南烛草木味酸、涩,性平,归心、脾、肾经。《本草图经》将其命名为南烛,别名猴药、男续、后卓、惟那木、草木之王。功用益肠胃,养肝肾;主治脾胃气虚,久泻,少食,肝肾不足,腰膝乏力,须发早白。《苏沈良方》中记载:南烛草木因属木类,又似草类,故称之南烛草木,又名南天烛,南方人多将其种于庭槛之间。性状:茎如蒴藋,有节,高三四尺,庐山有盈丈者。叶微似楝而小,至秋则实赤如丹。

3. 苦耽 苦耽味苦,性寒,无毒,别名醋浆、灯笼草、洛神珠。功用清热解毒,消肿利尿。主治感冒,肺热咳嗽,咽喉肿痛,龈肿,湿热黄疸,痢疾,水肿,热淋,天疱疮,疔疮。《苏沈良方》中记载:苦耽即本草酸浆。引新集《本草》论述苦耽"河西番界中,酸浆有盈丈者"。

4. 龙芮 石龙芮味苦、性平,别名鲁果能、地椹。《神农本草经》

记载:"(石龙芮)主治风寒湿痹,心腹邪气,利关节,止烦满。久服,轻身明目,不老。生于川泽石边。"《苏沈良方》中记载:石龙芮有两种,水生者叶光而末圆,地生者叶毛而末锐。入药多用水生者。陆生者也称天灸,取少叶揉臂上,一夜生大泡,如火烧。

5. 蒲颓 蒲颓叶味酸,性微温,归肺经。功用止咳平喘,止血,解毒;主治肺虚咳嗽,气喘,咳血,吐血,外伤出血,痈疽,痔疮肿痛。《苏沈良方》中记载:蒲颓叶形似海棠叶,背白似熟羊皮,经冬不凋。花如丁香,蒂极细如丝。冬末生花,至春乃敷。实如山茱萸,味酸。与麦齐熟,其木甚大。

(三) 花

1. 益智花 益智花与益智仁相似,味辛,性温,归脾、肾经。功用温脾止泻,摄唾涎,暖肾,固精缩尿。主治脾寒泄泻,腹中冷痛,口多唾涎,肾虚遗尿,小便频数,遗精白浊。《苏沈良方》中记载:益智花的形态为长穗、分为三节,风调雨顺之年则实,气候不良则不实。产于海南,可治止水。

2. 菊 菊性微寒,味甘、苦,归肺、肝经。功用散风清热,平肝明目;主治风热感冒,头痛眩晕,目赤肿痛,眼目昏花。按产地和加工方法的不同,分为"亳菊""滁菊""贡菊""杭菊"等,以亳菊和滁菊品质最优。按颜色的不同,主要有白菊花、黄菊花。白菊花味道甘甜,平肝明目的效果好,如果眼睛干涩不适可以选择,但清热能力稍差。黄菊花味道稍苦,清热能力强,常用于散风热,如果上火、口腔溃疡,用它泡水能败火。《苏沈良方》中记载:菊,色黄,香味和正,天姿高洁。花、叶、根、实皆可入药。北方有微霜时开花;岭南地暖,至冬至乃盛发。

(四) 果实与种子

1. 苍耳子 苍耳子味辛、苦,性温,有小毒;归肺、肝、脾、胃四经。

功用散风,止痛,祛湿,杀虫;主治风寒头痛,鼻渊,齿痛,风寒湿痹,四肢挛痛,疥癞,瘙痒。《苏沈良方》中记载:苍耳子别名为鼠粘子、羊负菜,生长范围极广(仅海南无药),不论何方地域、何种土质均可生长。入药部位为花、叶、根。可生用亦可熟用,入丸剂、散剂等均可。其功效为:使人骨髓满,肌理如玉,长生之药;还可治疗风痹瘫痪、瘰疬疮痒,尤擅治瘿、金疮。与现代中药书籍中记载的不同,《苏沈良方》中认为苍耳子无毒,可作为药食同源之品,多食愈善。

2. 海漆 现代本草书籍中对海漆的记录较少,《苏沈良方》中记载:海漆味苦涩,别名倒黏子,生于藤、儋等地。花形如芍药,体偏小,色鲜红;叶白,状如石韦;其子如马乳,烂紫可食,味甘美,中有细核,嚼之瑟瑟有声。治疗夏秋痢下、小便白浊、腹泻,儿童误食可引起大便难通。

3. 枸杞 枸杞子味甘,性平,归肝、肾经。功用滋补肝肾,益精明目。主治肝肾阴亏,腰膝酸软,头晕,目眩,目昏多泪,虚劳咳嗽,消渴,遗精。《苏沈良方》中记载:枸杞生于陕西,高丈余,大可作柱,果实圆如樱桃,全少核,曝干如饼,极膏润有味。叶长数寸无刺,根皮如厚朴,甘美异于他处者。

4. 芡实 芡实,味甘涩,性平,归脾、肾经。功能固肾涩精,补脾止泄。主治遗精,淋浊,带下,小便不禁,大便泄泻。《苏沈良方》中记载:芡实本不能大益于人,通过服食之法可增强其功。人之食芡也,必枚啮而细嚼之,未有多啖而亟咽者也。舌颊唇齿,终日嗫嚅,而芡无五味,腴而不腻,是以致玉池之水。故食芡者,能使人华液流通,转相摄注,积其力,虽过乳石可也。以此知人能澹食而徐饱者,当有大益。在黄冈中,曾见牧羊者,必驱之瘠土,云草短而有味,羊得细嚼,则肥而无疾。

5. 麻子 麻子别名火麻仁,味甘,性平,归脾、胃、大肠经。功效润肠通便,润燥杀虫;主治津亏肠燥便秘。《苏沈良方》中记载:麻子,海东柘萝岛生者最大,如莲实;上郡北地所出者次之,大如大豆,亦善;其余皆下品。使用需去壳,炮制方法为:取麻子帛包,沸汤中浸,候汤冷乃取，悬井中，勿令着水。第二日日中曝干，置新瓦上，轻按破壳，簸扬取肉。

（五）矿物药

秋石 《苏沈良方》中记载：炼秋石者，仅火炼一法。此药须兼用阴阳二石。火炼秋石，阳中之阴，故得火而凝，入水则释然消散，归于无体，盖质去但有味在，此离中之虚也。水炼秋石，阴中之阳，故得水而凝，遇暴润，日久不变，味去而质留，此坎中之实。二物皆出于心肾二脏，而流于小肠。水火二脏，腾蛇元武正气，外假天地之水火，凝而为体。服之还补太阳、相火二脏，上为养命之本。阳炼日午服，阴炼夜半服。炼秋石具体方法如下：

阴炼法：小便三五石，夏月虽腐败亦堪用。置大盆中，以新水一半以上相和，旋转搅数百匝，放令澄清。辟去清者留浊脚，又以新水同搅，水多为妙。又澄去清者，直候无臭气，澄下秋石如粉即止，暴干，刮下，如腻粉光白，粲然可爱，都无气臭味为度。再研以乳男子乳，和如膏，烈日中暴干。如此九度，须拣好日色乃和，盖假太阳真气也。第九度即丸之，如梧桐子大，曝干。每服三十丸，温酒吞下。

阳炼法：小便不计多少，大约两桶为一担。先以清水授好皂角浓汁，以布绞去滓，每小便一担桶，入皂角汁一盏，用竹篦急搅，令转百千遭乃止，直候小便澄清，白浊者皆碇底，乃徐徐辟去清者不用，只取浊脚，并作一满桶，又用竹篦子搅百余匝，更候澄清，又辟去清者不用。十数担，不过取得浓脚一二斗。其小便，须是先以布滤过，勿令有滓。取得浓汁，入净锅中煎干，刮下捣碎。再入锅，以清汤煮化。乃于筒箕内，丁淋下清汁，再入锅熬干，又用汤煮化，再依前法丁淋。如熬干色未洁白，更准前丁淋，直候色如霜雪即止，乃入固济砂盒内，歇口火成汁，倾出，如药未成窝，更煅一两度，候莹白五色即止。细研入砂盒内固济，顶火四两，养七昼夜。

二、本草探究

（一）本草纠误

1. 鸡舌香 《中药大辞典》中记载鸡舌香即丁香,味辛,性温,归胃、脾、肾经。功用温中,暖肾,降逆。主治呃逆,呕吐,反胃,泻痢,心腹冷痛,痃癖,疝气,癣疾。《苏沈良方》中认为:鸡舌香并非丁香母。因《日华子本草》云:"鸡舌香治口气。"古方五香连翘汤用鸡舌香,《千金方》中五香连翘汤无鸡舌香,却有丁香,最为明验。所谓鸡舌香者,乳香中得之。大如山茱萸,剖开,中如柿核,略无气味。

2. 金罂子 金罂子味酸涩,性平,归肾、膀胱、大肠经。功用固精涩肠,缩尿止泻;主治滑精,遗尿,小便频数,脾虚泻痢,肺虚喘咳,自汗盗汗,崩漏带下。《苏沈良方》中记载:金罂子性温味涩,功用为止遗泄。书中指出使用金罂子,待其红熟时,取汁熬膏是错误的,因红熟时味甘,熬膏可全断涩味,都失本性;应当取半黄时采,干,捣末用之。

3. 山豆根 山豆根味苦,性寒,归肺、胃经。功用清火,解毒,消肿,止痛。主治喉痈,喉风,喉痹,牙龈肿痛,喘满热咳,黄疸,下痢,痔疾,热肿,秃疮,疥癣,蛇、虫、犬咬伤。《苏沈良方》中记载:山豆根极苦,并纠正《开宝本草》中言山豆根味甘之误。

4. 胡麻 胡麻味甘,性平,无毒,入肺、脾、肝、肾经。功用润燥滑肠,滋养肝肾。主治津枯血燥、大便秘结,病后体虚、眩晕乏力等症。《苏沈良方》中记载:胡麻是今油麻,有六棱者,有八棱者。始于张骞自大宛得油麻之种,大麻有实为苴麻,无实为枲麻,又称牡麻。

5. 青蒿 青蒿味苦微辛,性寒,入肝、胆经。功用清热,解暑,除蒸。主治温病,暑热,骨蒸劳热,疟疾,痢疾,黄疸,疥疮,瘙痒。《苏沈良方》中记载:蒿种类很多,比如青蒿,就有两种:用颜色辨别有黄色、青色,如果都称为青蒿,就不妥了。在陕西绥银,有青蒿丛,间有一两株呈青色,当地人称为香蒿。茎叶与常蒿相同,但常蒿色绿,而此蒿色青翠,一如松桧之色。至深秋,余蒿变黄,此蒿仍青,气稍芬芳。

6. 天麻 天麻味甘,性平,入肝经。功用息风,定惊。主治眩晕眼黑,头风头痛,肢体麻木,半身不遂,语言謇涩,小儿惊痫动风。天麻古称赤箭,为本草中的上品。《苏沈良方》中记载:天麻不仅可以治风,亦为神仙补理养生上药,除五芝之外,赤箭为第一。天麻与赤箭并非是两种药,赤箭即天麻苗,如鸢尾、牛膝之类,皆谓茎叶有所似,用则用根。

7. 稷米 稷米味甘,性平,入脾、胃经。功用和中益气,凉血解暑;主治热毒,解苦瓠毒。也可作为饭食,安中利胃益脾,凉血解暑。《苏沈良方》中记载:稷,亦称祭,又名穄子。《诗经》云:"维秬维秠,维穈维芑。"穈、芑皆黍属。以色为别,丹黍谓之穈。

8. 苏合香 苏合香味辛,性温,入肺、肝经。功用通窍,辟秽,开郁,豁痰;主治猝然昏倒,痰壅气厥,惊痫,温疟,心腹猝痛,疥癣,冻疮。《苏沈良方》中记载:苏合香,气烈者佳,其形皮薄,子如金色,按之则小,放之则起,良久不定,如虫动。如此则全非今用者,当精考之。今之苏合香,如坚木,赤色。

9. 熏陆香 熏陆香,即乳香,味辛苦,性温,归心、肝、脾经。功用调气活血,定痛,追毒。主治气血凝滞、心腹疼痛,痈疮肿毒,跌打损伤,痛经,产后瘀血刺痛。《苏沈良方》中记载:熏陆,即乳香也,本名熏陆。以其滴下如乳头者,谓之乳头香。镕塌在地上者,谓之塌香。如腊茶之有滴乳、白乳之品,并非各是一物。

(二) 本草鉴别

1. 橘皮与柚皮 橘皮,即陈皮,味辛苦,性温,归脾、肺经;功用理气,调中,燥湿,化痰;主治胸腹胀满,不思饮食,呕吐哕逆,咳嗽痰多,亦可解鱼、蟹毒。柚皮味辛甘苦,性温,归脾、肾、膀胱经;功用化痰,消食,下气,快膈;主治气郁胸闷,脘腹冷痛,食滞,咳喘,疝气。《苏沈良方》中转录《本草注》对橘皮与柚皮的论述:"橘皮味苦,柚皮味甘,此误也。柚皮极苦,不可向口。皮甘者乃柑耳。"

2. 鹿茸与麋茸 《苏沈良方》中记载:麋茸与鹿茸不同。按时间区分,冬至麋角解,夏至鹿角解,阴阳相反如此。麋茸利补阳,鹿茸利补阴。有人以刺麋鹿血以代茸,说茸就是血,这种说法是极其错误的。因含血之物,肉差易长,其次角难长,最后骨难长。故人自胚胎至成人,二十年骨髓方坚。惟鹿茸自生至坚,无两月之久,大者乃重二十余斤,其坚如石。生长神奇,无甚于此。能补骨血,坚阳道,强精髓,所以血不可相比。使用注意:茸无须太嫩,世称茄子茸,甚难得,但其功效低;坚者太老。长数寸破之,肌如朽木,茸端如玛瑙、红玉最佳。北方沙漠中有麋麙驼麙,极大而色苍,尻黄而无斑,亦鹿之类,角大有文,坚莹如玉,其茸亦可用。

3. 淡竹与苦竹 淡竹味甘淡,性寒,归心、肾二经;功用清心火,除烦热,利小便;主治热病口渴,心烦,小便赤涩,淋浊,口糜舌疮,牙龈肿痛。苦竹味苦甘、性寒;功用除烦,清热祛痰;主治发热,烦闷,咳嗽痰黄。《苏沈良方》中记载:除苦竹外,都称之淡竹,不应别有一品谓之淡竹。《本草》别疏淡竹为一物,此言有误。南人食笋有苦笋、淡笋,淡笋即淡竹。

4. 苍术与白术 苍术味辛苦,性温,归脾、胃、肝经;功用燥湿健脾,祛风散寒,明目;主治脘腹胀满,泄泻,水肿,脚气痿躄,风湿痹痛,风寒感冒,夜盲。白术味苦甘,性温;入脾、胃经;补脾,益胃,燥湿,和中,安胎;治脾胃气弱,不思饮食,倦怠少气,虚胀,泄泻,痰饮,水肿,黄疸,湿痹,小便不利,头晕,自汗,胎气不安。《苏沈良方》中记载:苍术生于黄州山中,价贱,服之可长生,亦可熏蚊子。白术生于舒州,茎叶与苍术相似,特花紫耳,价贵。其功效为和胃气,去游风。

5. 杜衡与细辛 杜衡味辛,性温,有小毒;功用疏风散寒,消痰利水,活血止痛;主治风寒感冒,痰饮喘咳,水肿,风寒湿痹,跌打损伤,头痛,齿痛,胃痛,疝气腹痛,瘰疬,肿毒,蛇咬伤。细辛味辛,性温,归肺、肾经;功用祛风,散寒,行水,开窍;主治风冷头痛,鼻渊,齿痛,痰饮咳逆,风湿痹痛。《苏沈良方》中记载:杜衡别名马蹄香,色黄白,拳局而脆,干则圆。细辛味极辛,嚼之如生椒,其辛更甚于椒,产于华山,极细而直,深紫色,与杜衡不同。《本草》云:细辛,水渍令直,是以杜衡伪之也。襄汉间又有一种细辛,极细而直,色黄白,乃是鬼督邮,非细辛也。

6. 甘草与黄药 甘草味甘,性平,归心、肺、脾、胃经;功用补脾益气,清热解毒,祛痰止咳,缓急止痛,调和诸药;主治脾胃虚弱,倦怠乏力,心悸气短,咳嗽痰多,脘腹、四肢挛急疼痛,痈肿疮毒,缓解药物毒性、烈性。黄药味甘、微苦,性凉;功用清热利湿,活血止痛,续骨;主治黄疸型肝炎,消化不良,急性结膜炎,骨折,跌打损伤。《苏沈良方》中记载:甘草枝叶悉如槐,高五六尺,叶端微尖而糙涩,似有白毛。实作角,生如相思角。四五角作一本生,熟则角拆。子如小扁豆,极坚,齿啮不破。黄药蔓延生,叶似荷,其味极苦,故谓之大苦,与甘草不同。

7. 地菘与火蓝 地菘味甘,性寒;主治吐血,咽喉肿塞,痰涎壅滞,风毒瘰疬,疔疮肿毒,蛔虫、蛲虫。《苏沈良方》中记载:地菘,别名天名精。其叶似松,又似名精。世人既不识天名精,又妄认地菘为火蓝。火蓝本草名蓝,即是猪膏莓。世间有单服火蓝法,乃是服地菘尔,不当服火蓝。

8. 玄精与绛石 《苏沈良方》中记载:太阴玄精,生解州盐泽大卤中(惟解州出者为正),沟渠土内得之。大者如杏叶,小者如鱼鳞,悉皆六角,端正似刻,正如龟甲。其裙袂小堕其前则下剡,其后则上剡,正如穿山甲,相掩之处,全是龟甲,更无异也。色绿而莹彻,叩之则直理而析,莹明如鉴。析处亦六角,如柳叶,火烧过则悉解,析薄如柳叶,片片相离,白如雪,平洁可爱,此乃禀积阴之气凝结,故皆六角。今天下所用玄精,乃绛州山中所出绛石尔,非玄精也。

9. 文蛤、魁蛤、海蛤 《苏沈良方》中记载:文蛤,即吴人所食花蛤。魁蛤,即车螯。海蛤今不识,其生时,但海岸泥沙中得之。大者如棋子,细者如油麻粒,或黄或赤相杂,盖非一类。乃诸蛤之房,为海水礲砺光莹,都非旧质。蛤之属,其类至多,房之坚久莹洁者皆可用,不适指一物,故通谓之海蛤耳。

10. 漏芦与飞廉 漏芦味苦咸,性寒,入胃、大肠经;功用清热解毒,消肿排脓,下乳,通筋脉;主治痈疽发背,乳房肿痛,乳汁不通,瘰疬恶疮,湿痹筋脉拘牵,骨节疼痛,热毒血痢,痔疮出血。飞廉味苦,性平;功用祛风,清热,利湿,凉血散瘀;主治风热感冒,头风眩晕,风热痹痛,皮肤刺痒,尿路感染,乳糜尿,尿血,带下,跌打瘀肿,疔疮肿毒,汤火伤。《苏沈良方》中记载:闽中所用漏芦,茎如油麻,高六七寸。秋深枯黑如漆,时用苗。飞廉,一名漏芦,苗似苦芙,根似牛蒡,绵头者是也,采时用根。方家所用漏芦,乃飞廉也。《本草》自有一条,正谓之漏芦。

11. 赭魁与禹余粮 赭魁又名薯茛,味苦,性凉,有小毒;功用活血止血,理气止痛,清热解毒;主治各种出血,月经不调,痛经,产后腹痛,脘腹胀痛,痧胀腹痛,热毒血痢等。禹余粮味甘涩,性平,归脾、胃、大肠经;功用涩肠止血;主治久泻久痢,妇人崩漏带下,痔漏。《苏沈良方》中记载:赭魁,南中极多,肤黑肌赤,似何首乌。切破,其中赤白理如槟榔,有赤汁如赭,可以染皮制靴,闽岭人谓之余粮。

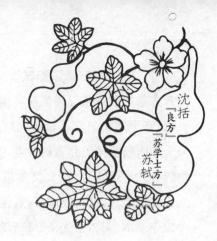

沈括『良方』『苏学士方』苏轼

第六章 五脏论治方

《苏沈良方》记录了苏轼和沈括二人对于中国古代传统医药学理论及方药的收集整理和创新应用，无论是用于研究宋代传统医药学的发展，还是用于研究苏轼和沈括二人在医药学的成就，又或者是作为今天中医药临床工作者的参考用书，都有重要的价值。然而由于书中内容并未注明出处，后人又多将苏沈之方混淆，以致书中各卷所包含之方错综混列，没有规律可循，使本书的医学学术思想难以精炼出来。今以十卷本《苏沈良方》为参考版本，以方剂学的视角，试分析出本书的整体理论架构以及方剂配伍规律，方便读者理解记忆及临证应用。

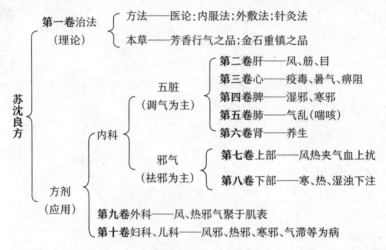

根据《苏沈良方》中所载方剂的主治病证及用药特点，可以将第二卷至第六卷的方剂按五脏病证进行归类。本章以五脏为纲，以病因、病机、病症为目，总结归纳《苏沈良方》中相关方剂。依据方中用药频率可以看出，方中多用芳香辛散之品，因芳香可以行气、可以祛湿、可以醒脾、亦可辟秽。本章所归纳的方剂以调气为主辅以理血，从气血入手以治疗脏腑病证。

一、治肝病方

肝为将军之官，五行属木，主要生理功能为主疏泄与主藏血。其在志为怒，在窍为目，在液为泪，在体合筋；其华在爪。根据肝"体阴用阳"的生理特性,方中用药主要分为调肝阳、养肝阴两类。肝血虚不能敛阳或肝阳过亢均可导致阳盛动风;肝血虚失于濡养则筋痿、挛痛、目疾。现将治肝病方分为平肝息风方、养肝柔筋方、清肝明目方三类。

《苏沈良方》中治疗肝病类方剂在用药组方上颇有特点:

注重附子及乌头的使用 附子与乌头均为辛热之品,药性相同,为补阳之常用药。古往今来,对肝病病机的认识最广泛的即为"阴虚阳亢",因为"肝为刚脏""喜条达、恶抑郁",肝之为病阳亢居多,久而久之肝阳虚就被大家所忽视了。《苏沈良方》治肝病类方共十六首,其中十一首用到了附子、白附子或乌头,而木香散中更是同时使用了附子、乌头两味药。由此可见,《苏沈良方》中治疗肝病运用辛热之药养肝阳的方法是值得深入探讨的。

注重"以形补形"方法的运用 《苏沈良方》中对"以形补形"方法的运用,也可以看做对食疗的探索。

治肝病方中,用到动物肝脏的有烧肝散、煮肝散,以羊肝为佳,猪肝次之;在四生散中还用到了猪肾。肝的功效为养血、补肝、明目;肾的功效为补肾疗虚、生津止渴。用肝、肾时配合葱、姜、盐为辅料,可驱除腥膻之味,改善口感。

注重血肉有情之品的使用 《苏沈良方》治肝病类方中用到了"血肉有情之品",如牛黄、麝香、全蝎、蝉蜕、蛇蜕、地龙,使用频率较高,起到了疏风散邪、滋阴止痛之功。

(一)平肝息风方

《黄帝内经》病机十九条云:"诸风掉眩,皆属于肝。"内风与肝关系极其密切。"诸"字在此为多数之意,并非所有的风都与肝有关。本节多数方剂与肝有关,亦有少数方剂与肝无关,因为风病故归于此类。四神丹以熟地黄、元参、当归、羌活四味药组成,可补虚益血,治疗血虚生风诸证;四味天麻煎方亦由四味药组成,此方的药物配伍极具特点,春季用天麻、夏季用乌头、秋季用地榆、冬季用元参,按四季气候及疾病特点随证易君,加减变化;烧肝散主治脾虚肝乘之腹泻;乌荆丸以川乌温里扶阳、荆芥穗入血分,以醋糊丸增强收涩之性,止肠风下血;沉香天麻煎丸以疏风活血之药为主,配合益气温阳之药,治风气不顺等;通关散治中风挛弛,以祛痰为先,适用于痰瘀阻络之证;地龙、谷精草、乳香三味研末名为诸风头痛方,烧烟鼻闻可治诸般头痛。

1. 四神丹 熟干地黄、玄参、当归、羌活各等分,捣为末,蜜和丸,梧桐子大。空心酒服,丸数随宜。药性中和,可常服。补虚益血,治风气,百病皆愈,亦名"草还丹"。

2. 四味天麻煎方 天麻、乌头、地榆、玄参(四味五两)。当去皮生用,治之方,捣乌头无复毒。以四时加减,春肝旺多风,故倍天麻;夏伏阴,故倍乌头;秋多利下,故倍地榆;冬伏阳,故倍玄参。此常服不独去病,乃保真延年。

3. 烧肝散 茵陈、犀角、石斛、柴胡、芍药、白术各半两,干姜、防风、桔梗、紫参、人参、胡椒、官桂(去皮)、白芜荑、吴茱萸各一两。上共十五味同为末,以羊肝一具,如无,即獾猪肝代之,分作三分,净去血脉脂膜,细切,用末五钱,葱白一茎,细切相和。以湿纸三五重裹之,掘地坑,纳以火烧,令香熟,早晨生姜汤嚼下。

治三十六种风,二十四般冷,五劳七伤,一切痢疾,脾胃久虚,不思饮食,四肢无力,起止甚难,小便赤涩,累年口疮,久医不瘥,但依此法服之必愈。大段冷劳,不过三服见效。

案:庐州刁参军,病泄痢日久,黑瘦如墨,万法不瘥。服此一二服,下墨汁遂安。

4. 乌荆丸 川乌一两(炮,去皮),荆芥穗二两。以醋糊丸,如桐子大,每服二十丸,酒或熟水下。有疾,食空时,日三四服;无疾,早晨一服。治风,疗肠风下血尤妙。

案:少府郭监丞,少病风,搴搐,颐颔宽弴不收,手承颔,然后能食,服此六七服即瘥,遂常服之。已五十余年,年七十余,强健,须发无白者。

5. 沉香天麻煎丸　五灵脂、附子、白术、赤小豆各一两,天麻半两,干蝎(炒)、羌活、防风各一两。上先以沉香二两,酒一升,煎为膏,无犯铁器,入药捣千下,为丸梧桐子大。空腹,荆芥汤或荆芥酒下二十丸,过五日加至三十丸。治风气不顺,骨痛,或生赤点隐疹,日久不治,则加冷痹,筋骨缓弱。秋夏宜荆芥汤,春冬宜荆芥酒。春末夏初喜生赤根白头疮,服之瘥。

6. 通关散　旌德乌头四两(破皮,旌德有芦头肌白者)、藁本、防风、当归、白芷、天南星、川芎、干姜、雄黄(细研)、桂各半两(并生,勿近火)。上为末,煨,葱酒下一字或半钱。瘫痪加牛黄、麝香,小儿减半,薄荷酒下。治诸中风伤寒。

案:市有一人,扶倚床而呼曰:昔日卧者,今能扶榻而行矣。药尽,愿少继之。伯氏又与十服,服讫能起。又一吏病疮而挛,逾岁月卧矣。伯氏与散二钱匕,为八服。吏谬以为一服,服已,僵眩呕吐,几困将殆。数日疮挛悉除,大瘥。中风挛弛,治之须先去痰,去已,乃用续命汤辈汗之,未乃用此为宜。盖风病多挟热,若未发散,便投乌头辈。或不相当也,更消息治之,必验。

7. 诸风头痛方　地龙、谷精草为末,同乳香火饼上燃,以纸筒笼烟,鼻闻之即瘥。

(二) 养肝柔筋方

肝主筋,筋得肝阳、肝血的濡养则柔韧,失于濡养则僵直抽搐。本部分归纳的六首方均为治疗偏风瘫痪、筋骨疾、筋脉抽掣疼痛等症。木香散药味较多,方中药物以散外邪、调气机、通血脉为主,主治偏风瘫痪、脚气等疾,属内外同治之方;左经丸以活血、通经脉为主,治手足不随、运动失常;伊祁丸中以全蝎为主要药物,主治寒凝血瘀、久瘀入络而致的手足指节疼痛、屈伸不利;煮肝散主治因外感风寒,邪气入里导致血虚失养,有去表邪、生血肉的功效;肝藏血,意识活动需受血之养,辰砂散既可治疗风邪诸痫,又可养肝血治狂言妄走、精神恍惚、魂魄不守等神志疾患;侧子散以息风养血药为主组成,治肝血虚生风之筋脉抽掣、疼痛不止及目赤痛等病症。

1. 木香散　羌活一两,麻黄(去节,水煮少时,去沫)二两,防风三分,木香、槟榔、附子(炮,去皮)、白术、川乌头(炮,去皮)、草豆蔻(和皮用)、陈橘皮(去瓤)、牛膝(酒浸一宿)、生杏仁(去皮尖)、当归(酒浸一宿)、人参、茯苓、甘草(炙)、川芎、官桂(不得见火)各半两。上十八味,锉如麻豆。每服一两,水一碗,姜七片,煎至一盏,去滓,得七分温服。治偏风瘫痪、脚气等疾。大肠不通,加大黄末,每服一钱,以老少加减。如久不通,加至三五钱不害。心腹胀,加葶苈并滑石末,每服各一钱,滑石汤送下。如上膈壅滞,痰嗽气急,加半夏、升麻、天门冬、知母末各二钱同煎,其药滓两合为一服,用水一碗半煎至一盏,服此药。

2. 左经丸　草乌(肉白者,生,去皮脐)、木鳖子(去壳,别研)、白胶香、五灵脂各三两半,当归一两,斑蝥(去翅足,少醋煮熟)一百个,共为末,用黑豆去皮,生杵粉一斤,醋煮糊为丸,如鸡头实大。每服一丸,酒磨下。治筋骨诸疾,手足不随,不能行步运动。筋骨疾,但不曾针灸伤筋络者,四五丸必效。

案1:一女子腕软不能行立已数年,生因游净因佛寺,与僧言,有一僧云能治,出囊中丸十枚,以四枚与生曰:服此可瘥。生如其言与服,女子遂能立。生再求药于院,僧曰非有爱也,欲留以自备。必欲之,须合一料。生与钱一千,辞不受,止留百钱,后数日得药,并余钱千余悉归之。同院僧佐其理药,乃剽得此方。

案2:嘉兴,有一里巷儿,年十余岁,两足不能行。以一丸分三服服之,尽四五丸遂能行。自此大为人所知,其效甚著。此药能通荣卫,导经络,专治心肾肝三经。服后小便少淋沥,乃其验也。

3. 伊祁丸　伊祁(头尾全者)、桃仁(生)、白附子、阿魏、桂心、白芷、安息香(用胡桃瓤研)各一两,没药三分(以前八物用童便五升、无灰酒二升,银器内熬令厚),乳香三分,当归、北漏芦、牛膝、芍药、地骨皮(去土)、威灵仙、羌活各一两。上为丸,如弹丸大,空心,暖酒化下一丸。胡楚望博士病风痓,手足指节皆如桃李,痛不可忍,服此悉愈。

4. 煮肝散　紫菀、桔梗、苍术、芍药各等分为末，每服四钱，羊肝半具，大竹刀切，勿犯水，勿令血散，入盐醋葱姜酒同煮熟。空腹食前，日三服。

案：谷熟尉宋钧伤寒病瘥后，双足但有骨，不能立，服此见其肉生，一两日间，乃复如旧。

5. 辰砂散　辰砂一两(须光明有墙壁者)、酸枣仁(微炒)、乳香(光莹者)各半两。治风邪诸痫，狂言妄走，精神恍惚，思虑迷乱，乍歌乍哭，饮食失常，疾发仆地，吐沫戴目，魂魄不守，医禁无验。上量所患人饮酒几何，先令恣饮沉醉，但勿令至吐。静室中服药讫，便安置床枕令睡。以前药都为一服，温酒一盏调之，顿服令尽。如素饮酒少人，但随量取醉。病浅人一两日，深者三五日，睡不觉，令家人潜伺之，觉即神魂定矣。慎不可惊触使觉，及他物惊动。一为惊寤，更不可治。上枢正肃吴公，少时病心，服一剂，三日方寤，遂瘥。

6. 侧子散　侧子(炮裂，去皮脐)、赤箭、漏芦、芎䓖、酸枣仁(微炒)、海桐皮各一两，桂心、五加皮、仙灵脾、牛膝、木香各三五钱，枳壳(麸皮炒，去瓤)半两。共为末，每服一钱，温酒调下，不计时候。治筋脉抽掣，疼痛不止。服此药，尤治目赤痛，屡用每验，盖攻治肝风，凡目赤皆主于风。

(三)清肝明目方

足厥阴之脉连目系，所以目与肝经最为密切，只有肝的精血循着肝经上注于目，才能使眼睛发挥正常的视觉功能。因情志郁结导致肝郁血滞，可用乌头煎丸明目除障；四生散所治目疾是由于肾风引起的，此病虽与肝无直接关系，但肝肾同源、精血互化，故将此方归于肝病类方。

1. 乌头煎丸　黑豆二两(小者)，川乌头一两(去皮)，青橘皮半两(去白，同乌头、黑豆为末，以水一升三合浸一宿，缓火煎成膏子)，甘菊花一两，牛膝、枸杞、川芎、荆芥穗、羌活、地龙(去土)、白蒺藜、当归、干薄荷各半两。为丸,如桐子大。每服二十丸,空心茶酒任下,蜜汤亦得。治风毒气攻眼,久成内外障,痛楚,胬肉赤脉等,病十年者皆可疗。

案:先君因失少女,感伤哭泣,忽目瞑不见物,治之逾月复明,因盛怒呵一罪人,目复瞑,逾年得此,服不尽一剂,目复如故。

附方:羌活、防风(酒浸一宿)、黄芪、木贼、附子(炮)、蝉壳、甘草、蛇蜕(一条,青竹炙)、荆芥穗、甘菊花、白蒺藜(去角)、旋覆花、石决明(泥裹,烧通赤,另研)。上等分,除附子、蛇蜕、决明,皆锉碎,新瓦上烙令燥,为散。每二钱,第二米泔煎熟调下。空心,日午、夜卧各一服。

案:予少感目疾逾年,人有以此方见遗,未暇为之。有中表兄许复常苦目昏,后已都瘥。问其所以瘥之由,云服此药,遂合服,未尽一剂而瘥,自是与人,莫不验。

2. 四生散 白附子、肾形沙苑蒺藜、羌活、黄芪等分,皆生为末,每服二钱,盐酒调下,空腹,猪肾中煨服尤善。治肾脏风,治眼,治癣。

案:予为河北察访使时,病赤目四十余日,黑睛旁黯赤成疮,昼夜痛楚,百疗不瘥。郎官邱革相见,问予病目如此,曾耳中痒否。若耳中痒,即是肾家风,有四生散疗肾风,每作二三服即瘥。闾里号为圣散子,予传其方,合服之,午时一服,临卧一服,目反大痛,至二鼓时乃能眠,及觉,目赤稍散,不复痛矣。更进三四服,遂平安如常。

二、治心病方

心为君主之官,其功能主要有两大方面:一为主血脉,二为藏神。心开窍于舌,与夏气相应(与暑气相通)。现将治心病方分为治时疫侵心方、治暑气犯心方、治心脉痹阻方三类。

《苏沈良方》中治疗心病类方剂在用药组方上的特点:

注重附子及乌头的使用 心主血脉,心之阳气充足可使心主血脉的功能正常发挥,若心阳虚鼓动无力则会出现胸痹、心痛。《苏沈良方》治心病类方中多次用到了附子或乌头振奋心阳。由此可见,《苏沈良方》中治疗心病将心阳不足作为主要病因予以治疗。

注重芳香行气之品的使用 《苏沈良方》治心病类方中用到了大量的"芳香行气之品",如厚朴、藿香、石菖蒲、麝香、苏合香、安息香、龙脑、沉香、丁香等,用以行气兼活血。心脉痹阻主要由于气滞、血瘀、痰阻,芳香可以行气(活血),芳香可以化湿(祛痰),所以《苏沈良方》治心病类方中"芳香行气之品"使用频率较高。

(一) 治时疫侵心方

叶天士《外感温热篇》中有:"温邪上受,首先犯肺,逆传心包。"时疫邪气侵袭,容易蒙蔽心窍、扰动心神,引发变证。本节将时疫之邪侵袭出现的病证归纳到治疗心病的方中。圣散子方药味较多,用解表散邪、开窍辟秽之法治疗时疾流行;木香丸扶正祛邪、正邪兼顾,治疗岚瘴、温疟、心腹胀满、风劳冷气;苏合香丸温通开窍,行气止痛;龙胆丸可解暴热、化痰凉膈,对咽喉肿痛、口舌生疮亦有很好的疗效。

1. **圣散子方** 草豆蔻、木猪苓、石菖蒲、高良姜、独活(去芦头)、附子(炮,去皮脐)、麻黄(去根)、厚朴、藁本、芍药、枳壳、柴胡、泽泻、白术、细辛、防风(去芦头)、藿香、半夏(姜汁制)、茯苓各半两,甘草(炙)一两。锉碎如麻豆大,每服五钱匕,水一钟半,煮取八分,去滓热服。余滓两服合为一服,重煎,空心服。主疾,治时疾流行,功效非一。

2. **木香丸** 鸡心槟榔、陈橘皮(去白)各二两,青木香、人参、厚朴、官桂、大附子、羌活、京三棱、独活、干姜(炮)、甘草(炙)、芎䓖、大黄、芍药各五钱,牵牛子一斤,肉豆蔻六枚。上十五味为末,瓷器盛之,密封。临服,用牵牛末二两、药末一两,同研令匀,蜜丸如桐子大。治瘴。治心腹胀满,一切风劳冷气,脐下刺痛,口吐清水白沫,痃癖气块,男子肾脏风毒攻刺四体,及阳毒脚气,目昏头痛,心间呕逆,及两胁坚满不消,卧时橘皮汤下三十丸,以利为度,此后每夜二十丸。女人血痢,下血刺痛,积年血块,胃口逆,手足心烦热,不思饮食,姜汤下三十丸,取利,每夜更服二十丸。小儿五岁以上,疳气腹胀气喘,空心温汤下五七丸,小者减丸数服。凡胸腹饱闷不消,脾泄不止,临卧温酒下取利。食毒,痈疽发背，山岚瘴气，才觉头痛，背膊拘紧，便宜服之，快利为度。常服可以不染瘴疾。凡瘴疾，皆因脾胃实热所致，常以凉药解膈上壅热，并以此药通利弥善。此丸本治岚瘴及温疟大效。

3. 苏合香丸　苏合香、白术、朱砂、沉香、诃子肉、丁香、木香、香附子、白檀香、乌犀屑、乳香、荜茇、安息香各一两、麝香、龙脑各半两。上为末，炼蜜丸，如鸡头实大。每服一丸，温酒嚼下，人参汤亦得。此方人家皆有，恐未知其神验耳。本出《广济方》，谓之白术丸，治肺痿、客忤、鬼气、传尸、伏连、殗殜等疾，卒得心痛，霍乱吐利，时气，诸疟，瘀血，月闭，痃癖，疔肿，惊痫，邪气狐媚，瘴疠等疾。

4. 龙胆丸　草龙胆、白矾(煅)各四两，天南星、半夏各二两半(水浸，切作片，用浆水、雪水各半，同煮三五沸，焙干，取各秤二两)。上为末，面糊为丸，梧桐子大，每服三十丸，腊茶清下，食后临卧服。解暴热，化痰凉膈，清头目。面糊须极稀，如浓浆可也。应痰壅膈热，头目昏重，服之顿清。岭南瘴毒，才觉意思昏闷，速服便解。咽喉肿痛，口舌生疮，凡上壅热涎诸证，悉可服。小儿尤良。

（二）治暑气犯心方

根据五行与五脏及季节的关系可知，若暑热内犯心营，心神被扰，可出现高热昏迷、不省人事等症。《苏沈良方》中对于治疗暑病的方剂记载不多，因暑与心关系密切，故将暑病归纳于心病之类。暑病为季节性常见病，所以治疗的方法及用药也相对简单。《苏沈良方》中用到的大蒜、干壁土均为常见之物，用法也十分简便，治疗暑病可作为参考。

1. 治暑暍逡巡闷绝不救者方　道上热土、大蒜。上略等多少，烂研，冷水和，去滓饮之。治暑暍逡巡，闷绝不救者。此方在徐州沛县城门上板书揭之，不知何人所施也。

2. 治暑伤肌肤多疮烂或因搔成疮者方　取干壁土揉细末敷之，随手即瘥。治暑伤肌肤，多疮烂或因搔成疮者。

(三) 治心脉痹阻方

心脏疾患是现今社会的常见病,主要表现为胸闷、心痛,主要病机为心失所养或心脉不通,因各种邪气侵袭引发,故本节以邪气为病因归纳相关方剂。枳壳汤以桔梗、枳壳为主要药物组成,在宣降同施基础上调气,治疗心中结满,胸胁痞塞;加减理中丸是在理中丸基础上加入枳实、茯苓,增强行气健脾之力,治疗心气痹阻之证;栀子汤用栀子、炮附、薤白,通利三焦,振奋心阳,治胸痹切痛;五积方以调气之药为主,辅以养血活血之品,主治胸痹切痛,胎死腹中;顺元散以乌头、附子、天南星、木香组成,治疗阴寒内盛、气血痹阻之胸痹心痛重症;紫金丹以矿石之药为主组成,用以破气,治疗气实心腹痛;四神散与紫金丹均可治疗气滞心痛,不同点在于四神散以补为主,在于养血活血散寒,以酒调下以助药力。

1. 枳壳汤　桔梗、枳壳各一两。上锉如米豆大,用水一升半煎减半,去滓,分二服。伤寒下早,则气上膨胸,世俗即谓之结胸,多更用巴豆粉、霜腻粉下之,下之十有八七死,此盖泻其下焦,下焦虚,则气愈上攻胸膈,多致不救。凡胸胀病,只可泻膈。若按之坚硬而痛,此是结胸。胸有水,须用大黄、甘遂辈下之,陷胸丸之类是也。若按之不甚硬,亦不痛,此名痞气,上虚气热鼓胀,只可用黄芩、黄连、大黄之类化之。尝有人患胸胀,已危困,作结胸痞气,皆不瘥,文大夫以此汤饮之,下黄水一升许,遂瘥。予得此法,用之如神。若是痞气,莫不应手而瘥。凡伤寒胸胀,勿问结胸痞气,但先投此药,若不瘥,然后别下药。缘此汤但行气下膈耳,无他损。又西晋崔行功方,伤寒或下或不下,心中结满,胸胁痞塞,气急厥逆欲绝,心胸高起,手不得近,二三日辄死,用泻心、大小陷胸汤皆不瘥,此当是下后虚逆气已不理,而毒复上攻,气毒相抟,结于胸中,气毒相激,故致此病。

附:加减理中丸

人参、白术、甘草(炙)各二两,干姜(炮)一两半,枳实十六片(麸炒或炙),茯苓二两。上为末,蜜丸如弹大,一丸不效,再服。予时用此,神速。下喉即接续，复与之。不过五六弹丸，胸中豁然矣。用药之速，未尝见此。渴者更加栝蒌二两，下痢者加牡蛎二两。

2. 栀子汤　栀子二两，炮附子一两。上每服三钱，水一大盏，薤白三寸，同煎至五分，温服。治胸痹切痛。

3. 五积方　苍术二十两，桔梗十两，陈皮六两，白芷三两，甘草三两，当归二两，川芎一两半，芍药、白茯苓、半夏各一两，麻黄（春夏二两，秋冬三两），干姜（春夏一两半，秋冬二两），肉桂（春夏三两，秋冬四两），厚朴二两（姜汁炙），枳壳四两。上前十五味为粗末，分作六服，大锅内缓火炒令微赤香熟，即不可过焦。取出，以净纸藉板床上，令冷，入后三物和之，和气。每服三钱，加姜枣煎至六分，去滓服。主治胸痹切痛，胎死腹中，伤寒手足逆冷，虚汗不止，脉沉细。面青呕逆，加顺元散一钱，同煎热服。伤寒发热，胁内寒者，加葱三寸、豉七粒同煎，相继两三服，当以汗解。

4. 顺元散　乌头二两，附子（炮）、天南星（炮）各一两，木香半两。此散能温里外，但内外感寒，脉迟细沉伏，手足冷，毛发恂栗，伤寒里证之类，大啜三两杯。当手足温或汗乃愈。今世名医多用此散治气，极效。调诸气，通血络，无出此药。亦谓之沈氏五积散。

5. 紫金丹　硫黄、针沙并三钱，铁粉五钱，腻粉十五钱。四味炒为末，粟米饭丸如弹子大，乳香汤下一丸。气实，服一丸半至二丸。

6. 四神散　当归、芍药、川芎各一两，干姜（炮）半两。上为散剂，每服二钱，暖酒调下。治血气心腹痛。

三、治脾病方

脾为仓廪之官，其特性为喜燥恶湿，其功能为主运化、主统血、主升清。脾处中焦，为气机升降之枢纽。脾胃病变易引起中焦气机失常，出现胀闷不适、呕吐、腹泻。现将治脾病方分为治脾虚泄泻方、治脾胃失调方、治诸邪犯脾方三类。

治脾病方特点如下：

注重姜的使用 《苏沈良方》治脾病类方共二十首,其中十一首用到了姜,包括干姜、生姜、姜汁、高良姜。在健脾散中同时用到了干姜和生姜;在木香散、进食散和桂香散三方中生姜与高良姜同时使用。脾喜温恶寒,先天禀赋不足、后天过食生冷皆可引起脾阳虚。《苏沈良方》中治疗脾病重视运用辛温之药温脾阳,此种方法是值得借鉴的。

注重茶的使用 《苏沈良方》中针对脾病引起腹泻的治疗共有七首方,方剂组成中含有茶的有三首,所占比例较高,可以看做对药食同源药物的探索。治脾病方中用到茶的有香姜散、治泻痢方、茶方。茶性苦寒,可以清上降下、利水。用茶治疗腹泻,主要取其利小便、实大便之功。

注重盐的使用 《苏沈良方》中治脾病类方中有三首方用到了盐。盐味咸,性寒,入胃、肾、大肠、小肠经。盐的功效为补心润燥、泻热通便、解毒引吐、滋阴凉血、消肿止痛、止痒。《苏沈良方》中使用盐的方剂均为治疗吐泻伤津,由此可以推断,对于盐的使用与今时用盐缓解水电解质平衡作用相同。

谨慎使用"虎狼药" 《苏沈良方》治脾病类方中用到了乌头、硇砂、白矾、巴豆、麝香、漆。这些药物均属药性峻猛的中药,若单独使用应注意用法用量,而在方中通过配伍可佐制药物的毒性,所以不用担心对患者身体的毒副作用。

(一)治脾虚泄泻方

脾虚最容易出现腹泻的症状。金液丹治疗久病气虚引起的吐利,以收涩解毒滋养为主;健脾散治疗因脾阳虚、阴寒内盛引起的泄泻,药物组成以温里为主;香姜散治疗寒热错杂引起的腹泻,病证以寒邪为主,配合黄连因黄连为"止利之要药";神圣香茸散主治湿热互结、阻滞气机引发的霍乱吐泻、转筋腹痛;暴下方以车前子为主要药物,运用"利小便、实大便"之法治疗暴下不止;治泻痢方用肉豆蔻、乳香二药温散寒邪,治疗里寒腹泻;茶方以生姜、茶同煮治疗腹泻,可作为日常治疗腹泻的备用方。

1. 金液丹 硫黄十两,精莹者,研碎入罐子,及八分为度,勿大满。石龙芮两握(又云狗蹄草一握),水鉴草两握(稻田中生,一茎四花,如田字,亦名水田草,独茎生),以黄土一掬,同捣为泥,只用益母草井泥捣亦得。上固济药罐子,约厚半寸。置平地,以瓦片覆罐口。四面炭五斤拥定,以熟火一斤自上燃之。候罐子九分赤,口缝有碧焰,急退火,以润灰三斗覆至冷,剖罐取药。削去沉底滓浊,准前再煅。通五煅为足,药如熟鸡卵气(急用可三煅止),并取罐,埋润地一夜。又以水煮半日,取药,柳木槌研,顿滴水候扬之无滓,更研令干。每药一两,用蒸饼一两,汤释化,同捣丸之,暴干。金液丹旧方,主病甚多,大体治气羸。凡久疾虚困,久吐利不瘥,老人脏秘,伤寒脉微阴厥之类,皆气羸所致,服此多瘥。大人数十丸至百丸,小儿以意裁度多少,皆粥饮下。羸甚者化灌之。小儿久吐利垂困,药乳皆不入,委顿待尽者,并与数十丸,往往自死得生,少与即无益。予亲见小儿吐利极,已气绝,弃之在地,知其不救,试漫与服之,复活者数人。

2. 健脾散 乌头(炮)三分,厚朴(姜炙)、甘草(炙)、干姜(炮)各一分。上服一钱,水三合,生姜二片,煎至二合,热服,并二服止。治脾胃虚泄泻极验,治老人脏泄尤效。

3. 香姜散 生姜四两,黄连一两。上锉碎如豆大,一处慢火炒,令姜干脆深赤色,去姜,取黄连为细末。治久患脾泄泻。服一钱,空腹,腊茶清下,不过二服瘥。

4. 神圣香茸散 香茸穗一两半,新厚朴二两,川黄连二两,白扁豆(焙)一两。上先用姜汁四两,一处杵黄连、厚朴二味令细,炒成黑色,入香茸、扁豆二味,都为末。治胃气霍乱吐泻,转筋腹痛,亦治胃气小腹切痛。每服五钱,水一盏,酒一盏,共煎至一盏,入瓷瓶内,蜡纸封,沉入井底,候极冷,一并服二服,濒死者亦生。

5. 暴下方 车前子一味为末,米饮下二钱匕。治暴下甚效。本方可利水道而不动气,水道利则清浊分,谷脏自止矣。

6. 治泻痢方 肉豆蔻刳作瓮子,入通明乳香少许,复以末塞之,不尽即用面和少许,裹豆蔻煨熟,焦黄为度。三物皆研末,仍以茶末对烹之。

7. 茶方 生姜和皮切碎如粟米,用一大盏并草茶相对煎服。治泻痢腹痛。

(二)治脾胃失调方

"六腑以通为用。"脾、胃位居中焦,为气机升降枢纽,气机不通则脾胃失调,腑气不畅,或气滞、或气逆。硇砂煎丸运用大量芳香行气之品调理胃肠之气,治疗食积及引产后败血下行;桂丸方与硇砂煎丸组成相似,故功效相近,主治产后痢;黑神丸治疗疝气血瘕、产后痢;神保丸中运用巴豆、干蝎、白矾等"以毒攻毒"治疗血痢脏毒;治腹中气块方以大黄、荜茇、麝香为组成,治寒热错杂,腹中气块,药力峻猛,应中病即止、不能久服。

1. 硇砂煎丸 硇砂一两(拣通明无石者,别研,令如粉),舶上茴香一两(略炒),当归一两(无灰酒浸一宿,去芦丫,薄切片子,焙),金铃子三两(洗过切破,四两无灰酒浸一宿,候软,以刀子削下瓢,去皮核不用),肉苁蓉一两(无灰酒浸一宿,薄切作片子,干),穿心巴戟一两(无灰酒浸一宿,去心用),天雄一两(无灰酒煮五七百沸,候软,刮去皮),槟榔一两,木香、沉香、黑附子各一两,阿魏半两(米醋磨成膏,入诸药)。上细末,以无灰酒煮,白面糊丸如梧桐子大。每服三十丸,空心,日午温酒下。治一切积滞,化气消食,补益真气,产后痢。产后逐败血、补虚损至善。

附:桂丸方

硇砂(研)、肉桂、甘遂、丁香、木香、芫花(醋炒)、焦巴豆(去心皮,不去油)。上各等分,捣,治面糊为丸,小绿豆大。每服二丸、三丸,温水下,加减更量虚实。主治产后痢。

2. 黑神丸 漆六两(半生,半用重汤煮一半日,令香),神曲四两,茴香四两,木香、椒红、丁香各半两,槟榔四个。制丸如弹丸大,取茴香末十二两铺盖阴地,荫干,候外干,并茴香收器中,极干乃去茴香。肾余育肠,膀胱疝癖,七疝下坠,五膈血崩,产后诸血,漏下赤白,并丸分四服,死胎一丸,皆无灰酒下。难产,炒葵子四十九枚,捣碎,酒煎下一丸。诸疾不过三服,元气十服,膈气癥癖五服,血瘕三丸,当瘥。

3. 神保丸 木香一分,胡椒一分,巴豆十枚(去皮心,研),干蝎一枚。上汤什蒸饼,丸麻子大,朱砂为衣,每服三丸。心膈痛,柿蒂汤下,或灯心同柿蒂汤下;腹痛,柿蒂煨姜汤下;血痛,炒姜醋小便下;小便不通,灯心汤下;血痢脏毒,楮叶汤下。肺气甚者,白矾、蚌粉各三分,黄丹一分,同研为散,煎桑白皮糯米饮,调下三钱。若小喘,止用桑皮糯饮下;肾气胁下痛,茴香酒下;大便不通,蜜汤调槟榔末一钱同下;气噎,木香汤下;宿食不消,茶酒浆饮任下。

4. 治腹中气块方 大黄、莝荑等分(皆生)。上蜜丸,桐子大,麝香水下二三十丸,空心服,日三。治寒热错杂,腹中气块。

案:贵州守李承议得岚瘴,夫妇儿女数人相继而死,有二子归岭北,皆病腹中有块如瓜,瘦苦欲死。陈应之与此方服,及三十服,气块皆消。

(三) 治诸邪犯脾方

脾为后天之本,主运化水谷。饮食不节,则直接伤及脾胃。本节收录方剂主治由邪气犯脾引起的病症。七枣散以乌头为主药治疗脾寒疟疾;木香散以辛温之品治疗冷利滑泻日久不愈;进食散以温阳理气之药组成,治疗脾胃虚冷,不思饮食;诃子丸是在理中丸基础上化裁而来,温补脾胃、消食化气;椒朴丸以汉椒、厚朴、茴香组成,面糊为丸,治脾胃虚冷;桂香散温脾,治冷泻及妇人中焦虚寒引起的月经不调;褐丸功以调和脾胃,消气进食,止泻去积;治消渴方治果实酒过度,虚热在脾。

1. 七枣散 川乌头大者一个,炮良久,移一处再炮,凡七处炮满,去皮脐,为细末,都作一服。用大枣七个,生姜十片,葱白七寸,水一碗,同煎至一盏。疾发前,先食枣,次温服,只一服瘥。治脾寒疟疾。

案:元祐二年,两浙疟疾盛作,常州李使君举家病疟甚久,万端医禁不效,常时至效,万服亦不止。过客传此方,一家服之,皆一服瘥。又长兴贾耘老传一方,与此方同。只乌头不炮,却用沸汤泡,以物盖之,候温更炮。满十四遍,去皮,切,焙干,依上法作一服。耘老云:施此药三十年,治千余人,皆一服瘥。

2. 木香散　木香、破故纸、高良姜、砂仁、厚朴(姜汁炙)各三分,赤芍药、陈橘红、肉桂、白术各半两,胡椒、吴茱萸(汤洗去黑水)各一分,肉豆蔻四枚,槟榔一个。上为散,每服三钱,不经水猪肝四两许,去筋膜,批为薄片,重重掺药,置一鼎中,入浆水一碗,醋一茶脚许,盖覆,煮肝熟,入盐一钱,葱白三茎细切,生姜弹子许捶碎,同煮水欲尽。空心为一服,冷食之。初服微泻不妨,此是逐下冷气,少时自止。经年冷利滑泻,只是一服。渴即饮粥汤下,忌生冷油腻物。如不能食冷物,即添少浆水暖服。治脏腑冷极及久冷伤惫,口疮下泄,谷米不化,饮食无味,肌肉瘦悴,心多嗔恚,妇人产后虚冷下泄,一切水泻冷痢。

3. 进食散　青皮、陈皮(去瓤)各一分,草豆蔻三个,炙甘草一分,诃子(去核,煨)五个,高良姜(薄切,炒)一分,川乌头(炮,去皮脐)一个,肉桂一分(去外皮)。上每服一钱,水一中盏,生姜二片,煎至七分,食空时服。此卢州李潜方。治脾胃虚冷,不思食,及久病人脾虚,全不食者,只一二服,便顿能食。

4. 诃子丸　诃子皮二两(洗),炮木香、白豆蔻、槟榔、桂、人参、干姜、茯苓各二两,牵牛子(略炒)一两,炙甘草一两。上酒煮面糊为丸,梧桐子大,每服十五丸至二十丸。功用消食化气。如有气疾发动,吃食过多,筑心满闷,烂嚼,茶酒任下。

5. 椒朴丸　汉椒(去目)、厚朴(去粗皮,锉)、茴香、青盐(淘去沙土,取净)。上各二两,以水二升煮令干,焙炼,捣为末,面糊丸梧桐子大。治脾胃虚冷,岁久不思饮食,或发虚肿,或日渐羸瘦,四肢衰倦,吐利无节。应脾虚候状,皆可服食。每服三四十丸,空心,米饮下及盐汤下。病深者,日三服。

案:予中表许君,病脾逾年,通身黄肿,不能起,全不嗜食,其甥为本道转运使,日遣良医治之,都不效。有傅主簿传此方,服十许日渐安。

自尔常服,肌肤充硕,嗜饮美食,兼人面色红润。年六十余,日行数十里,强力如少年。

6. 桂香散 高良姜(锉,炒香熟)、草豆蔻(去壳,炒)、甘草、白术、砂仁、厚朴(去粗皮,锉)各一两,青橘皮(去瓤,炒黄)、诃子肉各半两,肉桂一分,生姜一两(切),枣肉一两(切,二味同厚朴一处,用水一碗煮令干,同杵为团,焙干用)。上同为末。每服二钱,入盐少许,沸汤点,空心服。治脾胃虚弱;温脾,治冷泻尤妙,并妇人脾血久冷。

7. 褐丸 乌头(炮,去皮)、桂、香附子(微炒)、干姜(炮)、陈橘皮(微炒)。先用川巴豆取肉,麻油内慢火煎,自旦及午,候巴豆如皂子色即止,净拭,冷水中浸两日,日再换水,又拭干,研如油极细,须研一日方可用。以铁匙刮出,薄摊新瓦上,如一重纸厚,候一复时,以铁匙刮下,再研极细。每巴豆霜一两,即诸药各五两,为细末,水调成膏,与巴豆同研千万匝,再用绢罗过,更研令匀。陈米一升半,为细末,水调成膏,直候微酸臭,即煮为硬糊,细研令无块硬处,乃与众药一处为丸,如绿豆大,每服五七丸,随汤使下。可消食化气止泻,治腹中诸冷疾。此只是食药,然食药方至多,无如此方者,能和脾胃,消气进食,止泻去积。凡食物壅隘,服之即消。应腹中不平脾胃诸疾,服之莫不康泰。

8. 治消渴方 取麝香当门子,以酒濡之,作十许丸,取枳枸子为汤饮之。治果实酒过度,虚热在脾,症见日饮水数斗,食倍常而数溺。

四、治肺病方

肺为相傅之官,其功能为主气司呼吸,主宣降,朝百脉、主治节。肺通调水道,其母为脾,其子为肾。治肺方有九,特点如下:

注重姜的使用 《苏沈良方》治肺病类方共九首,其中六首用到了姜,包括生姜和干姜,以生姜为主。结合相关方剂的主治病证,可以推断姜在此主要起到温肺化饮之功。《金匮要略》云:"病痰饮者,当以温药和之。"《苏沈良方》中治疗肺病重视运用辛温之药如生姜、附子、陈皮等温肺化饮,此种方法是值得借鉴的。

注重调气药的使用 《苏沈良方》中对肺病的治疗重视调气药的使用,如茴香、木香、苏合香、麝香、安息香等芳香行气;紫苏、杏仁宣降并用;紫苏、乌梅散收同施。《素问·六微旨大论》云:"出入废则神机化灭,升降息则气立孤危。故非出入,则无以生长壮老已;非升降,则无以生长化收藏。是以升降出入,无器不有。"治肺病方中用到调气药及调气法,可以恢复肺的正常功能。

注重补脾药的使用 《苏沈良方》中治肺病除了直接治肺还十分注重调脾气、健脾。基本治肺病方中均可见到人参、茯苓、山药、木香、甘草。在五行关系中土能生金,在方剂治法中有"培土生金"法治疗脾虚肺病。《苏沈良方》中使用益气健脾药治疗肺病直接印证了书中方剂"培土生金"的配伍特色。

治肺九方,分为治气滞方和治气逆方。

(一) 治气滞方

邪气克肺或久病肺虚均可导致肺气不通,而肺气不通则宣发肃降失常,可用行气之品治疗,如九宝散治积年肺气,无碍丸治肺气不通、水气泛溢。

1. 九宝散 大腹并皮、肉桂、炙甘草、干紫苏、杏仁(去皮尖)、桑根白皮各一两,麻黄(去根)、陈皮(炒)、干薄荷各三两。上捣为粗末,每服十钱匕,用水一大盏,童便半盏,乌梅二个,姜钱五片,同煎至一中盏,滤去滓,食后临卧服。治积年肺气。凡服此药,须久乃效。

2. 无碍丸 大腹(炙)二两,蓬莪术、三棱(湿纸裹,煨熟)各一两,木香(面裹,煨熟)五钱,槟榔(生)一分。上为末,炒麦蘖捣粉为糊,丸如梧桐子大。服二三十丸,生姜汤下。治肺气不通,水气泛溢。

(二) 治气逆方

肺病最主要的症状为喘咳。喘由肺气上逆导致,治疗以降气为主,并根据产生气逆的原因加入化痰、健脾之药。压气散用温阳健脾益气法止逆定喘;经效阿胶丸滋阴止咳,养血止血;羌活散温里行气止咳逆;治肺喘方用蒲颓一味为末,治疗喘证日久不愈;朱砂膏镇志安神,解热止咳;半夏汤治疗痰阻气逆引发的喘咳病证;白雪丸治痰壅胸膈。

1. 压气散 木香、人参、白茯苓、藿香、枳壳、陈橘皮、甘草(炙)各等分,附子(炮)。上服一大钱,煎紫苏木瓜生姜汤,再入银盏,重汤煎五七沸,通口服。止逆定喘,治疏取多后,气乏控上膈者。

2. 经效阿胶丸 阿胶(锉碎,微炒)、卷柏(去尘土)、干山药、生干地黄(熟者不用)、鸡苏、大蓟(独根者最佳,日影干)、五味子各一两(净),柏子仁(别研)、茯苓、人参、百部、远志(去心)、麦门冬、防风各半两(净)。上十四味,捣罗为末,炼蜜丸如弹子大。不拘时候,浓煎小麦并麦门冬,嚼下半丸,加至一丸。若觉气虚,空心不用服。治嗽,并嗽血、唾血。

3. 羌活散 羌活、附子(炮)、茴香(微炒)各半两,木香、干姜(炮)各枣许。水一盏,盐一捻,煎一二十沸。每服二钱,热服。止咳逆。

4. 治肺喘方 蒲颓一物为末,每服二钱,水煎,或温水调下,发时服。有人患喘三十年者,服之皆愈。疾甚者,服后胸上生小瘾疹痒者,其疾即瘥。一方用人参等份服。

5. 朱砂膏 朱砂一两(别研细),金末一分(用箔子研),牛黄、麝香、生脑子、硼砂各半两,生犀、玳瑁、珍珠末各一两(蚌末不可用),琥珀(别研)、羚羊角各半两,苏合香(用油和药亦可)、铁液粉各一分,安息香半两(酒蒸,去沙石,别研入药),新罗人参一两,远志(去心)、茯苓各半两,甘草一两(微炙,参以下四味同捣)。上都为细末,拌和,炼蜜,破苏合油,剂诸药为小锭子,更以金箔裹,瓷器内密封。镇志安神,解热及损嗽血等疾。

6. 半夏汤 齐州半夏七枚(炮裂,四破之),皂角(去皮,炙)寸半,甘草一寸,生姜两指大。上同以水一碗,煮去半,顿服。治急下涎。

案:沈兴宗待制,常病痰喘,不能卧,人扶而坐数日矣。客有见之者曰:"我曾如此,得药一服瘥。"以千缗酬之,谓之千缗汤,可试为之。兴宗得汤,一啜而愈。

7. 白雪丸 天南星(炮)、乌头(炮,去皮)、白附子(生)、半夏(洗)各一两,滑石(研)、石膏、龙脑、麝香(研)各一分。上稀面糊为丸,极稀为妙,如绿豆大,每服三十丸,姜腊茶或薄荷茶下,食后服为佳。治痰壅胸膈,嘈逆,及头目昏眩,困倦,头目胀痛。

五、治肾病方

肾的主要生理功能是主藏精,促进生长发育和生殖,主水,主纳气。由于肾藏先天之精,为脏腑阴阳之本、生命之源,故称肾为"先天之本"。肾主骨、生髓、通于脑,齿为骨之余,其华在发,开窍于耳及二阴。《苏沈良方》治肾病之方极少,调肾治法较多。因肾为先天之本、生命之根,故养生益寿皆宜调肾。调肾之法参见第四章 医理医论之养生法。

1. 何首乌散 何首乌(水浸一日,切,厚半寸,黑豆水拌匀令湿,何首乌重重相间,蒸豆烂,去豆,阴干)、仙灵脾叶、牛膝(以上各酒浸一宿)、乌头(水浸七日,入盐二两半,炒黄色)各半斤。

上每服二钱,酒下或粥饮调下,日三服,空心食前,久患者半月效。治脚气流痑,头目昏重,肢节痛,手足冷,重热拘挛,浮肿麻痹,目生黑花。

2. 丹砂 光明辰砂、甘草、远志、槟榔、诃黎勒皮、紫桂肉。每日食上服一丸,每日三食服三丸,非顿服三丸。无所不主。尤补心,益精血,愈痰疾,壮筋骨,久服不死。

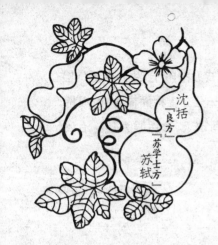

沈括『良方』『苏学士方』苏轼

第七章

邪气为病方

《苏沈良方》所载内容涉及中医内、外、妇、儿、五官等各科。本书第六章以五脏为纲,将相关方剂做出整理。后几卷多为各科杂病,今以邪气为纲进行归类,以方便读者查阅。

一、治风证方

《素问·风论》曰:"风者,百病之长也。"风为阳邪,善行数变,所以风邪侵袭病症表现较为复杂。按病位不同有内风、外风之分,其中内风主要责之于肝(见第六章五脏论治方之治肝病方),而本节归纳《苏沈良方》治疗外风的方剂。

(一) 治风在肌肤方

小朱散外用治疗风疹瘙痒;疗风毒瘰疬方养血活血,治疗风毒瘰疬;治癫方运用内服外灸之法治疗头面四体风疮肿痒。《苏沈良方》中治疗风证主用风药多配合滋养疏散之品;疗肌肤病证可内外同治;治风在肌肤还需注意药后调护。

1. 小朱散 成块赤土(有砂石者不可用)、当归各等分。上冷酒调下二钱,日三服,兼用涂药。护火草(大叶者,又名景天)、生姜(和皮不洗)等分研,盐量多少,涂摩痒处。如遍身瘾疹,涂发甚处,余处自消。治瘾疹久不瘥,每发先心腹痛,痰哕麻痹,筋脉不仁。

2. 疗风毒瘰疬方 皂角三十枚(火烧十枚,涂酥炙去皮十枚,水浸,捶,去滓),何首乌四十粒,干薄荷四两,精羊肉半斤,玄参四两。以皂角水煮肉令烂,细研和药为丸梧桐子大。每服二十丸,空心温酒下,薄荷汤亦得。疗风毒瘰疬。

案:伯父吏部病瘰疬,百疗不瘥,得此乃愈。梁氏老妪,颔下有疮如垂囊,服此药,囊日消。至于都平闽僧嘉履病瘰疬,服之半月皆愈,此皆予目击。

3. 治癫方 苦胡麻半升(别捣),天麻二两,乳香三分。荆芥、腊茶下三钱。忌盐、酒、房事、动风物一百二十日。服半月后,两腰眼灸十四壮。治癫,头面四体风疮肿痒多汁。

(二) 治小儿病风方

小儿为"纯阳之体",病邪易从阳而化,故小儿易见惊风。用药以清热开窍息风为主。黑神丸治小儿急惊、慢惊风。青金丹治小儿诸风、诸疳、诸痢。

1. 黑神丸 腻粉一钱半,黑土、白面、芦荟(炙)各一钱,麝香、龙脑、牛黄、青黛、使君子(去壳,面裹煨熟)各五分。面糊丸梧桐子大,每服半丸,薄荷汤研下。要利,即服一丸。治小儿急惊、慢惊风,极效,垂死儿一服即瘥。

2. 青金丹 青黛三分(研),雄黄(研)、胡黄连各二分,朱砂(研)、腻粉、熊胆(温水化)、白附子、芦荟(研)各一分,麝香半分(研),蟾酥、水银各皂子大,铅霜、龙脑各一字。同入乳钵内,再研令匀,用獖猪胆一枚,取汁,熬过,浸蒸饼少许为丸,黄米大,曝干,一岁可服二丸,量儿大小增之。治小儿诸风、诸疳、诸痢。

惊风诸痫,先以一丸温水化,滴鼻中令嚏。戴目者当自下,瘈疭亦定,更用薄荷汤下;诸疳,粥饮下;变蒸寒热,薄荷汤化下;诸泻痢,米饮下;疳蛔咬心,苦楝子煎汤下。鼻下赤烂,口齿疳虫口疮等,乳汁研涂。病疳眼雀目,白羊子肝子一枚,竹批开,纳药肝中,以麻缕缠,米泔煮令熟,空腹服。乳母当忌毒鱼大蒜、鸡鸭猪肉。此丸疗小儿诸疳至良。予目见小儿病疳瘠尽,但粗有气,服此或下虫数合,无不即瘥而肥壮无疾,几能再生小儿也。

二、治寒证方

寒为阴邪,主收引凝滞,"不通则痛",病症以疼痛拘挛为主,治疗以温里补虚、散寒通络为主。《苏沈良方》中治疗寒证用药以温里药为主,多以热酒送服。二姜散以二姜温里散寒,为防病药格拒加猪胆汁十数滴,治小肠气,寒凝气滞疼痛;三物散温里收涩,治血痢;治疮疥方以酒送服川乌、大豆,治肢体拘挛;肉桂散以温中补虚为主,治疗产后众疾,血气崩运;小黑膏治小儿伤寒风痫;茱萸丸以温中补虚药组成,治疗腹中冷痛、呕吐清水。

1. **二姜散** 高良姜、干姜等分(炮八分,留二分)。上一大钱,用续随子,去皮,细研,纸裹出油,取白霜,入一字,将热酒一盏,入猪胆汁十数滴同调,一服瘥。治小肠气,寒凝气滞疼痛。

2. **三物散** 胡黄连、乌梅肉、灶下土等分为末,腊茶清调下,食前空腹温服。治血痢。

3. **治疮疥方** 川乌一两(每个四破之),大豆一两半。上同入砂瓶内煮极烂,每服一片,豆少许,空腹酒下。予兄之子病疮,遍体拘挛,立不可卧,卧不可起,服此即瘥。治疮疥甚者。

4. **肉桂散** 黑豆二两(炒熟,去皮),肉桂、当归(酒浸)、芍药、干姜(炮)、干地黄、甘草、蒲黄(纸包,炒)各一两。上温酒调下二钱,日三服,疾甚者三服,无疾二服,七日止。治产后众疾,血气崩运,肿满发狂,泻痢寒热等,唯吐而泻者难瘥。

5. **小黑膏** 天南星一枚(大者,烧通赤,入小瓶内,湿纸密口,令火灭,取割之,中心存白处如皂角子大为度,须烧数枚,择其中度者可用),乌头一枚,薄荷一握,玄参五钱。各为末,蜜和葱白汤下豆许,频服。治小儿伤寒风痫。筋缓急,加乳香同葱白煎汤下。润州傅医专卖此药,累千金。予家小儿伤风发热,与二三丸令小睡,及寤则已凉矣。

6. **茱萸丸** 茱萸三分(瓦上出油),胡椒、人参、当归各五钱,甘草半两(一半生,一半纸裹五七重,醋浸令透,火内慢煨干,又浸如此七遍),半夏一两(用姜四两研汁,入砂罐子内,同姜汁井水煮,候破,看存二分白心,取半夏研为膏子),白矾半两(炒干存性,一分)。上为末,半夏膏丸,如稍硬,添姜汁,丸如梧桐子大。每服七丸,桑柳条各三十茎,上等银器内煎汤吞下,日三服。忌诸毒物,惟可食油猪胰脾软饭。治年深膈气翻胃,饮食之物至晚皆吐出,悉皆生存不化,膈上常有痰涎,时时呕血,胸中多酸水,吐清水无时,夜吐辄至晚,日渐羸瘦,腹中痛楚,时复冷滑,或即闭结。

三、治水湿证方

湿属阴邪,性质重浊而黏腻,能困阻气机。湿邪犯表,则令人头重身困;湿热蕴结肌肤,则生疮疡痈癣;若湿滞经络,流注关节,则关节酸重疼痛;若湿流下焦,则小便混浊、不利,大便溏泄,甚至妇人带下黏稠腥秽等。《苏沈良方》中治疗水湿为患以利水渗湿药为主,用鱼汤利水,用外洗法治疗疮癣,用行气活血药调理气机。

(一)治水湿肿满方

水湿内停需利水渗湿,如逐气散以商陆、黄颡鱼、绿豆利水;水气肿满方以商陆、赤小豆、鲫鱼治水气肿满;治瘰疬方用鲫鱼、和皮巴豆利水治瘰疬。

1. 逐气散 白商陆根(去粗皮,薄切,阴干或晒干)为末,黄颡鱼三尾,大蒜三瓣,绿豆一合,水一升,同煮,以豆烂为度。先食豆,饮汁送下,又以汁下药末二钱。治水气,水化为气内消。

案:省郎王申病水气,四体悉满,不能坐卧,夜倚壁而立,服一剂顿愈。

2. 水气肿满方 生商陆切作豆大,赤小豆如商陆之数,鲫鱼三尾、去肠存鳞。上二物,实鱼腹中,取线缚之,水三升,缓煮,赤豆烂,取去鱼,只取二物,空腹食之,以鱼汁送下,不汗则利,即瘥。甚者,过二日再为之,不过三剂。治水气肿满。

3. 治瘰疬方 鲫鱼长三寸者,去肠,以和皮巴豆填满腹,麻皮缠,以一束秆草烧烟尽,研,粳米粥丸绿豆大,粟饮下一丸,未利,加一丸,以利为度。治瘰疬。每日以此为准,常令小利,尽剂乃安,甚者破者效尤速。忌猪肉、动风物。

（二）治湿蕴肌肤方

湿蕴肌肤多出现阴疮痛癣，用祛湿解毒之药治疗。《苏沈良方》中用外涂的方法，且忌辛散发物。治年久里外臁疮不瘥方治里外臁疮年久不愈合；治阴疮痒痛出水方治阴疮痒痛出水；治癣方用决明子加少许水银粉为散治癣。

1. 治年久里外臁疮不瘥方 槟榔半两，干猪粪（烧存性）半两，龙骨一分，水银粉少许。上三味为细末，入水银粉研匀，先以盐汤洗疮，熟绢裹干，以生油调药如膏贴疮，三日一易，三五易定瘥。忌无鳞鱼鲊、热面。治年久里外臁疮不瘥者。

2. 治阴疮痒痛出水方 腊茶、五倍子等分，腻粉少许。上先以浆水葱椒煎汤洗，后傅之，未瘥，再为之。治阴疮痒痛出水，久不瘥。

3. 治癣方 决明子为末，加少水银粉同为散。先以物擦破癣，上以散敷之。久患用之即瘥。

（三）治湿阻气机方

湿阻气机，使气机升降无能，出现胸脘痞闷、小便短涩、大便溏而不爽等症状，用药以行气利水为主。樗根散用樗根皮、枳壳、炙甘草治水泻；登州孙医白膏治疗外伤善消肿；治小儿脐久不干赤肿出脓及清水方，补血活血，治小儿脐久不干，伤口溃后不敛。

1. 樗根散 樗根皮一两，枳壳半两，炙甘草一分。上粥饮下二钱，食前一服止。治水泻，里急后重，数走圊。

2. 登州孙医白膏 柳白皮半两（揩洗，阴干），白腊四钱，黄丹二钱，胡粉二两，油（生四两，熟三两八钱），商陆根三分。上先熟油，入柳皮候变色，去滓，入药搅良久，下此药，尤善消肿及坠击所伤。

3. 治小儿脐久不干赤肿出脓及清水方 当归焙干为末，研细，着脐中，频用自瘥。治小儿脐久不干，赤肿出脓及清水。

四、清热方

热邪为六淫之一。人体遭受热邪后可出现热象、伤阴、动风、动血并引起发热、口渴喜冷饮、大便干、小便黄、烦躁、苔黄、舌质红、脉数；热甚时可出现抽搐、痉挛一类风动或出血等症；热极为毒，易导致疔疮痈肿等皮肤病症。治热证当用寒药，《苏沈良方》中用黄连、黄芩、石膏、黄柏、熊胆、淡竹叶、滑石等清热，且注重药后调护，如忌热面、鲊、葵、秽臭、五辛，鸡、鱼、猪、马、驴肉，生冷黏滑，入房，恚怒，大忧愁，大劳，大寒热。

（一）治火热炎目方

邪热上攻，易引发眼疾，治疗以清热明目为主。《苏沈良方》中用黄连、黄芩、石膏、黄柏、熊胆、淡竹叶、滑石等清热，用草决明、菊花、石决明、车前子等明目退翳。还睛神明酒用酒浸黄连、石决明、草决明、生姜、石膏等，治翳证眼疾；点眼熊胆膏通过大量的清热明目药，治疗瘀肉睑烂、目赤风痒。

1. 还睛神明酒　黄连（三两）、石决明、草决明、生姜、石膏、蕤仁、黄硝石、山茱萸、当归、黄芩、沙参、车前子、淡竹叶、朴硝、甘草、芍药、柏子仁、川乌头、泽泻、桂心、荠子、地肤子、桃仁（去皮尖，双仁者）、防风、辛夷、人参、川芎、白芷、细辛、瞿麦各三两，龙脑三钱，丁香半两，珠子（生）廿五颗。上㕮咀，绢囊盛，用好酒五斗，瓮中浸之，春秋十四日，夏七日，冬二十一日。治翳证眼疾。食后服半合，勿使醉吐。稍稍增之，百日后，目明如旧。忌热面、鲊、葵、秽臭、五辛，鸡、鱼、猪、马、驴肉，生冷黏滑，入房，恚怒，大忧愁，大劳，大寒热，悉慎之。

2. 点眼熊胆膏　古钱二十一枚（完用），菊花一两，黄连、郁金、黄柏各二两（以上，菊花揉碎，黄连以下三物细锉，用水二升，银石器中慢火熬至一升，新布滤去滓，入后药），铅丹、玄精石、井泉石、龙骨、不灰木、芜荑（去皮）、蕤仁（去壳）、代赭各半两，滑石、乌鲗鱼骨（去坚处）各一两(以上细研成膏粉,入蜜六两,并前药汁和匀,银器内重汤煮六时辰,再以新绵绞,滤去渣,入后药)、硼砂、麒麟竭、没药、青盐、铜青各半两,川牙硝一两,乳香一分,麝香、龙脑、水银粉各二钱,熊胆半个,雄雀粪七粒,硇砂一钱五分。上并细研,罗过,再研如面,入前膏内,再用重汤煮如稀饧,如要为丸,即更熬可丸,即丸如梧桐子大,每用一丸,水化,并以铜箸点两眦。治目疾殊圣。久患瘀肉睑烂诸疾,点此无不瘥者。暴目赤风痒,只点三两次即瘥。有人瘀肉满眼,用此亦消尽,清明如未病时。熬药须用银器,皆用上品药,洗濯拣择极细,方有效。

(二) 治热在胃肠方

湿热伤及脾胃,致使传化失常,可形成胃肠积热。积热在胃,出现胃热口疮、牙痛口臭;湿热下迫大肠,泻下急迫,热在肠中,故粪色黄褐而臭,肛门灼热生疮。《苏沈良方》中治疗之法以利湿、泄热、利小便为主。槐花散化胃膈热涎,治膈热生痰,热吐;绿云膏以黄柏、螺子黛研末,治口疮;麦煎散疗骨热、口臭、肌热盗汗极效;四神散体现治痢之法"宜食酸苦,忌甘咸";治肠痔下血方以冷卧水中之法治肠痔下血;治小便不通方煎萱草根浓汁调下琥珀粉,利小便,治疗痔疮肠肿。

1. 槐花散 皂角(去皮,烧烟绝)、白矾(熬沸定)、槐花(炒黄黑色)、甘草(炙)各等分。上为末,每服二钱,白汤调下。治膈热生痰,热吐。此药能化胃膈热涎,有殊效。

2. 绿云膏 黄柏半两,螺子黛二钱。上同研如碧绿色,临卧,置舌根下一字,咽津无妨,迟明瘥。治口疮。凡口疮不可失睡,一夜失睡,口疮顿增。

3. 麦煎散 鳖甲(醋炙)、大黄(湿纸裹,煨熟)、常山、柴胡、赤茯苓、当归(酒浸一宿)、干生漆、白术、石膏、干生地黄各一两,甘草(炙)半两。上为末,每服二钱,小麦五十粒,水一盏,煎至六分,食后卧时温服。治少男室女骨蒸,妇人血风攻疰,四肢心胸烦壅。有虚汗,加麻黄根一两。此黄州吴判官方。疗骨热,黄瘦口臭,肌热盗汗极效。

4. 四神散　干姜、黄连、当归、黄柏（皆炒）等分。上为末，乌梅一个，煎汤调下二大钱，水泻等分，赤痢加黄柏，白痢加姜，后重肠痛加黄连，腹中痛加当归，并空心食前服。大凡泄痢宜食酸苦，忌甘咸。盖酸收苦坚，甘缓咸濡，不可不知也。

5. 治肠痔下血方　用市河中水，每遇更衣罢，便冷沃之，久沃为佳，久患者皆瘥。无河水，井水亦可。治肠痔下血，如注水者，不瘥者。

6. 治小便不通方　琥珀研成粉，每服二钱，煎萱草根浓汁调下，空心服。治小便不通。

案：予友人曾小肠秘甚成淋，每旋只一二滴，痛楚至甚，用恶药逐之，皆不通。王郇公与此药，一服遂通。人有病痔肠肿，因不能尿，候如淋疾，他药不能通，惟此法可治。

（三）治热毒蕴肤方

火热毒邪蕴结皮肤肌肉，导致以皮肉生疮、疖、痈、疡、发疽，溃烂流脓，或皮肤焮肿疼痛，口渴、便秘等为常见症的证候。"热者寒之"，《苏沈良方》中治疗之法以清热解毒为主，内服、外用均有，且注重药后调护，值得借鉴。疔肿毒痈疽方，草乌头外用疔肿毒痈疽；云母膏药味较多，不仅可以治疗皮肤疾患，还可治疗肠痈、肾痈、虫兽咬伤；地骨皮散以一味地骨皮治恶疮；火府丹治下疰脚疮；治痈疮疡久不合方，以露蜂房、蛇蜕皮、乱发各烧灰治久病痈疮不愈；治痈疽方，以忍冬嫩苗、生甘草组成，治痈疽；小还丹以峻猛之药通腑泻浊，治背疽痈疖，一切脓肿；柞叶汤治发疽，脓血未成者自消，脓血已成者自大便而下。

1. 疔肿毒痈疽方　草乌头屑水调，鸡羽扫肿上，有疮者先以膏药贴定，无令药着疮。疔肿毒痈疽，未溃令消，已溃令速愈。人有病疮肿甚者，涂之，坐中便见皮皱，稍稍而消。

2. 云母膏　云母（光明者，薄揭，先煮）、硝石（研）、甘草各四两，槐枝、柏叶（近道者不堪）、柳枝、桑白皮各二两，陈橘皮一两，桔梗、防风、桂心、苍术、菖蒲、黄芩、高良姜、柴胡、厚朴、人参、芍药、椒子、龙脑、白芷、白及、白蔹、黄芪、芎䓖、茯苓、夜合花、附子(炮)各半两(以上㕮咀，次煎)，盐花、松脂、当归、木香、麒麟竭、没药、麝香、乳香各半两(以上为末)，黄丹十四两(罗)，水银二两，大麻油六斤。上先炼油令香，下云母，良久投附子，以上候药焦黄，住火令冷，以绵滤去滓，始下末，皆须缓火，常以柳木篦搅，勿停手，滤毕再入铛中，进火，下盐花至黄丹，急搅，须臾色变，稍益火煎之，膏色凝黑，少取滴水上，凝结不粘手，即下火。先炙一瓷器令热，倾药在内，候如人体温，以绢袋子盛水银，手弹在膏上如针头大，以蜡纸封合，勿令风干。

发背，先以败蒲二斤，水三升煮三五沸，如人体温，将洗疮帛拭干，贴药。又以药一两分三服，温酒下，未成脓者即瘥，更不作疮。瘰疬骨疽，毒穿至骨者，用药一两分三服，温酒下，甚者即下恶物，兼外贴。肠痛，以药半两分五服，甘草汤下。未成脓者当时消，已有脓者随药下脓，脓出后，每日酒下五丸，梧桐子大，脓止即住服。风眼，贴两太阳。肾痛并伤折，痛不可忍者，酒下半两，老少更以意加减，五日一服取尽，外贴包裹，当时止痛。箭头在肉者外贴，每日食少烂绿豆，箭头自出。虎豹所伤，先以甘草汤洗，后贴，每日一换，不过三贴。蛇狗伤，生油下十丸，梧桐子大，仍外贴。难产三日不生者，温酒下一分便下。血晕欲死，以姜汁和小便半升，温酒下十丸，梧桐子大，死者复生。胎死在腹，以榆白汤下半两便生。小肠气，茴香汤下一分，每日一服。血气，当归酒下一分，每日一服。中毒，温酒洗汗袜汁，每日一服，吐泻出恶物为度。一切痈疽疮疖虫豸所伤，并外贴，忌羊肉。

3. 地骨皮散 地骨皮一物，先刮取浮皮，别收之，次取浮皮下腻白粉为细散，其白粉下坚赤皮，细锉，与浮皮处为粗末，粗末细散各贮之。治恶疮。每用粗皮一合许，煎浓汁，乘热洗疮，直候药汤冷，以软帛裹干，乃用细散敷之。每日洗贴一次，以瘥为期。

4. 火府丹 甘遂(肥实连珠者)一两(薄切，疏布囊盛)，芎䓖一分(锉如豆大)。上以纸笼大者香炉，令至密不漏烟，顶留一窍，悬甘遂囊于窍间，其下烧芎䓖一块，令烟入，遂欲过。再更燃一块芎䓖尽，取甘遂为末。三十岁以上气盛者，满三钱，虚者平二钱半，羯羊肾一对批开，匀分药末在内,净麻皮缠定,炭火炙熟,勿令焦。临卧烂嚼,温酒下,随人酒量,能饮一斗者,可饮五升也,以高物支起双脚,一服即瘥。治下疰脚疮。

5. 治痈疮疡久不合方 露蜂房、蛇蜕皮、乱发各烧灰,每味取一钱匕,酒调服,治痈疮疡久不合。

6. 治痈疽方 忍冬嫩苗一握,生甘草半两。忍冬烂研,同甘草入酒一斤半,沙瓶中塞口煮两食顷,温服。治痈疽。

7. 小还丹 腻粉、水银、硫黄各一分(同研),大巴豆肉十四个。上将巴豆单覆排铫底,以三物按上巴豆令平,以瓷器盏盖之,四面湿纸,勿令气泄,炭火四面缓缓烧,时于冷水中蘸铫底,少时又烧,频蘸为善,其盏上底内滴水一点如大豆,干则再滴,以三滴干为度,候冷,研陈米饮丸作二十三丸。每服一丸,熟水吞下,疏下恶物,以白粥补之。治背疽、痈疖、一切脓肿。

案:予族父藏此方,未易与人,吴中人往往知此药,莫能得真方,一丸活一人,曾无失者,才取下,即时不痛,其疮亦干。

8. 柞叶汤 柞木叶(干)四两,干荷叶四两,萱草根(干)一两,甘草节一两,地榆一两。上细锉,每服半两,水二碗煎去半,分二服,早晚一服,二服滓并煎作一服。治发疽。有脓血者自安;脓血在内者自大肠下;未成者自消。忌一切毒物。

(四) 治小儿热证方

小儿因阳气充足,生长迅速,所患疾病以热证居多。小儿热病可因外邪侵袭,入里化热。《苏沈良方》中治疗之法以清热解毒为主,配合扶正养阴,且有毒之品皆外用。桔梗散以四君子汤为基础方加入疏散外邪之药,治小儿风热及伤寒时气,疮疹发热等;辰砂丸以辰砂、粉霜、腻粉、生龙脑为组成,治小儿惊热、多涎痰、疟痫、惊痫等疾;治小儿豌豆疮方治疗小儿豌豆疮;麝香散与治小儿走马疳方组方相似,外用均治小儿走马疳,唇齿疮烂;牛黄煎治小儿诸疳诸痫;吴婆散治小儿疳泻不止;寒水石散治小儿因惊导致的心气不行,郁而生涎;治小儿热嗽方以马牙硝、白矾、黄丹组成,治小儿热嗽;治小儿疳肥疮多生头上方以生甘草洗疮后外涂石录、白芷,治小儿疳肥疮及耳疮等;头痛硫黄丸以硫黄、硝石为组成,治头风、头痛;治鼻衄不可止欲绝者方以茅花浓煎,刺蓟散以大蓟根、相思子冷服,均治鼻衄。

1. **桔梗散** 桔梗、细辛、人参、白术、瓜蒌根、甘草、白茯苓、川芎,各等分为末,服二钱,水一盏,姜一片,薄荷二叶同煎。治小儿风热及伤寒时气,疮疹发热等。三岁以下儿作四五服,五岁以上分二服。予家常作此药,凡小儿发热,不问伤寒风热,先与此散数服,往往辄愈,兼服小黑膏尤善。

2. **辰砂丸** 辰砂、粉霜、腻粉各一分,生龙脑一钱。上软糯米饭为丸绿豆大,一岁一丸,甘草汤下,大人七丸。治小儿惊热、多涎痰、疟、久痢、吐乳、午后发热、惊痫等疾。

3. **治小儿豌豆疮方** 浮萍阴干,每服一二钱,随儿大小,以羊子肝半个入盏子内,以杖子刺碎烂,投水半合,绞取肝汁调下,食后服。治小儿豌豆疮,入目痛楚,恐伤目。不甚者一服瘥,已伤目者十服瘥。

4. **麝香散** 黄连(末)三钱,铜绿、麝香各一钱,水银一钱(煮枣肉一枚同研)。漱口净,以药敷疮上,兰香叶覆之。内蚀为坎者,一敷即生肉。治小儿走马疳,牙龈腐烂,恶血口臭,牙齿脱落。

5. **治小儿走马疳方** 砒霜、粉霜(二味先研极细),石灰(罗过,研)。等分相合,左右转研多千下,当极细如面。每以鸡翎掭少许扫疮上,其疮即干。慎勿多用,恐入腹中,有大毒,慎之。治小儿走马疳,唇齿疮烂,逡巡狼狈,用此即瘥。

6. **牛黄煎** 大蚵蚾一枚(去皮、骨、腹、胃,炙为末,以无灰酒一盏、獭猪胆一枚同熬成膏),诃子(炮)、使君子、胡黄连、蝉壳(不洗)、墨石子、芦荟、芜荑、熊胆、朱砂、夜明砂、雄黄各一分(研),木香、肉豆蔻(春夏各半分,秋冬各一分),牛黄二钱,麝香一钱,龙脑五分。为丸如麻子大,饮下五七丸。治小儿诸疳诸痢,食伤气胀,体羸头大,头发作穗,壮热不食,多困,齿烂鼻疮,丁奚潮热等疾。惊疳,金银薄荷汤下;肝疳腹胀,

109

桃仁茴香汤下;痀虫,东引石榴苦楝根汤下。五岁以上十丸。此药尤治痀痢,协热而痢者不可服。

7. 吴婆散 黄柏(蜜炙)、黄连(微炒)、桃根白皮各一分,木香、厚朴(姜汁炙)、丁香、槟榔各一钱,芜荑(去皮)一分,没石子一钱半,楝根白皮半分。上为末,每服一字,三岁以上半钱,五六岁一钱,用紫苏木瓜米饮调下,乳食前,一日三服。治小儿痀泻不止,日夜遍数不记,渐渐羸瘦,众药不效者。

8. 寒水石散 寒水石、滑石(水研如泔,扬去粗者,存细者,沥干更研,无声乃止)各三两,生甘草粉一两。量儿大小,热月冷水下,寒月温水下。凡被惊及心热不可安卧,皆与一服,加龙脑更良。治小儿之病,多因惊则心气不行,郁而生涎,逆为大疾,宜服常行小肠,去心热,儿自少惊,亦不成疾。

9. 治小儿热嗽方 马牙硝、白矾各半斤,黄丹一分。同研入合子固济,火烧令红,覆润地一夜,再研,加龙脑半钱,甘草汤下一字或半钱。治小儿热嗽。

10. 治小儿痀肥疮多生头上方 石录、白芷等分。以生甘草洗疮,敷药一日愈。治小儿痀肥疮多生头上,淫浸久不瘥,及耳疮等悉主之。

11. 头痛硫黄丸 硫黄二两(细研),硝石一两。上水丸,指头大,空心,腊茶嚼下。治头风、头痛。暑暍懵冒者,冰冷水服下,咽即豁然清爽。伤冷,以沸艾汤下。

12. 治鼻衄不可止欲绝者方 茅花(无以根代),每服一大把,锉,水二碗,煎浓汁一碗,分二服。治鼻衄不可止,欲绝者。

13. 刺蓟散 大蓟根一两,相思子半两。上每服一钱,水一盏,煎七分,去滓,放冷服。治鼻衄。

五、调气方

《黄帝内经》指出:"百病生于气。"意为多种疾病的发生,是因为体内气机失调。"百病生于气"的"气",是指气机失调。人体的正常生命活动有赖于气机升降出入之正常,一旦气机失调,即可发病。《苏沈良方》中治疗气机失调的方剂可分为治气滞不通方和治气机逆乱方。

(一) 治气滞不通方

气滞于脾则食少纳差,胀满疼痛;气滞于肝则肝气横逆,胁痛易怒;气滞于肺则肺气不清,发为喘咳;气滞于经络则该经循行路线相关部位疼痛或运动障碍。

偏头痛方以生萝菔汁注鼻中,治偏头痛;胡芦巴散治气攻头痛;川楝散以川楝子、巴豆为组成,治小肠气,下元闭塞不通;仓卒散方寒热并用,治小肠气;弓弦散又名失笑散,善治妇人血气不通;治发疮疹不透方以人齿为末,乳香汤调服,治疗邪气郁阻,发疮疹不透;乌头散以乌头、川楝子、槟榔、木香为末,主治小儿气滞;小朱砂丸治小儿惊积,镇心化涎。

1. **偏头痛方**　生萝菔汁一蚬壳,仰卧注鼻中,左痛注右,右痛注左,或两鼻皆注亦可。治偏头痛。数十年患,皆一注而愈。

2. **胡芦巴散**　胡芦巴(微炒)、三棱(锉,醋浸一宿,炒干)各一两,干姜一分(炮)。上为末,每服二钱,温生姜汤或酒调下。治气攻头痛。尤利妇人。

3. **川楝散**　川楝子一两(和皮,切四片),巴豆一两(并壳,捶令碎)。同和匀,入铫内,炒令紫色,取出,去巴豆,只取川楝子,净刷为末,每服一钱。先炒茴香,秤一钱令香,用酒一盏冲,更煎三五沸,去滓,调川楝子末,连进二服,得下泄立瘥。治小肠气,下元闭塞不通。

4. **仓卒散方**　山栀子四十九枚(烧半过),附子一枚(炮)。上每服二钱,酒一小盏,煎至七分,入盐一捻,温服,治小肠气。症见:脾肾气挛急,极痛不可屈伸,腹中冷,重如石,痛不可忍,白汗如泻,手足冰冷,久不瘥,卧欲死。

5. **弓弦散**　五灵脂、蒲黄等分,上二钱,先用酽醋一合,熬药成膏，以水一小盏，煎至七分，热呷。治小肠气断。此又名失笑散，疗妇人血气尤验。

6. 治发疮疹不透方 人牙齿三五枚，炙令黄，为末，乳香汤调下。烧过温酒下亦可，服讫片时，疮便透。治发疮疹不透，畜伏危困者。

7. 乌头散 乌头三两(炮，去皮)，川楝子一两半，槟榔、木香各一两。为末，每服二钱，水一盏煎至七分，盐一捻，温服。主治小儿气滞，如疝气等。

8. 小朱砂丸 朱砂一分，巴豆三十粒(去皮膜，出尽油)，半夏(汤洗七遍，为末，炒)二钱，杏仁五枚(炮，去皮尖)。面糊丸如绿豆大，二岁一丸，荆芥薄荷汤下，三岁二丸，五岁三丸。治小儿惊积，镇心化涎。如惊伏在内，即行尽，仍旧药出；如无惊，药更不下。

(二) 治气机逆乱方

在人体内，气的基本运动形式为升降出入。气的运动具有一定的规律性，升已而降，降已而升，升降相因，动态平衡，是维持正常生理活动所必须的条件。气的升降，是由各脏腑的功能活动共同完成并协调一致的。如果脏腑受到损伤，功能紊乱，则气的升降运动就会失去原有的规律，从而出现气机升降出入失常的改变，在此称为气机逆乱。《苏沈良方》中主要表现为呕吐与腹泻。紫粉丸以醋浸针砂止吐；软红丸以辰砂、信砒、巴豆、胭脂止吐；酒磨丸以五灵脂、狗胆汁和丸，治吐逆；芍药散以赤芍为主药加入左金丸，取调气和血之法治痢；田季散以硫黄、水银研末，酒姜汁送服，治胃反呕吐日久不愈及小儿惊吐；妙香丸治小儿胸中烦及虚积、吐逆。

1. 紫粉丸 针砂，醋浸一宿，辟去醋，便带醋炒，候炒至铫子红色无烟乃止。候冷，细研，更用醋团火烧洞赤，取起候冷，再研极细，糊丸如梧桐子大，每服四十丸，粥饮下。服讫，更啜一盏许粥，已不吐。如未定，再服决定。小儿小丸之，随儿大小与此药，极神异。吐有多端，《良方》中有数法，皆累验者，可参用之。

2. 软红丸 辰砂五钱,信砒半钱强,巴豆七个(取霜),胭脂一钱。上熔蜡少许,入油一二滴,和药为剂,以油单裹之,大人如绿豆,小儿如芥子,浓煎槐花甘草汤,放温,下一丸,忌热食半时久。此药疗人吐,只一服,常与人一丸,偶两人病,分与两人服,两人皆止。

3. 酒磨丸 五灵脂,狗胆汁和丸,如鸡头大,每服一丸,煎热生姜酒磨化,再汤令极热。先煮温粥半升,持在手,令病人乘药热顿饮,便以粥送下。治吐逆,粥药不下者。

4. 芍药散 茱萸(炒)半两,黄连(炒)、赤芍药各一两。上三味,水煎服。治痢。

5. 田季散 好硫黄半两(细研),水银一分(与硫黄再研无星)。同研如黑煤色,每服三钱,生姜四两取汁,酒一盏同姜汁煎熟,调药空心服,衣被盖覆,当自足指间汗出,迤逦遍身,汗出即瘥。治久患翻胃及小儿惊吐,诸吐并医。

6. 妙香丸 辰砂一两,牛黄、生龙脑、麝香各一分,金箔十四片,粉霜一钱,腻粉一钱,蜡二两,巴豆一百二十个(肥大者)。丸如弹子丸,量虚实加减,龙脑浆水下,夜半后服。治小儿虚中积,潮热寒热,心腹胀满痛疼者。脏虚即以龙脑米饮下,每服三丸,如小豆大,药势缓,即按令扁。疾坚者加至十丸,皆以针刺作数孔,以行药力。小儿取积,丸如绿豆,治小儿吐逆尤效。此药最下胸中烦及虚积。

六、理血方

在《苏沈良方》中,血病以血虚、血瘀为主,治则以养血活血为主,并配合理气行气之品。柴胡汤主治瘰疬,服药后忌一切鱼面及房事;朱贲琥珀散以补血活血之法,治妇人血风劳;大黄散以疏通之法治产后血晕、伤折内损及妇人血瘕血痕。

1. 柴胡汤 柴胡、荆芥穗、秦艽、知母、当归、官桂、藿香、甘松、败龟(醋炙)、川乌头(炮)、地骨皮、白胶香、白芍药各半两,京芎一两,芐根(湿秤)二两(切碎)。上件药并净洗晒干,捣为粗末。治瘰疬。每服二钱,水一盏,入姜三片,大枣一个,同煎七分,去滓服,早午食后夜睡各一服,三服滓并煎作一服吃。忌一切鱼面等毒,仍忌房事。不善忌口及诸事者,服此药无验。

2. 朱贲琥珀散 琥珀、没药、木香、当归、芍药、白芷、羌活、干地黄、延胡索、川芎各半两,土瓜根、牡丹皮、白术、桂各一两。为末,每服二钱,水一盏煎至七分,益酒三分,复煎少时,并滓热服,重疾数服则知效。治妇人血风劳。

3. 大黄散 羊胫炭(烧赤,酒淬十过)五两,大黄(小便浸七日,日一易,湿纸裹煨,切焙)、巴豆肉(浆水煮黄色,焙)各三两半,大铜钱(重半两者,烧赤,米醋淬为粉,新水飞过,取细者)二两一分。和研一日,每服半钱,当归一分,小便煎浓,稍温调下。治产后血晕及伤折内损,妇人血癥血瘕。

产后血晕百病,且当逐血者,至甚乃服。口噤者挖开灌下,候识人,更一服。累经生产,有血积癥癖块及败血风劳寒热诸疾,当下如烂猪肝片,永无他疾。坠击内损,当归酒下一字。医潘步坠下折胁,当折处陷入肌中,痛不可忍,服此药如神,以手自内拓之,筋骨遂平。

七、疗虚证方

人体正气不足,气血精津液亏损,脏腑功能衰退所表现的证候为虚证。"虚者补之",《苏沈良方》中治疗虚证以补为主。治内瘴眼方以补津血、利小便之法治内瘴眼疾;疗久疮方以猪骨髓、腻粉,疗久疮;"妇人以血为本",泽兰散以气血双补的八珍汤为主方,加入攻补兼施之药,可治妇人产乳百疾;治疮疹欲发及已发而陷伏方以猪血、龙脑,温酒调下,可发疮疹。

1. 治内瘴眼方 熟地黄、麦门冬、车前子,细捣,罗,蜜丸,如梧桐子大。每服,温酒、熟水任下,治久患内瘴眼有效。

2. 疗久疮方 猪筒骨中髓,以腻粉和为剂,复纳骨中,泥裹,火煨香熟,出,先以温盐水浴疮,乃敷之。疗久疮。

3. 泽兰散　泽兰(嫩叶)九分,石膏八分(研),当归、赤芍药、川芎(微炒)、炙甘草、白芜荑各七分,生干地黄六分,肉桂五分,厚朴(姜炙)、桔梗、吴茱萸(炒)、卷柏(并根)、防风、白茯苓、柏子仁、细辛各四分,人参、白术(米泔浸一宿,切,麸炒黄色)、白芷(炒)、藁本、椒红、干姜(炒)、乌头(炮)、黄芪、五味子各三分,白薇、丹参、阿胶(炒干)各二分。上为细末,空心,热酒调下一钱。治妇人产乳百疾,安胎调气,产后血晕,衄血血积,虚劳无子,有子即堕,难产,子死腹中,胎衣不下,妇人血注,遍身生疮,经候不调,赤白带下,乳生恶核,咳嗽寒热,气攻四肢,处女任脉不调等。常服益血,美饮食,使人安健有子。

4. 治疮疹欲发及已发而陷伏方　猪血(腊月取瓶盛,挂风处令干),取半枣大,加龙脑大豆许,温酒调下。治疮疹欲发及已发而陷伏者,皆宜速治,不速,毒入脏,必致困,宜服此。潘医加绿豆、英粉、半枣块同研,病微有即消,甚则疮发亦愈。

案:予家小女子病伤寒,但腹痛甚,昼夜号呼,手足厥冷,渐加昏困,形症极恶时,倒发疮子。予疑甚,为医以药伏之,先不畜此药,急就屠家买少生血,时盛暑,血至已败恶,无可奈何,多以龙脑香和灌之,一服遂得少睡,须臾一身皆疮点乃安,不尔几至不救。

八、治不内外因方

《苏沈良方》中所载方剂,除了驱邪、补虚、调气血的方剂外,疗跌打损伤、治骨鲠及祛虫的方剂归纳到治不内外因方。疗寸白虫方以锡沙、芜荑、槟榔、石榴根为组成,疗寸白虫;续骨丸用续筋接骨药为主组成,治骨折、牙痛;神授散以当归、铅粉、硼砂同研,浓煎苏枋汁调下,治伤折内外损;治鼻衄方以河阳石炭心为末,止血;治骨鲠或竹木签刺喉中不下方以鮫鱼胆,酒煎化温啜,治骨鲠或竹木签刺喉中不下;治诸鲠方以木炭皮为细末,粥饮调下,治诸鲠。

1. 疗寸白虫方　锡沙(作银泥者,即以黄丹代油)和梧桐子大,芜荑、槟榔二物等分为散。上煎石榴根浓汁半升,下散三钱,丸五枚,中夜服,旦日下。疗寸白虫。

2. 续骨丸 腊月猪脂五两,蜡半斤(以上洗煎),铅丹(罗)、自然铜、密陀僧各四两(研细),白矾十二两,麒麟竭、没药、乳香、朱砂各一两(细研)。上新鼎中先镕脂,次下蜡,出鼎于冷处,下密陀僧、铅丹、自然铜,缓火再煎,滴入水中不散,出鼎于冷处,下诸药,用柳篦搅匀,泻入瓷盆内,不停住手搅至凝,丸如弹丸,且用笋皮之类衬之,极冷收贮。凡伤折,用一丸,入少油,火上化开,涂伤痛处,以油单护之。其甚者,以灯心裹木夹之。更取一丸,分作小丸,热葱酒下,痛即止。如药力尽,再觉痛,更一服,痛止即已。骨折者,两上便安。牙疼甚者,贴之即止。此方小说所载,有人遇异人得之,予家每合以拯人,无不应验。

3. 神授散 川当归半两(洗净,别杵),铅粉半两(洛粉最上),硼砂二钱。同研匀细,每服二钱,浓煎苏枋汁调下。治伤折内外损。若损在腰以上,即先吃淡面半碗,然后服药。若在腰以下,即先服药,后方吃面,仍不住呷苏枋汁。更以糯米为粥,入药末三钱,拌和摊在纸上或绢上,封裹损处。如骨碎,则更须用竹木夹定,外以纸或衣物包之。

4. 治鼻衄方 取河阳石炭心,为末,新水下,鼻衄立止。又治鼻左衄用绵塞右耳,右衄塞左耳,神应。

5. 治骨鲠或竹木签刺喉中不下方 上腊月取鲩鱼胆,悬北檐下令干,有鲠即取一皂角子许,以酒一合,煎化温啜。治骨鲠,或竹木签刺喉中不下。若得逆便吐,骨即随出;若未吐更饮,以吐为度。虽鲠在腹中,日久疼痛,黄瘦甚者,服之皆出。若卒求鲩鱼不得,蠡鱼、鳜鱼、鲫鱼皆可,然不及鲩鱼胆。腊月收者最佳。常逻卒食鸡,鲠在腹中,尝楚痛,但食粥,每食即如锥刺,如是半年,支离几死,杖而后能起,与此一服大吐,觉有一物自口出,视之乃鸡骨,首锐如刺,其尾为饮食所磨,莹滑如珠。

6. 治诸鲠方 以木炭皮为细末,研令极细,如无炭皮,坚炭亦可。治诸鲠。粥饮调下二钱,日四五服,以鲠下为度。

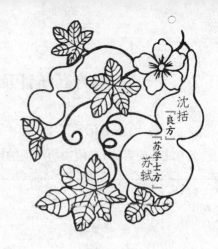

沈括『良方』

苏学士方 苏轼

第八章

《苏沈良方》剂型特点

一、各卷方药统计及分析

卷一：本卷记载了 38 味中药材,论述了脉、脏腑、采药、取穴、艾灸法等内容,对古籍中所出现的错误进行纠正,卷尾记载方剂 1 首。

情况 方剂	组成	主治	剂型	制作	服法	禁忌	备注
具方	生地黄汁、青蒿汁、薄荷汁、童便、好酒、柴胡、鳖甲、秦艽、朱砂、麝香	—	丸剂	上五味为末,入前膏和为丸,如桐子大	每服十五丸至二十丸,温酒下	切忌生冷毒物	—

卷二：本卷记载方剂 15 首,以治疗风邪所引起诸症的方剂为主,计 11 方,其中散剂 6 方、丸剂 5 方;次之为治疗筋骨诸疾的方剂,计 3 方,其中散剂 2 方、丸剂 1 方。所用中药中,当归、防风、羌活、川芎出现频率最高。

情况 方剂	组成	主治	剂型	制作	服法	禁忌	备注
四神丹	熟干地黄、玄参、当归、羌活	风气	丸剂	蜜和丸	空心酒服,丸数随宜	—	—
四味天麻煎方	天麻、乌头、地榆、玄参	—	汤剂	—	—	—	以四时加减,但传药料耳
木香散	羌活、麻黄、防风、木香、槟榔、附子、白术、川乌头、草豆蔻、陈橘皮、牛膝、杏仁、当归、人参、茯苓、甘草、川芎、官桂	偏风瘫痪、脚气等疾	散剂	每服一两,水一碗,姜七片,煎至一盏,去滓,得七分	温服	—	其药滓两合为一服,用水一碗半,煎至一盏服
左经丸	草乌、木鳖子、白胶香、五灵脂、当归、斑蝥	筋骨诸疾,手足不随,不能行步运动	丸剂	黑豆去皮,生杵粉一斤,醋煮糊为丸	每服一丸,酒磨下	—	此药能通荣卫,导经络,专治心、肾、肝三经。服后小便少淋沥

情况 方剂	组成	主治	剂型	制作	服法	禁忌	备注
烧肝散	茵陈、犀角、石斛、柴胡、芍药、白术、干姜、防风、桔梗、紫参、人参、胡椒、官桂、白芫荑、吴茱萸	三十六种风，二十四般冷，五劳七伤，一切痢疾，脾胃久虚，不思饮食，四肢无力起止甚难，小便赤涩，累年口疮	散剂	以羊肝一具，如无，即獖猪肝代之，分作三分，净去血脉脂膜，细切，用末五钱，葱白一茎，细切相和。以湿纸三五重裹之，掘地坑，纳以火烧，令香熟	早晨生姜汤嚼下	—	—
伊祁丸	伊祁、桃仁、白附子、阿魏、桂心、白芷、安息香、没药、乳香、当归、北漏芦、牛膝、芍药、地骨皮、威灵仙、羌活	鹤膝风及腰膝风缩	丸剂	—	空心，暖酒化下一丸	—	—
乌荆丸	川乌、荆芥穗	治风	丸剂	醋糊丸	每服二十丸，酒或熟水下。有疾，食空时，日三四服；无疾，早晨一服	—	此药疗肠风下血尤妙
沉香天麻煎丸	五灵脂、附子、白术、赤小豆、天麻、干蝎、羌活、防风	风气不顺，骨痛，或生赤点隐疹，冷痹，筋骨缓弱	丸剂	以沉香二两，酒一升，煎为膏，后入药捣	空腹，荆芥汤或荆芥酒下二十丸。过五日加至三十丸	无犯铁器	秋夏宜荆芥汤，春冬宜荆芥酒。春末夏初喜生赤根白头疮，服之瘥
煮肝散	紫菀、桔梗、苍术、芍药	肝痿脚弱及伤寒手足干小不随	散剂	每服四钱，羊肝半具，大竹刀切，入盐、醋、葱、姜、酒同煮熟	空腹食前，日三服	勿犯水，勿令血散	—
乌头煎丸	黑豆、川乌头、青橘皮、甘菊花、牛膝、枸杞、川芎、荆芥穗、羌活、地龙、白蒺藜、当归、干薄荷	风毒气攻眼，久成内外障，痛楚，胬肉赤脉等，病十年者皆可疗	丸剂	—	每服二十丸，空心茶酒任下，蜜汤亦得	—	—

情况 方剂	组成	主治	剂型	制作	服法	禁忌	备注
通关散	旋德乌头、藁本、防风、当归、白芷、天南星、川芎、干姜、雄黄、桂	诸中风伤寒	散剂	—	煨,葱酒下一字或半钱。小儿减半,薄荷酒下	—	治之须先去涎,去已,乃用续命汤辈汗之,末乃用此为宜;盖风病多挟热
辰砂散	辰砂、酸枣仁、乳香	风邪诸痫,狂言妄走,精神恍惚,思虑迷乱,乍歌乍哭,饮食失常,疾发仆地,吐沫戴目,魂魄不守	散剂	患人饮酒几何,先令恣饮沉醉,但勿令至吐。静室中服药讫,便安置床枕令睡。	温酒一钱调之,顿服令尽	慎不可惊触使觉,及他物惊动	—
治诸风上攻头痛方	地龙、谷精草、乳香	诸风上攻	散剂	地龙、谷精草为末,同乳香火饼上燃	以纸筒笼烟,鼻闻之	—	—
侧子散	侧子、赤箭、漏芦、芎劳、酸枣仁、海桐皮、桂心、五加皮、仙灵脾、牛膝、木香、枳壳	筋脉抽掣,疼痛不止	散剂	—	每服一钱,温酒调下,不计时候服	—	此药尤治目赤痛;盖攻治肝风
四生散	白附子、肾形沙苑蒺藜、羌活、黄芪	治肾脏风,治眼,治癣	散剂	—	每服二钱,盐酒调下,空腹,猪肾中煨服尤善	—	若耳中痒,即是肾家风。透水丹亦疗肾风

卷三: 本卷记载方剂 14 首,其中汤剂 6 方、丸剂 5 方、散剂 3 方;
治伤寒 3 方、暑暍 2 方;所做药丹时,均加入硫黄。

情况 方剂	组成	主治	剂型	制作	服法	禁忌	备注
圣散子方	草豆蔻、木猪苓、石菖蒲、高良姜、独活、附子、麻黄、厚朴、藁本、芍药、枳壳、柴胡、泽泻、白术、细辛、防风、藿香、半夏、甘草、茯苓	主疾,功效非一	汤剂	锉碎如麻豆大。每服五钱七,水一钟半,煮取八分,去滓。重煎	热服,空心服	—	余滓两服合为一服

情况/方剂	组成	主治	剂型	制作	服法	禁忌	备注
小柴胡汤	柴胡、黄芩、人参、甘草、生姜、半夏、大枣	解伤寒	汤剂	锉如麻豆大,以水三升煮取一升半,去滓,再煎取九合	温服三合,日三服	因渴饮水而呕者;身体不温热者不可服	赤白痢尤效;此药极解暑毒
麻黄丸	麻黄、乌头、天南星、甘草、麝香、半夏、石膏、白芷、龙脑	伤寒,解表,止头痛,兼治破伤风及一切风	丸剂	上为末,水煮天南星为丸	每服一丸,葱茶或酒嚼下,薄荷茶亦得,连二三服	—	—
治暑暍逡巡闷绝不救者方	道上热土、大蒜	治暑暍,逡巡闷绝不救者	汤剂	烂研,冷水和,去滓	—	—	—
治暑伤肌肤多疮烂或因搔成疮者方	干壁土	治暑伤肌肤,多疮烂或因搔成疮者	散剂	取干壁土揉细末	敷之	—	—
木香丸	鸡心槟榔、陈橘皮、青木香、人参、厚朴、官桂、大附子、羌活、京三棱、独活、干姜、甘草、莴荬、川大黄、芍药、牵牛子、肉豆蔻	治瘴	丸剂	上为末,瓷器盛之,密封。临服,用牵牛末二两、药末一两,同研令匀,蜜丸	橘皮汤下三十丸,此后每夜二十丸;或姜汤下三十丸,每夜更服二十丸;或小儿空心温汤下五七丸;或临卧温酒下;或便宜服之	—	此丸本治岚瘴及温疟大效
枳壳汤	桔梗、枳壳	治伤寒痞气,胸满欲死	汤剂	上锉如米豆大,用水一升半煎减半,去滓,分二服	—	—	凡胸胀病,只可泻膈
加减理中丸	人参、白术、甘草、干姜、枳实、茯苓	—	丸剂	上为末,蜜丸	一丸不效,再服	—	—
栀子汤	栀子、附子	治胸痹切痛	汤剂	每服三钱,水一大盏,薤白三寸,同煎至五分	温服	—	—

情况 方剂	组成	主治	剂型	制作	服法	禁忌	备注
五积方	苍术、桔梗、陈皮、白芷、甘草、当归、川芎、芍药、白茯苓、半夏、麻黄、干姜、肉桂、厚朴、枳壳	—	汤剂	前十二味为粗末,分作六服,大锅内缓火炒令微赤香熟,即不可过焦。取出,以净纸藉板床上,凉令冷,入后三物和之	每服三钱,加姜枣煎至六分,去滓服	—	—
顺元散	乌头、附子、天南星、木香	—	散剂	—	产妇陈疏难产,经两三日不生,胎死腹中,或产母气乏委顿,产道干涩,五积方加顺元散七分、酒三分煎,相继两服,气血内和即产	—	此散治气,极效。和一切气,通血络
紫金丹	硫黄、针沙、铁粉、腻粉	—	丸剂	炒为末,粟米饭丸	乳香汤下一丸,气实,服一丸半至二丸	—	—
七枣散	川乌头、大枣	治脾寒疟疾	散剂	川乌头大者一个,炮良久,移一处再炮,凡七处炮满,去皮脐,为细末,都作一服。用大枣七个,生姜十片,葱白七寸,水一碗,同煎至一盏	疾发前,先食枣,次温服	—	—

情况 方剂	组成	主治	剂型	制作	服法	禁忌	备注
金液丹	硫黄、石龙芮	主病甚多，大体治气羸。凡久疾虚困，久吐利不瘥，老人脏秘，伤寒脉微阴厥之类	丸剂	上固济药罐子，约厚半寸。置平地，以瓦片覆罐口。四面炭五斤拥定，以熟火一斤自上燃之。候罐子九分赤，口缝有碧焰，急退火，以润灰三斗覆至冷，剖罐取药。削去沉底滓浊，准前再煅。通五煅为足，药如熟鸡卵气，并取罐，埋润地一夜。又以水煮半日，取药，柳木槌研，顿滴水，候扬之无滓，更研令干。每药一两，用蒸饼一两，汤释化，同捣丸之，暴干	大人数十丸至百丸，小儿以意裁度多少，皆粥饮下。羸甚者化灌之	—	—

卷四：本卷记载方剂23首，其中丸剂12方、散剂9方、汤剂2方。此卷所载方剂多为治疗脾胃疾患，如一切积滞、腹中切痛、泻痢、脾胃虚弱、不思饮食、日渐羸瘦等，计12方，且所用中药中，生姜、干姜、厚朴、甘草出现频率最高；次之为治疗气滞类方剂，计8方，且所用中药中，木香、肉桂、沉香出现频率最高。

情况 方剂	组成	主治	剂型	制作	服法	禁忌	备注
木香散	木香、破故纸、高良姜、砂仁、厚朴、赤芍药、陈橘红、肉桂、白术、胡椒、吴茱萸、肉豆蔻、槟榔	治脏腑冷极及久冷伤惫,口疮下泄,谷米不化,饮食无味,肌肉瘦悴,心多嗔恚,妇人产后虚冷下泄,一切水泻冷痢	散剂	每服三钱。不经水猪肝四两许,去筋膜,批为薄片,重重掺药,置一鼎中,入浆水一碗,醋一茶脚许,盖覆,煮肝熟,入盐一钱,葱白三茎细切,生姜弹子许捶碎,同煮水欲尽	空心,冷食之	忌生冷油腻物	初服微泻不妨,此是逐下冷气,少时自止。唯热痢热泻不治
硇砂煎丸	硇砂、船上茴香、当归、金铃子、肉苁蓉、穿心巴戟、天雄、槟榔、木香、沉香、黑附子、阿魏	治一切积滞,化气消食。补益真气,产后逐败血,补虚损至善	丸剂	上细末,以无灰酒煮,白面糊丸	每服三十丸,空心,日午温酒下	—	此药能治产后痢。硇砂丸,产后虽无疾,亦宜服之,能养血去积滞
桂丸方	硇砂、肉桂、甘遂、丁香、木香、芫花、巴豆	—	丸剂	捣,治面糊为丸	每服二丸、三丸,温水下	—	此丸取积最胜
黑神丸	漆、神曲、茴香、木香、椒红、丁香、槟榔	①肾余育肠,膀胱疝癖,七疝下坠,五膈血崩,产后诸血,漏下赤白;②死胎;③难产	丸剂	取茴香末十二两铺盖阴地,阴干,候外干,并茴香收器中,极干乃去茴香	①证:并丸分四服;②证:一丸,皆无灰酒下;③证:炒葵子四十九枚,捣碎,酒煎下一丸	—	—
神保丸	木香、胡椒、巴豆、干蝎	—	丸剂	汤什蒸饼,朱砂为衣	每服三丸	—	—
小建中汤	桂、生姜、甘草、大枣、白芍、胶饴	治腹中切痛	汤剂	以水二升,煮取九合,去滓,纳饴,更上火微煮,令饴化	温服三合,日三服	—	此药偏治腹中虚寒,补血,尤止腹痛
进食散	青皮、陈皮、草豆蔻、甘草、诃子、高良姜、川乌头、肉桂	—	散剂	水一中盏,生姜二片,煎至七分	每服一钱,食空时服	—	

情况 方剂	组成	主治	剂型	制作	服法	禁忌	备注
压气散	木香、人参、白茯苓、藿香、枳壳、陈橘皮、甘草、附子	止逆定喘,治疏取多后,气乏控上膈者	散剂	上服一大钱,煎紫苏木瓜生姜汤,再入银盏,重汤煎五七沸	通口服	—	—
诃子丸	诃子皮、木香、白豆蔻、槟榔、桂、人参、干姜、茯苓、牵牛子、甘草	消食化气	丸剂	酒煮面糊为丸	十五丸至二十丸,茶酒任下	—	—
椒朴丸	汉椒、厚朴、茴香、青盐	治脾胃虚冷,岁久不思饮食,或发虚肿,或日渐羸瘦,四肢衰倦,吐利无节。应脾虚候状,皆可服食	丸剂	上各二两,以水二升煮令干,焙燥,捣为末,面糊丸	三四十丸,空心,米饮下及盐汤下。病深者,日三服	勿增他药	
无碍丸	大腹、蓬莪术、三棱、木香、槟榔	—	丸剂	上为末,炒麦蘖捣粉为糊	二三十丸,生姜汤下		
桂香散	高良姜、草豆蔻、甘草、白术、砂仁、厚朴、青橘皮、诃子肉、肉桂、生姜、枣肉	治脾胃虚弱,并妇人脾血久冷	散剂	上同为末,入盐少许,沸汤点	每服二钱,空心服	—	此药偏疗腹痛。治冷泻尤妙
健脾散	乌头、厚朴、甘草、干姜	治胃虚泄泻,老人脏泄尤效	散剂	上服一钱,水三合,生姜二片,煎至二合	热服,并二服止	—	治脾泄极验
香姜散	生姜、黄连	治久患脾泄泻	散剂	上锉碎如豆大,一处慢火炒,令姜干脆深赤色,去姜,取黄连为细末	服一钱,空腹,腊茶清下	—	—
引气丹	朱砂、安息香、麝香、白芥子、大戟末、没药、牛黄、牵牛末、五灵脂、乳香、斑蝥、巴豆	治一切滞气	丸剂	上件都研令匀,用红米饭为丸	临时汤使下之	—	—

情况\方剂	组成	主治	剂型	制作	服法	禁忌	备注
沉麝丸	没药、辰砂、血蝎、木香、麝香、沉香	治一切气痛不可忍	丸剂	上各生用,银瓷器熬生甘草膏为丸	姜盐汤送下。血气,醋汤嚼下	—	—
礞石丸	硇砂、巴豆霜、青礞石、三棱、大黄、木香、槟榔、肉豆蔻、猪牙皂角、肉桂、干姜、丁香、蓬莪术、芫花、青橘皮、白豆蔻、墨、胡椒、粉霜、面	治诸痰	丸剂	上硇砂、醋合巴豆煮两食久,投礞石、三棱,又投酒、面,又投大黄,相去皆半食久,乃入众药熬	每服三五丸,酒饮杂下	—	凡癥积、饮食所伤、气凝、谷食不化,皆能愈
褐丸	乌头、桂、香附子、干姜、陈橘皮	消食化气止泻,腹中诸冷疾	丸剂	上先用川巴豆取肉,麻油内慢火煎,自旦及午,候巴豆如皂子色即止,净拭,冷水中浸两日,日再换水,又拭干,研如油极细,须研一日方可用。以铁匙刮出,薄摊新瓦上,如一重纸厚,候一复时,以铁匙刮下,再研极细。每巴豆霜一两,即诸药各五两,为细末,水调成膏,与巴豆同研千万匝,再用绢罗过,更研令匀。陈米一升半,为细末,水调成膏,直候微酸臭,即煮为硬糊,细研令无块硬处,乃与众药一处为丸	每服五七丸,随汤使下	—	—

情况 方剂	组成	主治	剂型	制作	服法	禁忌	备注
神圣香茸散	香茸穗、新厚朴、川黄连、白扁豆	治胃气霍乱吐泻,转筋腹痛	散剂	上先用姜汁四两,一处杵黄连、厚朴二味令细,炒成黑色,入香茸、扁豆二味,都为末。每服五钱,水一盏,酒一盏,共煎至一盏,入瓷瓶内,蜡纸封,沉入井底,候极冷	一并服二服	—	—
治腹中气块方	大黄、荜茇	治腹中气块	丸剂	蜜丸	麝香水下二三十丸,空心服,日三	—	—
暴下方	车前子	—	散剂	车前子一味为末,米饮下二钱匕	—	—	—
治泻痢方	肉豆蔻、通明乳香	—	散剂	肉豆蔻剜作瓮子,入通明乳香少许,复以末塞之,不尽即用面和少许,裹豆蔻煨熟,焦黄为度,三物皆研末	以茶末对烹之	—	—
茶方	生姜	治泻痢腹痛	汤剂	以生姜和皮切碎如粟米,用一大盏并草茶相对煎服	—	—	—

　　卷五:本卷记载方剂 15 首,其中丸剂 8 方、散剂 5 方、汤剂 1 方、膏剂 1 方。清热定惊方剂 5 方,所用中药中,安息香、麝香、朱砂、龙脑、牛黄出现频率最高;治疗肺系疾病,如喘咳、积年肺气、咯血、嗽血等症的方剂 4 方,多以散剂为主;治疗痰涎壅盛的方剂 3 方,所用中药中,半夏、天南星出现的频率最高。

情况\方剂	组成	主治	剂型	制作	服法	禁忌	备注
苏合香丸	苏合香、白术、朱砂、沉香、诃子肉、丁香、木香、香附子、白檀香、乌犀屑、乳香、荜茇、安息香、麝香、龙脑	治肺痿、客忤、鬼气、传尸、伏连、殗殜等疾，卒得心痛，霍乱吐利，时气，诸疟，瘀血，月闭，痃癖，疔肿，惊痫，邪气狐媚，瘴疟等疾	丸剂	上为末，炼蜜丸。	每服一丸，温酒嚼下，人参汤亦得	勿用酒	古方虽云用酒下，酒多不效，切宜记之
诸劳明月丹	兔屎、硇砂	—	丸剂	上用生蜜丸	以生甘草半两，碎，浸一夜，取汁，五更初下七丸，勿令病人知	忌见丧服色衣妇人，猫、犬之类	此药最治热劳，又云伤寒烦躁，骨热皆治疗
九宝散	大腹并皮、肉桂、甘草、干紫苏、杏仁、桑根白皮、麻黄、陈皮、干薄荷	治积年肺气	散剂	上捣为粗末，每服十钱匕，用水一大盏，童便半盏，乌梅二个，姜钱五片，同煎至一中盏，滤去滓	食后临卧服	—	凡服此药，须久乃效
何首乌散	何首乌、仙灵脾叶、牛膝、乌头	治脚气流疰，头目昏重，肢节痛，手足冷，重热拘挛，浮肿麻痹，目生黑花	散剂	—	每服二钱，酒下或粥饮调下，日三服，空心食前	—	—
治消渴方	麝香、枳枸子	—	丸剂	取麝香当门子，以酒濡之，作十许丸，取枳枸子为汤饮之	—	—	—
经效阿胶丸	阿胶、卷柏、干山药、生干地黄、鸡苏、大蓟、五味子、柏子仁、茯苓、人参、百部、远志、麦门冬、防风	治嗽，并嗽血、唾血	丸剂	捣罗为末，炼蜜丸	不拘时候，浓煎小麦并麦门冬，嚼下半丸，加至一丸。若觉气虚，空心不用服	—	—
羌活散	羌活、附子、茴香、木香、干姜	止咳逆	散剂	水一盏，盐一捻，煎一二十沸	每服二钱，热服	—	—

情况 方剂	组成	主治	剂型	制作	服法	禁忌	备注
治肺喘方	蒲颓叶	治肺喘	散剂	为末	每服二钱,水煎,或温水调下,发时服	—	疾甚者,服后胸上生小瘾疹痒者,其疾即瘥
朱砂膏	朱砂、金末、牛黄、麝香、生脑子、硼砂、生犀、玳瑁、真珠末、琥珀、羚羊角、苏合香、铁液粉、安息香、新罗人参、远志、茯苓、甘草	镇志安神,解热及损嗽血等疾	膏剂	上都为细末,拌和,炼蜜,破苏合油,剂诸药为小锭子,更以金箔裹,瓷器内密封	每用一皂子大,食后含化	—	此治血安神,更胜至宝丹
蕊珠丹	辰砂、桃仁、附子、安息香、麝香、阿魏、木香、牛黄	镇心空膈,去八邪气,及妇人血攻寒热等疾,但惊忧成疾,皆主之	丸剂	—	五七至十丸,妇人桃心醋汤下,丈夫桃心盐汤下	—	—
至宝丹	生乌犀、生玳瑁、琥珀、朱砂、雄黄、牛黄、龙脑、麝香、安息香、金箔	心热血凝,心胆虚弱,喜惊多涎,眠中惊魇,小儿惊热,女子忧劳,血滞血厥,产后心虚怔忪尤效	丸剂	—	人参汤下一丸,小儿量减。血病,生姜、小便化下	—	—
四神散	当归、芍药、川芎、干姜	治血气心腹痛	散剂	—	每服二钱,暖酒调下	—	—
半夏汤	齐州半夏、皂角、甘草、生姜	治急下涎	汤剂	以水一碗,煮去半	顿服	—	—
白雪丸	天南星、乌头、白附子、半夏、滑石、石膏、龙脑、麝香	治痰壅胸膈,嘈逆,及头目昏眩,困倦,头目胀痛	丸剂	上稀面糊为丸,极稀为妙	每服三十丸,姜腊茶或薄荷茶下。食后服为佳	—	—
龙胆丸	草龙胆、白矾、天南星、半夏	解暴热,化痰凉膈,清头目	丸剂	上为末,面糊为丸	每服三十丸,腊茶清下,食后临卧服	—	—

卷六：本卷记载方剂8首，均为养生方，以丸剂为主；具有强壮筋骨、延年益寿的功效，所用之物以小便、秋石居多；在服法上，多强调以温酒送服药物。在禁忌上，要求做到清净绝欲，忌生血物及见血秽。

情况／方剂	组成	主治	剂型	制作	服法	禁忌	备注
丹砂	光明辰砂、甘草、远志、槟榔、诃黎勒皮、紫桂肉	无所不主。尤补心，益精血，愈痰疾，壮筋骨，久服不死	丸剂	—	每日食上服一丸，每日三食服三丸，非顿服三丸	—	—
谷子煎法	赤谷子	—	汤剂	取赤谷子，熟时绞汁，煎如稠饧，可用和丹砂	—	凡服丹砂，忌一切鱼、肉、尘宿、生、冷、蒜，尤忌生血物，及见血秽	—
阳丹	小便	—	丸剂	冬至后，斋居，常吸鼻液，漱炼令甘，乃咽下丹田。以三十瓷器皆有盖，溺其中已，选谨朴者守之	夏至后，取细研枣肉，空心，酒吞下，不限丸数	—	须清净绝欲
阴丹	首生男子之乳	—	丸剂	取首生男子之乳一升，父母皆无疾恙者。以朱砂银作鼎与匙，慢火熬炼至淡金色	空心，酒吞下，亦不限丸数	—	—
秋石方	秋石	—	—	火炼秋石，水炼秋石	—	—	—
阴炼法	小便、秋石、乳男子乳	—	丸剂	小便三五石，置大盆中，以新水一半以上相和，旋转搅数百匝，放令澄清。辟去清者留浊脚，又以新水同搅，水多为妙。澄下秋石如粉即止，以乳男子乳，和如膏，烈日中暴干	每服三十丸，温酒吞下	—	—
阳炼法	小便、皂角汁	—	散剂	小便不计多少，加皂角浓汁	每服二钱，空心，温酒下。或用枣肉为丸，每服三十丸，空心服	—	—
金丹	铅汞、丹砂	—	丸剂	昼炼于火，夜浴于水	—	—	—

卷七:本卷记载方剂 16 首,其中丸剂 6 方、散剂 5 方、膏剂 2 方、汤剂 1 方、酒剂 1 方,外用 1 方。治疗眼疾 5 方,所用中药中,石决明、草决明出现频率最高,忌房事、食肉及辛辣之物;治疗呕吐 4 方,以丸剂居多;治疗鼻衄 3 方;治疗头痛 3 方;治疗口疮 1 方。

情况 方剂	组成	主治	剂型	制作	服法	禁忌	备注
治内瘴眼方	熟地黄、麦门冬、车前子	久患内瘴眼	丸剂	细捣,罗,蜜丸	每服,温酒、熟水任下	—	—
还睛神明酒	黄连、石决明、草决明、生姜、石膏、蕤仁、黄硝石、山茱萸、当归、黄芩、沙参、车前子、淡竹叶、朴硝、甘草、芍药、柏子仁、川乌头、泽泻、桂心、荠子、地肤子、桃仁、防风、辛夷、人参、川芎、白芷、细辛、瞿麦、龙脑、丁香、珠子	—	酒剂	上㕮咀,绢囊盛,用好酒五斗,瓮中浸之,春秋十四日,夏七日,冬二十一日	食后服半合,勿使醉吐	忌热面、鲊、葵、秽臭、五辛、鸡、鱼、猪、马、驴肉,生冷黏滑,入房、恚怒,大忧愁,大劳,大寒热,悉慎之	惟不疗枯睛损破者
点眼熊胆膏	古钱、菊花、黄连、郁金、黄柏、铅丹、玄精石、井泉石、龙骨、不灰木、芜荑、蕤仁、代赭、滑石、乌鲗鱼骨、硼砂、麒麟竭、没药、青盐、铜青、川牙硝、乳香、麝香、龙脑、水银粉、熊胆、雄雀粪、硇砂	—	膏剂	上并细研,罗过,再研如面,入前膏内,再用重汤煮如稀饧	每用一丸,水化,并以铜箸点两眦	—	熬药须用银器,皆用上品药,洗濯拣择极细,方有效
蓂实散	蓂麻子	治眼	散剂	蓂麻子,以柳木制硙子磨之,马尾筛筛过,取黄肉,碾为末,取猲猪肝薄切裹药中,令相着,乃缓火炙肝熟,为末,临卧,陈米饮调下二钱	一法:煎醋醋为丸,每服二十丸。一法:取蓂实内囊,蒸一炊,暴干为末,或散,或蜜丸,温水下	—	—

131

情况 方剂	组成	主治	剂型	制作	服法	禁忌	备注
狸鸪丸	花鸪、羊肝、细辛、防风、肉桂、黄连、牡蛎、甘菊花、白蒺藜、白茯苓、瞿麦、羌活、蔓荆子、蕤仁、决明	治内瘴、青盲、翳晕及时暂昏暗、一切眼疾	丸剂	上炼蜜丸	每服二十至三十丸，空心，日午临卧茶酒下	忌房事、五辛、蒜、鸡、鱼、猪	—
偏头痛方	生萝蒧汁	—	—	用生萝蒧汁一蚬壳	仰卧注鼻中，左痛注右，右痛注左，或两鼻皆注亦可	—	—
头痛硫黄丸	硫黄、硝石	—	丸剂	上水丸	空心，腊茶嚼下	—	暑暍懵冒者，冰冷水服。伤冷，以沸艾汤下
胡芦巴散	胡芦巴、三棱、干姜	治气攻头痛	散剂	—	每服二钱，温生姜汤或酒调下	—	—
治鼻衄方	河阳石炭心	—	散剂	取河阳石炭心，为末	新水下	—	鼻左衄用绵塞右耳，右衄塞左耳
治鼻衄不可止欲绝者方	茅花	治鼻衄不可止、欲绝者	汤剂	用茅花，无以根代，锉，水二碗	每服一大把，煎浓汁一碗，分二服	—	—
刺蓟散	大蓟根、相思子	治鼻衄	散剂	水一盏，煎七分，去滓	每服一钱，放冷服	—	—
槐花散	皂角、白矾、槐花、甘草	治热吐	散剂	—	每服二钱，白汤调下	—	此药能化胃膈热涎，有殊效
紫粉丸	针砂	治吐	丸剂	针砂，醋浸一宿，辟去醋，便带醋炒，直候并与铫子红色无烟乃止。候冷，细研，更用醋团火烧洞赤，取候冷，再研极细，糊丸	每服四十丸，粥饮下	—	—

情况 / 方剂	组成	主治	剂型	制作	服法	禁忌	备注
软红丸	辰砂、信砒、巴豆、胭脂	止吐	丸剂	上熔蜡少许,入油一二滴,和药为剂,以油单裹之	浓煎槐花甘草汤,放温,下一丸	忌热食半时久	—
酒磨丸	五灵脂、狗胆汁	治吐逆,粥药不下者	丸剂	五灵脂、狗胆汁和丸	每服一丸,前热生姜酒磨化,再汤令极热。先煮温粥半升,持在手,令病人乘药热顿饮,便以粥送下	—	—
绿云膏	黄柏、螺子黛	治口疮	膏剂	上同研如碧绿色	临卧,置舌根下一字,咽津无妨	—	—

卷八:本卷记载方剂 15 首,其中治疗水气肿满 2 方,均用商陆入药;治疗小肠气 4 方,在服法上多数以酒送服;治疗痢疾 3 方,均用到黄连,并有"大凡泄痢宜食酸苦,忌甘咸。盖酸收苦坚,甘缓咸濡,不可不知也"的论述。

情况 / 方剂	组成	主治	剂型	制作	服法	禁忌	备注
治水气肿满法	生商陆、赤小豆、鲫鱼	—	—	上二物,实鱼腹中,取线缚之,水三升,缓煮,赤豆烂,取去鱼,只取二物	空腹食之,以鱼汁送下	—	—
逐气散	白商陆根	治水气	散剂	上为末,黄颡鱼三尾,大蒜三瓣,绿豆一合,水一升,同煮,以豆烂为度	先食豆,饮汁送下,又以汁下药末二钱	—	—
二姜散	高良姜、干姜	治小肠气	散剂	上一大钱,用续随子,去皮,细研,纸裹出油,取白霜,入一字	热酒一盏,入猪胆汁十数滴同调	—	—

情况\方剂	组成	主治	剂型	制作	服法	禁忌	备注
川楝散	川楝子、巴豆	治小肠气，下元闭塞不通	散剂	上同和匀，入铫内，炒令紫色，取出，去巴豆，只取川楝子，净刷为末	每服一钱。先炒茴香，秤一钱令香，用酒一盏冲，更煎三五沸，去滓，调川楝子末，连进二服	—	此方同治远年内外癝疝方
仓卒散方	山栀子、附子	治小肠气	汤剂	—	每服二钱，酒一小盏，煎至七分，入盐一捻，温服	—	—
弓弦散	五灵脂、蒲黄	治小肠气断	膏剂	上二钱，先用酽醋一合，熬药成膏，以水一小盏，煎至七分	热呷	—	疗妇人血气尤验
芍药散	茱萸、黄连、赤芍药	治痢	汤剂	—	水煎服	—	—
四神散	干姜、黄连、当归、黄柏	治痢	散剂	乌梅一个，煎汤调下二大钱	空心食前服	忌甘咸	大凡泄痢宜食酸苦，忌甘咸。盖酸收苦坚，甘缓咸濡，不可不知也
三物散	胡黄连、乌梅肉、灶下土	—	散剂	—	腊茶清调下，食前空腹温服		
樗根散	樗根皮、枳壳、甘草	水泻，里急后重，数走圊	散剂	—	上粥饮下二钱，食前服	—	—
治肠痔下血方	市河中水	治肠痔下血，如注水者，不瘥者	—	唯用市河中水，每遇更衣罢，便冷沃之，久沃为佳	—	—	无河水，井水亦可
治小便不通方	琥珀	治小便不通	散剂	琥珀研成粉	每服二钱，煎萱草根浓汁调下，空心服	—	—
治小便数方	糯米糍	治小便数并治渴	—	取纯糯米糍一手大，临卧炙令软熟	啖之，以温酒送下。不饮酒人，温汤下		

情况 / 方剂	组成	主治	剂型	制作	服法	禁忌	备注
茯苓散	坚白茯苓	治梦中遗泄	散剂	坚白茯苓为末	每服五钱,温水调下,空心食前临卧服,一日四五服	—	—
疗寸白虫方	锡沙、芜荑、槟榔	疗寸白虫	散剂＋丸剂	煎石榴根浓汁半升,下散三钱,丸五枚	中夜服	—	—

卷九:本卷记载方剂 24 首,以散剂居多,有 11 方;治疗痈疽疮疡等疾 18 方,在剂型上以散剂为主,忌一切动风之物及房事;治疗瘰疬的方剂 3 方,忌一切鱼面等发物、猪肉、动风物及房事;治疗骨鲠 2 方。

情况 / 方剂	组成	主治	剂型	制作	服法	禁忌	备注
治痈疮疡久不合方	露蜂房、蛇蜕皮、乱发	治痈疮疡久不合	散剂	各烧灰	每味取一钱匕,酒调服	—	—
治痈疽方	忍冬	治痈疽	酒剂	忍冬烂研,同甘草入酒一斤半,沙瓶中塞口煮两食顷	温服	—	—
小还丹	腻粉、水银、硫黄、大巴豆肉	治背疽、痈疖、一切脓肿	丸剂	将巴豆单覆排铫底,以三物按上巴豆令平,以瓷器盏盖之,四面湿纸,勿令气泄,炭火四面缓缓烧,时于冷水中蘸铫底,少时又烧,频蘸为善,其盏上底内滴水一点如大豆,干则再滴,以三滴干为度,候冷,研陈米饮丸	每服一丸,熟水吞下	—	—
柞叶汤	柞木叶、干荷叶、萱草根、甘草节、地榆	治发疽	汤剂	上细锉,每服半两,水二碗煎去半,分二服,二服滓并煎作一服	早晚一服	忌一切毒物	有疮者贴此药:通明牛皮胶、黄丹。上放温冷,以鸡羽敷疮口,有疮即敛。未成疮者,涂肿处即内消

135

情况\方剂	组成	主治	剂型	制作	服法	禁忌	备注
疔肿毒痈疽方	草乌头屑	疔肿毒痈疽，未溃令消，已溃令速愈	膏剂	草乌头屑，水调	鸡羽扫肿上，有疮者先以膏药贴定，无令药着疮	—	—
登州孙医白膏	柳白皮、白腊、黄丹、胡粉、油、商陆根	尤善消肿	膏剂	上先熟油，入柳皮候变色，去滓，入药搅良久，下此药		—	—
云母膏	云母、硝石、甘草、槐枝、柏叶、柳枝、桑白皮、陈橘皮、桔梗、防风、桂心、苍术、菖蒲、黄芩、高良姜、柴胡、厚朴、人参、芍药、椒子、龙脑、白芷、白及、白蔹、黄芪、芎䓖、茯苓、夜合花、附子、盐花、松柏、当归、木香、麒麟竭、没药、麝香、乳香、黄丹、水银、大麻油	—	膏剂	上先炼油令香，下云母，良久投附子，以上候药焦黄，住火令冷，以绵滤去滓，始下末，皆须缓火，常以柳木篦搅，勿停手，滤毕再入铛中，进火，下盐花至黄丹，急搅，须臾色变，稍益火煎之，膏色凝黑，少取滴水上，凝结不粘手即下火。先炙一瓷器令热，倾药在内，候如人体温，以绢袋子盛水银，手弹在膏上如针头大，以蜡纸封合，勿令风干	①发背，先以败蒲二斤，水三升煮三五沸，如人体温，将洗疮帛拭干，贴药。又以药一两分三服，温酒下。②瘰疬骨疽，毒穿至骨者，用药一两分三服，温酒下。③肠痈，以药半两分五服，甘草汤下，脓出后，每日酒下五丸，脓止即住服。④风眼，贴两太阳。⑤肾痛并伤折，痛不可忍者，酒下半两，五日一服取尽，外贴包裹，当时止痛。⑥箭头在肉者外贴，每日食少烂绿豆，箭头自出。⑦虎豹所伤，先以甘草汤洗，后贴，每日一换，不过三贴。⑧蛇狗伤，生油下十丸，仍外贴。⑨难产三日不生者，温酒下一分便下。⑩血晕欲死，以姜汁和小便半升，温酒下十丸。⑪胎死在腹，以榆白汤下半两便生。⑫小肠气，茴香汤下一分，每日一服。⑬血气，当归酒下一分，每日一服。⑭中毒，温酒洗汗袜汁，每日一服，吐泻出恶物为度	忌羊肉	—

情况 方剂	组成	主治	剂型	制作	服法	禁忌	备注
小朱散	成块赤土、当归	治瘾疹久不瘥,每发先心腹痛,痰哕麻痹,筋脉不仁	散剂	—	冷酒调下二钱,日三服	—	兼用涂药:护火草、生姜、盐。涂摩痒处
治发疮疹不透方	人牙齿	治发疮疹不透,畜伏危困者	散剂	以人牙齿三五枚,炙令黄,为末	乳香汤调下。温酒下亦可	—	—
柴胡汤	柴胡、荆芥穗、秦艽、知母、当归、官桂、藿香、甘松、败龟、川乌头、地骨皮、白胶香、芍药、京芎、苎根	治瘰疬	汤剂	每服二钱,水一盏,入姜三片,大枣一个,同煎七分,去滓服	早午食后夜睡各一服,三服滓并煎作一服吃	忌一切鱼、面等毒,忌房事	又用贴疮药:石行根,为细末,蜜调如膏,用贴疮口
治瘰疬方	鲫鱼、巴豆	治瘰疬	丸剂	鲫鱼长三寸者,去肠,以和皮巴豆填满腹,麻皮缠,以一束秆草烧烟尽,研,粳米粥丸绿豆大	粟饮下一丸	忌猪肉、动风物	—
疗风毒瘰疬方	皂角、何首乌、干薄荷、精羊肉、玄参	疗风毒瘰疬	丸剂	上以皂角水煮肉令烂,细研,和药为丸	每服二十丸,空心温酒下,薄荷汤亦得	—	—
地骨皮散	地骨皮	治恶疮	散剂	地骨皮一物,先刮取浮皮,别收之,次取浮皮下腻白粉为细散,其白粉下坚赤皮,细锉,与浮皮处为粗末	每用粗皮一合许,煎浓汁,乘热洗疮,直候药汤冷,以软帛裹干,乃用细散敷之	—	小疗疮肿疼痛,只以枸杞根生锉,煎浓汁热淋,亦效

情况 / 方剂	组成	主治	剂型	制作	服法	禁忌	备注
治癫方	苦胡麻、天麻、乳香	—	散剂	—	上荆芥、腊茶下三钱	忌盐、酒、房事、动风物一百二十日	—
治年久里外臁疮不瘥方	槟榔、干猪粪、龙骨、水银粉	治年久里外臁疮者	膏剂	上三味为细末，入水银粉研匀，以生油调药如膏	先以盐汤洗疮，熟绢裹干贴疮，三日一易	忌无鳞鱼鲊、热面	—
火府丹	甘遂、芫药	治下疰脚疮	散剂	上以纸笼大者香炉，令至密不漏烟，顶留一窍，悬甘遂囊于窍间，其下烧芫药一块，令烟入，遂欲过。再更燃一块芫药尽，取甘遂为末。羯羊肾一对，批开，匀分药末在内，净麻皮缠定，炭火炙熟，勿令焦	三十岁以上气盛者，满三钱，虚者平二钱半。临卧烂嚼，温酒下	—	以高物支起双脚
治疮疥方	川乌、大豆	治疮疥甚者	—	上同入砂瓶内煮极烂	每服一片，豆少许，空腹酒下	—	—
治阴疮痒痛出水方	腊茶、五倍子、腻粉	治阴疮痒痛出水，久不瘥	散剂	上先以浆水、葱、椒煎汤洗	敷之	—	又方：铜钱、乌梅、盐。上水一碗半，煎一碗，热洗。二方相须用之
治癣方	决明子	久患用之即瘥	散剂	上为末，加少水银粉，同为散	先以物擦破癣，上以散敷之	—	—
治甲疽胬肉裹甲脓血疼痛不瘥方	胆矾	治甲疽胬肉裹甲，脓血疼痛不瘥	散剂	—	先剔去肉中甲，敷药疮上	—	—

情况 方剂	组成	主治	剂型	制作	服法	禁忌	备注
续骨丸	腊月猪脂、蜡、铅丹、自然铜、密陀僧、白矾、麒麟竭、没药、乳香、朱砂	—	丸剂	上新鼎中先镕脂,次下蜡,出鼎于冷处,下密陀僧、铅丹、自然铜,缓火再煎,滴入水中不散,出鼎于冷处,下诸药,用柳篦搅匀,泻入瓷盆内,不停住手搅至凝,丸如弹丸,且用笋皮之类衬之,极冷收贮	凡伤折,用一丸,入少油,火上化开,涂伤痛处,以油单护之。其甚者,以灯心裹木夹之。更取一丸,分作小丸,热葱酒下	—	
神授散	川当归、铅粉、硼砂	治伤折内外损	散剂	—	每服二钱,浓煎苏枋汁调下。若损在腰以上,即先吃淡面半碗,然后服药。若在腰以下,即先服药,后方吃面,仍不住呷苏枋汁。更以糯米为粥,入药末三钱,拌和摊在纸上或绢上,封裹损处。如骨碎,则更须用竹木夹定,外以纸或衣物包之	—	
治骨鲠或竹木签刺喉中不下方	鲩鱼胆	治骨鲠,或竹木签刺喉中不下	汤剂	上腊月取鲩鱼胆,悬北檐下令干	取一皂角子许,以酒一合,煎化温啜	—	若未吐更饮,以吐为度。若卒求鲩鱼不得,蠡鱼、鳜鱼、鲫鱼皆可
治诸鲠方	木炭皮	治诸鲠	散剂	以木炭皮为细末,研令极细,如无炭皮,坚炭亦可	粥饮调下二钱,日四五服,以鲠下为度	—	

　　卷十:本卷记载方剂26首,其中散剂16方、丸剂7方、膏剂1方、汤剂1方。治妇科疾病6方,均为散剂,服用时均强调温服,所用中药中,当归、地黄、白术、芍药出现频率最高;治小儿疾病20方,以丸、散两剂为主,用于治疗小儿惊风、疳积、呕吐、疮疹等疾。

情况 方剂	组成	主治	剂型	制作	服法	禁忌	备注
泽兰散	泽兰、石膏、当归、赤芍药、川芎、甘草、白芜荑、生干地黄、肉桂、厚朴、桔梗、吴茱萸、卷柏、防风、白茯苓、柏子仁、细辛、人参、白术、白芷、藁本、椒红、干姜、乌头、黄芪、五味子、白薇、丹参、阿胶	治妇人产乳百疾，安胎调气，产后血晕，衄血血积，虚劳无子，有子即堕，难产，子死腹中，胎衣不下，妇人血注，遍身生疮，经候不调，赤白带下，乳生恶核，咳嗽寒热，气攻四肢，处女任脉不调等。常服益血，美饮食，使人安健有子	散剂	—	空心，热酒调下二钱	—	—
朱贲琥珀散	琥珀、没药、木香、当归、芍药、白芷、羌活、干地黄、延胡索、川芎、土瓜根、牡丹皮、白术、桂	治妇人血风劳	散剂	每服二钱，水一盏煎至七分，益酒三分，复煎少时	并滓热服	—	—
麦煎散	鳖甲、大黄、常山、柴胡、赤茯苓、当归、干生漆、白术、石膏、干生地黄、甘草	治少男室女骨蒸，妇人血风攻疰，四肢心胸烦壅	散剂	上为末，每服二钱，小麦五十粒，水一盏，煎至六分	食后、卧时温服	—	疗骨热，黄瘦口臭，肌热盗汗极效
白术散	白术、黄芩	治妇人妊娠伤寒	散剂	水一中盏，生姜三片，大枣一个，同煎至七分	每服三钱，温服	唯四肢厥冷阴证者，未可服	仍安胎益母子
肉桂散	黑豆、肉桂、当归、芍药、干姜、干地黄、甘草、蒲黄	治产后众疾，血气崩运，肿满发狂，泻痢寒热等，唯吐而泻者难瘥	散剂	—	温酒调下二钱，日三服	—	—
大黄散	羊胫炭、大黄、巴豆肉、大铜钱	治产后血晕及伤折内损，妇人血癥血瘕	散剂	—	每服半钱，当归一分，小便浓煎，稍温调下	—	—

情况 方剂	组成	主治	剂型	制作	服法	禁忌	备注
黑神丸	腻粉、黑土、白面、芦荟、麝香、龙脑、牛黄、青黛、使君子	治小儿急惊、慢惊风	丸剂	上面糊丸	每服半丸,薄荷汤研下	—	—
青金丹	青黛、雄黄、胡黄连、朱砂、腻粉、熊胆、白附子、芦荟、麝香、蟾酥、水银、铅霜、龙脑	治小儿诸风、诸疳、诸痫	丸剂	上同入乳钵内,再研令匀,用獖猪胆一枚,取汁,熬过,浸蒸饼少许为丸,曝干	一岁可服二丸,量儿大小增之。惊风诸痫,先以一丸温水化,滴鼻中令嚏,戴目者当自下,瘛疭亦定,更用薄荷汤下。诸疳,粥饮下;变蒸寒热,薄荷汤化下;诸泻痢,米饮下;疳蛔咬心,苦楝子煎汤下。鼻下赤烂,口齿疳虫口疮等,乳汁研涂。病疳眼雀目,白羊子肝子一枚,竹批开,纳药肝中,以麻缕缠,米泔煮令熟,空腹服	乳母当忌毒鱼大蒜、鸡鸭猪肉	此丸疗小儿诸疳至良
桔梗散	桔梗、细辛、人参、白术、瓜蒌根、甘草、白茯苓、川芎	治小儿风热及伤寒时气,疮疹发热等	散剂	服二钱,水一盏,姜一片,薄荷二叶同煎	三岁以下儿作四五服,五岁以上分二服	—	兼服小黑膏尤善
小黑膏	天南星、乌头、薄荷、玄参	治小儿伤寒风痫	膏剂	上为末,蜜和	葱白汤下豆许,频服	—	—

141

续表

方剂\情况	组成	主治	剂型	制作	服法	禁忌	备注
治疮疹欲发及已发而陷伏方	猪血	治疮疹欲发及已发而陷伏者，皆宜速治。不速，毒入脏，必致困，宜服此	—	加龙脑大豆许	温酒调下	—	—
辰砂丸	辰砂、粉霜、腻粉、生龙脑	治小儿惊热、多涎痰、疟、久痢、吐乳、午后发热、惊痫等疾	丸剂	上软糯米饭为丸	一岁一丸，甘草汤下，大人七丸	—	—
治小儿豌豆疮方	浮萍	治小儿豌豆疮，入目痛楚，恐伤目	汤剂	上每服一二钱，随儿大小，以羊子肝半个入盏子内，以杖子刺碎烂，投水半合，绞取肝汁调下	食后服	—	—
麝香散	黄连、铜绿、麝香、水银	治小儿走马疳，牙龈腐烂，恶血口臭，牙齿脱落	散剂	—	上漱口净，以药敷疮上，兰香叶覆之	—	—
治小儿走马疳方	砒霜、粉霜、石灰	治小儿走马疳，唇齿疮烂，逡巡狼狈，用此即瘥	散剂	上等分相合，左右转研多千下，当极细如面	每以鸡翎摭少许扫疮上	慎勿多用	—
牛黄煎	大蚵蚾、诃子、使君子、胡黄连、蝉壳、墨石子、芦荟、芜荑、熊胆、朱砂、夜明砂、雄黄、木香、肉豆蔻、牛黄、麝香、龙脑	治小儿诸疳诸痢，食伤气胀，体羸头大，头发作穗，壮热不食，多困，齿烂鼻疮，丁奚潮热等疾	丸剂	—	饮下五七丸。惊疳，金银薄荷汤下；肝疳腹胀，桃仁茴香汤下；疳虫，东引石榴苦楝根汤下。五岁以上十丸	协热而痢者不可服	此药尤治疳痢
田季散	好硫黄、水银	治久患翻胃及小儿惊吐，诸吐并医	散剂	上同研如黑煤色，每服三钱，生姜四两取汁，酒一盏同姜汁煎熟，调药	空心服，衣被盖覆	—	—

情况＼方剂	组成	主治	剂型	制作	服法	禁忌	备注
乌头散	乌头、川楝子、槟榔、木香	—	散剂	上为末，水一盏煎至七分，盐一捻	每服二钱，温服	—	—
茱萸丸	茱萸、胡椒、人参、当归、甘草、半夏、白矾	年深膈气翻胃，饮食之物至晚皆吐出，悉皆生存不化，膈上常有痰涎，时时呕血，胸中多酸水，吐清水无时，夜吐辄至晚，日渐羸瘦，腹中痛楚，时复冷滑，或即闭结	丸剂	上为末，半夏膏丸，如稍硬，添姜汁	每服七丸，桑柳条各三十茎，上等银器内煎汤吞下，日三服	忌诸毒物	惟可食油猪胰脾软饭
吴婆散	黄柏、黄连、桃根白皮、木香、厚朴、丁香、槟榔、芜荑、没石子、楝根白皮	治小儿疳泻不止，日夜遍数不记，渐渐羸瘦，众药不效者	散剂	用紫苏木瓜米饮调下	每服一字，三岁以上半钱，五六岁一钱，乳食前，一日三服	—	药性小温，暴热泻者或不相当
寒水石散	寒水石、滑石、甘草	治小儿之病，多因惊则心气不行，郁而生涎，逆为大疾，宜服常行小肠，去心热，儿自少惊，亦不成疾	散剂	—	量儿大小，热月冷水下，寒月温水下	—	加龙脑更良
小朱砂丸	朱砂、巴豆、半夏、杏仁	治小儿惊积，镇心化涎	丸剂	面糊丸	二岁一丸，荆芥薄荷汤下，三岁二丸，五岁三丸	—	—
妙香丸	辰砂、牛黄、生龙脑、麝香、金箔、粉霜、腻粉、蜡、巴豆	治小儿虚中积，潮热寒热，心腹胀满痛疼者	丸剂	—	量虚实加减，龙脑浆水下，夜半后服，脏虚即以龙脑米饮下，每服三丸	—	以针刺作数孔，以行药力。治小儿吐逆尤效。此药最下胸中烦及虚积

情况 \ 方剂	组成	主治	剂型	制作	服法	禁忌	备注
治小儿脐久不干赤肿出脓及清水方	当归	治小儿脐久不干，赤肿出脓及清水	散剂	—	上着脐中	—	—
治小儿热嗽方	马牙硝、白矾、黄丹	治小儿热嗽	散剂	上同研入合子固济，火烧令红，覆润地一夜，再研，加龙脑半钱	甘草汤下一字或半钱	—	—
治小儿疳肥疮多生头上方	石录、白芷	治小儿疳肥疮多生头上，淫浸久不瘥，及耳疮等，悉主之	散剂	—	以生甘草洗疮，敷药	—	—

二、酒制剂疗法分析

《苏沈良方》中共载 157 方剂，其中与酒有关的方剂有 50 首，所占比例为 31.85%，如下表所示。

类别	数目	占比	方剂
酒（酒下、酒煎）	24	48%	酒下：四神丹，左经丸，乌荆丸，乌头煎丸，麻黄丸，何首乌散，阴丹，阳丹，胡芦巴散，治痈疮疡久不合方，云母膏，治疮疥方，治消渴方 酒煎：煮肝散，还睛神明酒，沉香天麻煎丸，川楝散，黑神丸(难产)，仓卒散方，治痈疽方，治骨鲠或竹木签刺喉中不下方，神圣香茸散，朱贵琥珀散，田季散
温酒/暖酒，热酒	18	36%	具方，伊祁丸，辰砂散，侧子散，木香丸，硇砂煎丸，四神散，阴炼法，阳炼法，治内障眼方，治小便数方，云母膏，治发疮疹不透方，火府丹，治疮疹欲发及已发而陷伏方，肉桂散，二姜散，泽兰散
无灰酒	3	6%	硇砂煎丸，黑神丸，伊祁丸
热葱酒	2	4%	通关散，续骨丸
茶酒	2	4%	诃子散，狸鸠丸
冷酒	1	2%	小朱散
薄荷酒	1	2%	通关散
荆芥酒	1	2%	沉香天麻煎丸
盐酒	1	2%	四生散
生姜酒	1	2%	酒磨丸
当归酒	1	2%	云母膏(血气)

(一)《苏沈良方》药用酒的种类

书中应用于治疗疾病的酒主要有三类,即白酒、黄酒和米酒。

1. 白酒 俗称烧酒,是用谷物酿造的,味甘苦,性辛,芳香浓郁,无杂味,乙醇含量高,一般为50°~60°。一般制造药酒所用的酒都是50°~60°的白酒。目前,我国研制的白酒有五种香型:酱香型,如茅台酒;清香型,如汾酒;浓香型,如五粮液、泸州老窖;米香型,如桂林三花酒;其他香型,如董酒和凤酒。白酒在生产的过程中会产生甲醇,若饮用含过量甲醇的白酒可致急性中毒,可表现为头晕头痛、胃痛、恶心、呕吐、呼吸困难、甚至昏迷等。

2. 黄酒 又称老酒,也是用谷物酿制而成的,味甘略酸,香气浓郁,风味独特,因其颜色黄亮而得名,乙醇含量低,为10°~20°。黄酒内含麦芽糖、糊精、甘油、葡萄糖、氨基酸、肽类及矿物质等诸多重要营养成分。黄酒具有补养气血、健脾养胃、舒筋活血、祛风散寒等功效,广泛用于中药的加工、炮制及药酒溶媒。中药中有以用黄酒炮制的,如酒大黄、酒熟地、酒乌梢蛇等;用酒能够增强药力,使有效成分,并引药归经。

3. 米酒 中药处方中常用米酒浸泡、烧煮某些中草药,或调制各种药酒,具有较高的药用价值和保健作用。此酒营养丰富,能入肺、肝、肾经而益精血、补脾肺,又大大增强了酒的窜透之力,冷饮能消食化积、镇静,对消化不良、厌食、烦躁等有疗效;热饮能散寒祛湿、活血化瘀,对腰背酸痛、手足麻木和震颤及跌打损伤等有益。米酒适合所有人食用,能温中益气、补气养颜。对于中老年人、孕产妇和身体虚弱者更加适合。米酒乙醇含量虽低,但不可贪杯。

总之,酿酒技术的发明与改进,为中医治疗方法和药物炮制方法拓宽路子提供了条件,而医家把酒引入医药领域反过来又推动了酿酒业的发展,亦提高了酿酒技术。

(二)《苏沈良方》酒剂常用方法

书中以酒为药的方法多种多样，用法各具特色，主要有浸制法、煮酒法(酒煎法)、酒送服法等。

1. 浸制法　浸制药酒可应用于各种疾病，内服外涂均可，故为临床最常用的一种炮制药酒的方法。根据病情需要将所需药或食物按处方用量进行调配后，将物料择净洗洁沥干，切片或粉碎后投入到预先准备好的器皿内，加入适量黄酒或白酒，一般酒量为药材量的 10 倍左右，可根据药材性质，适当增减。密封浸泡，浸泡期间，经常振摇或翻动药物，贮存一段时间，或三五天，或数月，典籍中亦有浸泡一天者。一般来说，夏季浸泡时间短，冬季浸泡时间最长；新鲜药物时间可适当短一些，具有一定毒性的药品或干燥品浸泡时间可长一些，短者半个月，长者可达半年以上，待药物中的有效成分充分溶出，药性与酒性充分融合后，将酒汁滤出，每天服数次，每次服适量。如还睛神明酒，将诸药"㕮咀，绢囊盛，用好酒五斗，瓮中浸之"。此种方法操作方便，容易掌握，故最常为大众所接受。

2. 煮酒法(酒煎法)　将药物碾成小块或粗末后置煮锅中，加入酒或酒、水各适量，一般液面要高出药面约 10cm，浸泡 5 个小时左右，加热煎煮 1 小时后，去药渣乘温热服用。这种方法一般即煮即饮，药性温热，可加快药力的宣散，达到温中散寒、活血止痛等作用，如治疗冷痹的沉香天麻煎丸；治疗胃气，霍乱吐泻，转筋腹痛的神圣香茸散；治疗妇人血风劳的朱贲琥珀散等。

3. 酒送服法　将治疗用药按中医制剂方法制丸剂或散剂后，取所需用量，用酒送服药物，亦可将新鲜药物捣汁或干燥药物煎汁再与酒兑服。这两种方法简单易行，充分发挥酒和药物的各自性能，故在临床上应用的机会较多。

(三)《苏沈良方》酒剂治疗特点

《苏沈良方》中所载药酒种类繁多,所用酒的方法也大不相同,或酒下,或酒煎,或温酒,或冷酒。下面对其进行简单论述。

1. 酒(酒下、酒煎) 书中所载有关酒的方剂中以酒下或以酒煎的方剂最为多见,共有24首,占比高达48%。24首方剂所主病症主要分为风邪致病、筋骨诸疾、伤寒表证、皮肤疾患、养生以及诸痛6大类。

(1)风邪致病:四神丹治疗风气、乌荆丸治风、乌头煎丸治风毒、麻黄丸治一切风及沉香天麻煎丸治风气不顺时均以酒下或酒煎,不难说明酒在治疗风邪时起着至关重要的作用。《太平圣惠方》谓:"夫风者,分布八方,长养万物,是天地山川之风,温凉寒暑之气也。其不顺四时,贼邪之气伤于人者,则为毒风。故圣人云避风如避矢。""夫风邪者,谓风气伤于人也。人以身内血气为正,以身外风气为邪,若居处失宜,饮食不节,致脏腑内损,血气外虚则为风邪所伤也。"这些论述说明风广泛地分布在我们身边,如若居处不能避风、衣衫简薄,或饮食失调,脏腑虚弱而不能卫外,虚邪贼风易趁虚伤人。风性轻扬开泄、升发、向上、向外。酒味辛,能散能行,具有发散的作用,加之芳香能疏散,外感之风邪借酒的发散之力而退,是谓从其性而治之之法。

(2)筋骨诸疾:筋膜附着于骨而聚于关节,是联结关节肌肉、主司运动的组织。《素问·五脏生成》曰:"诸筋者皆属于节。"筋和肌肉的收缩和弛张,即能支配肢体、关节运动的屈伸与转侧;骨是人体的支架,具有支撑、保护人体,主司运动的生理功能。故筋骨不利则会出现行动不便,四肢迟缓拘急,筋骨缓弱等临床表现。书中以左经丸治筋骨诸疾,手足不随,不能行步运动;以何首乌散治疗肢节痛,手足拘挛,麻痹;煮肝散治肝痿脚弱及手足丁小不随,以及用沉香天麻煎丸治疗筋骨缓弱时,均以酒送服诸药,是因酒味甘醇,甘能补、能和、能缓,具有补益、和中、调和药性和缓急止痛的作用。筋膜有赖于肝血的充分滋养,才能强健有力,活动自如。酒为水谷酿造之精华,尚可补益气血、濡润筋骨。筋骨疾患易发拘挛、麻痹,酒能缓急止痛,减少疼痛对患者造成的痛苦；酒味甘，还可调和诸药，缓和药性，不至于大寒大热，还可降低某些有毒药物的毒性。现代医学研究表明，适量饮酒可加速血液循环，调节、改善体内生化代谢，对神经传导产生良好的刺激作用，具有舒筋活络的作用。

（3）伤寒表证：是以寒邪为主的风寒之邪侵袭太阳经脉，使卫阳被遏，营阴郁滞所表现的证候，临床又称太阳伤寒证。证见恶寒，发热，头项强痛，肢体疼痛，无汗而喘，脉浮紧，治宜发汗解表。酒味辛，发散之力较强，疏散郁于肌表之风寒之邪，肌表不被其所束，卫阳不郁，肌表得以温煦，自然不会恶寒，况且酒性热，饮酒之后，得酒之热便会微发汗，祛其寒，以达发汗解表之功，此举乃如服桂枝汤后啜热稀粥之意。临床在治疗伤寒表证之时，借酒发散祛寒之力而愈者，并非少见，如以麻黄丸治伤寒，每服一丸，葱茶或酒嚼下，薄荷茶亦得。葱白辛温，可发汗解表，散寒通阳；薄荷辛凉，具有疏散风热、清利头目、利咽、透疹、疏肝行气之功。从此处的三者任下均可，可以看出酒能够发汗解表，散风寒之邪。

（4）皮肤疾患：书中所载治痈疮疡久不合方、治痈疽方、治疮疥方、沉香天麻煎丸中，或加入酒，或以酒送服，均用于治疗皮肤疾患，如痈疮久不合、疮疥、赤点瘾疹、痈疽等。痈者，由六腑不和所生，六腑主表，气行经络而浮，若喜怒不测，饮食不节，阴阳不调，则六腑不和，荣卫虚者，腠理则开，寒客于经络之间，经络为寒所折，卫阳因寒凝而涩滞不行，卫阳蕴积则生热，寒热久不散，故积聚成痈。从痈的表象上来看，红肿、焮热疼痛，一派热象，实则根源于寒邪客于经络，致使荣卫稽留于脉。荣者血也，卫者气也，荣血得寒而凝，卫气从之，与寒相搏，亦壅遏不通；气者阳也，气郁而化热，故呈现阳热之象。酒味辛性热，大可温散客于经络间的寒邪，以治其本；其味苦又可清泄火热，以治其标。《黄帝内经》云："热气淳盛，下陷肌肤，筋髓枯，内连五脏，血气竭，当其痈下，筋骨良肉皆无余，故名曰疽。"疽由热毒所发，服用酒之后，可以刺激患者皮肤血管扩张，增加皮肤的散热排毒能力，由于其具有挥发性，可吸收并带走大量热量，助热毒消散。

（5）养生：《寿世保元》云："人之一身,有元神,有元气,神官于内,气充乎体,少有不保而百病生矣。……神固气完,百邪无能奸,百病无由作矣。"此论认为,疾病的发生乃因平时失于养护调理致神气损伤,所以人们平时很重视对形神的养生保健。保健养生即是通过药物、食物或其他途径达到保存体内正气,增强体质,预防疾病,提高生活质量,延年益寿的方法,一般是在未发现明显疾病状态下所采取的预防性措施。而酒在养生保健中占有重要地位,自古以来,人们就有通过制作药酒或直接饮酒而进行养生的,从而达到阴阳平衡,补益气血,调整机体内环境,增强脏腑功能而达到预防疾病的目的。据现代专家们对各类酒的研究分析后发现,在各类酒中,除了含有乙醇外,还含有多种有机酸、氨基酸、酯类、糖分、微量元素和较多的维生素等人体所必需的营养物质。酒含有人体所需的诸多活性物质和功能性成分,如醇类、微量元素、酚类化合物和氨基酸等。一项美国调查研究结果表明,每天饮用相当于含有14~28g乙醇的酒可以降低总死亡率,与不饮酒的人相比,每天饮用相当于含有14~28g乙醇的酒的成年人患冠心病的风险更小,而在大量饮酒的人中发病率和死亡率比不饮酒的人高。饮酒与血压也有类似的曲线关系,即少量饮酒者的血压比不饮酒或戒酒者低,但每天摄入乙醇30g以上者,随饮酒量的增加血压显著升高。2002年,中国居民营养与健康状况调查结果显示,在45~59岁中年人中,每天饮酒5~10g,可能对高血压和血脂发生异常起到一个很好的预防作用。

（6）诸痛：疼痛是临床最为常见的一个症状,可以单独出现,也可以伴随在其他病证中出现。它涉及的病因以及部位十分广泛,医家将其病机归结为"不通则痛""不荣则痛"两类。《素问·举痛论》曰："经脉流行不止,环周不休,寒气入经而稽迟,泣而不行,客于脉外则血少,客于脉中则气不通,故卒然而痛。"这就从病因病机上说明了疼痛的产生主要是因为寒邪侵袭,寒凝经脉,致使经络闭阻,营卫凝滞,血瘀气滞而发生疼痛,即后世医家所云"通则不痛,痛则不通"。治疗此类疼痛而用酒者,乃因酒性热能祛其寒,且酒性善行,又能宣通血脉,疏通经络。《黄帝内经》又云:"寒气客于背俞之脉则脉泣,脉泣则血虚,血虚则痛。"此句论述了"不荣则痛"的病机为寒性收引,入侵人体后易导致气血凝滞,血脉不畅,脏腑组织得不到充足的气血濡养,则会出现疼痛。可见"不荣则痛"的本为寒邪所客,标为血虚不荣。酒性甘、温,能补、能缓,对气虚血亏所致的疼痛,能起到益气补血、缓急止痛的效果。酒之所以能够疗诸痛,还有一个重要原因就是,酒可以抑制神经,使患者麻痹,从而对痛觉的感受减弱。我国古代医家华佗所创麻沸散是用于外科手术的麻醉药,其理就在于此。如《后汉书·方术列传》载:"若疾发结于内,针药所不能及者,乃令先以酒服麻沸散,既醉无所觉,因刳破腹背,抽割积聚。"《苏沈良方》中载有以酒送服药物治疗各类疼痛的方剂,如麻黄丸酒嚼下以止头痛、酒下何首乌散治肢节痛、酒煎沉香天麻煎丸治疗骨痛,以及酒煎神圣香茸散治疗转筋腹痛等。显然,酒广泛应用于治疗疼痛类疾病,且效果极佳。

此外,书中所载治骨鲠或竹木签刺喉中不下方,治骨鲠,或竹木签刺喉中不下,以酒一合,煎化温啜。若得逆便吐,骨即随出。此以大量饮酒的方法进行催吐,将骨或竹木签吐出。此法虽灵验,但大量饮酒直至呕吐势必伤及于胃,况有不饮酒者、小儿智识未开者或妇人怀胎而不宜饮酒者,临床可用瓜蒂散催吐,将 2g 瓜蒂熬黄,加入赤小豆(研细末)2g,用香豉 9g 煎汤去滓后送服。

2. 温酒／暖酒,热酒 《苏沈良方》中所载以温酒／暖酒,或以热酒送服药物的方剂共有 18 首,占比达 36%,所主疾病除了在"酒(酒下、酒煎)"中所论述的之外,还用于促进消化、疗妇人产后诸疾。

(1) 促进消化:在酿酒过程中,被视为一个关键的环节,同时也是酿酒中的一个非常重要的原材料,那就是制曲。酒之所以能够促进消化与曲有很大关系。几千年来,制曲技术不断进步,曲的新品种也不断涌现。据史籍记载,春秋时期,人们已经懂得利用曲来帮助消化,治疗脾胃疾患。在南北朝时期,开始专门生产药用曲。由于曲在治疗食积停滞、食少纳呆、脘腹胀满时疗效显著,所以在明代把这种药用曲,誉称为"神曲",给予很高的评价。神曲,具有消食、行气、健脾、养胃的功用,至今仍在临床和民间广泛使用。现代学研究结果显示,神曲内含酵母菌、淀粉酶、维生素B复合体、麦角甾醇、蛋白质及脂肪、挥发油等,故有增进食欲、维持正常消化功能等作用。实验表明,人们在适量饮酒1小时后,其体内的胰液素含量比饮酒前明显增多。胰液素是胰腺分泌的消化性激素,对人们的健康是很有利的,而胰岛素又可促进人体消化系统内各种消化液的分泌,从而增强胃肠道对食物的消化和吸收。

(2) 妇女产后诸疾:即产后病,是凡在产褥期所发生的与分娩有关的一些疾病。由于分娩带来的产创和出血,以及妇女临产用力过度,使产妇元气受损,正气减弱,故有"产后百骸空虚"之说,此时稍有不慎,则易引起各种疾病。产后病发生的机理可概括为三个方面:一是出血过多,亡血伤津,以致冲任损伤;二是瘀血内阻,气机不利,气血运行不畅;三是体虚易感外邪,易被饮食所伤。根据亡血伤津、多虚多瘀的特点,本着"勿拘于产后,勿忘于产后"的原则进行辨证论治。既有产后气血大虚,又多见瘀血阻滞,当以补虚为主,兼活血化瘀,二者不可偏废。酒为谷物所酿,为谷物中的精华,少量饮酒,可通过脾的运化作用而变成气血,充养全身百骸,从而达到补益气血的作用,又因酒性辛散,具有善行的特点,能够宣通瘀滞之气血,且酒性本为温热,在服用时又以温酒或热酒送服,瘀血得热而散,大可温化瘀停之败血。如泽兰散、肉桂散均可治疗妇人产后诸疾,其中,泽兰散空心热酒调下,用于治疗产后血晕、衄血血积、胎衣不下等病;肉桂散以温酒调下,用于治产后众疾、血气崩运、肿满发狂、泻痢寒热等。

3. 冷酒 即清酒,呈无色或淡苋色,清亮透明,芳香怡人,其味甘辛,其性微温,较白酒柔和,含醇量不高,与啤酒的酒精度不相上下,且含有大量的酯类、蛋白质类和糖类物质。据《周礼》记载,清酒起源于中国,在公元400年左右,清酒酿造技术传入日本,使之成为日本的国酒。小朱散治疗瘰疬久不瘥、心腹痛、痰哕、麻痹、筋脉不仁,用这样的酒调下二钱,用以温行气血,以助通脉,甚至有补虚扶弱之功。我国广东部分地区有妇女产后用清酒加入生鸡蛋煮熟,补养虚弱的习惯,这与冷酒下小朱散而发挥其补虚扶弱、温行气血之功的方法，是一脉相承的。小朱散在补血活血止痛药物的基础上，更借清酒之温行气血、补虚扶弱之功，使气血充实，经脉畅通。

4. 无灰酒 古传发酵酒为了控制其酸碱度，在酒内加入石灰以防酒酸，但因有灰酒能聚痰，所以在治疗某些疾病时不宜使用有灰酒，须用无灰酒。无灰酒，即在酿酒时，遇酸碱度适中，无须再加石灰，或在加入石灰之后，通过坐灰、清灰等操作方法进行除灰，即称无灰酒。无灰酒是发酵类酒中黄酒的佳品。我国酿酒技术流传甚久，所用石灰皆生块灰，选材亦严，用量控制全凭经验，所以即使加灰酒，也对人体影响不大。

5. 药酒 现代医学研究表明，用酒浸药，不仅能将药物中的有效成分溶解出来，使人体易于吸收，且由于酒性善行，能宣通血脉，还能借以引导药物的有效成分到达需要治疗的部位，从而提高药效。下面介绍书中涉及的 7 种药酒。

(1) 热葱酒：书中载以葱酒送服通关散治疗诸中风伤寒。因葱白味辛，性温，具有发汗解表、通达阳气的功效，发散之力较强，可疏散郁于肌表之风寒之邪，使邪气从表而解，肌表不被其所束而能愈。又载以热葱酒送服续骨丸治疗骨折痛甚。《本草纲目》记载："葱……所治之症，多属太阴、阳明，皆取其发散通气之功。通气故能解毒及理血病。气者，血之帅也，气通则血活矣。金疮磕损，折伤血出，疼痛不止者，王璆《百一选方》用葱白、砂糖等分研封之。云痛立止，更无痕瘢也。"是故骨折必出血而后成瘀血，又疼痛不止，瘀血不去新血不生，无以濡养筋骨百骸，则骨折难愈也。葱白可通达阳气，气通则血活，血活能滋养伤折之处而易恢复，又以酒煎煮葱白，大可借酒之力活血化瘀，疏通血脉，止伤折之痛。

(2) 茶酒：茶酒是以茶类产品为主要原料，经发酵、过滤、陈酿、勾兑而成的酒。这种酒的酒精度数低，色泽清澈透亮，酒味香醇，同时含有丰富的茶多酚、蛋白质、氨基酸、茶多糖等物质。《神农本草经》记载："神农尝百草，一日遇七十二毒，得茶而解之。"《本草拾遗》又言："止渴除疫，贵哉茶也。……诸药为各病之药，茶为万病之药。"这是古人对茶和茶疗的一种充分肯定与赞美。现代医学表明,茶多酚、咖啡碱是茶酒的主要成分,其中咖啡碱主要有兴奋中枢、振奋精神、强心利尿等保健作用;茶多酚能抑制磷酸二酯酶,而磷酸二酯酶能抑制胃壁细胞分泌胃酸,所以它受到抑制后胃壁细胞就会分泌大量胃酸,从而促进消化。诃子丸在使用方法中载有"茶酒任下",意思应该为或以茶下,或以酒下,而非以茶酒下,但在书中另一处所载用丁治疗眼疾的鸩狸丸以"茶酒下",可见茶酒是存在的。诃子丸虽非茶酒下,由于茶、酒均可下,便知二者均能起到某一作用,所以用诃子丸进行消食化气时以茶或酒送服,以助消化。

(3)薄荷酒:薄荷,辛凉,入肺、肝经,具有疏散风热、清利头目、利咽透疹、疏肝行气之功效。以薄荷酒下治疗伤寒中风的通关散,不难看出是取酒及薄荷的发散之性,二药搭配使用,其发散之力愈强,散其郁于肌表之风寒之邪。

(4)荆芥酒:沉香天麻煎丸在治疗风气不顺、赤点瘾疹时,以荆芥汤或荆芥酒下药二十丸,又载"秋夏宜荆芥汤,春冬宜荆芥酒",是因秋夏天气炎热,人体阳气也随之旺盛,春冬天气寒冷,人体阳气闭藏或萌动而刚欲升,酒性热,饮之可温阳祛寒,故有此论。荆芥,气温,味辛、苦,入肺、肝经,能解表祛风、透疹、止血。疹多由风邪而起,瘾疹尚不能透发,乃以荆芥酒予之。荆芥辛温,具有发散之性,又有祛风透疹之效,入肺经又可助肺宣发透疹。酒性升散,具有向上、向外的特点。荆芥与酒相配,共奏祛风、透疹之功。

(5)盐酒:根据同气相求的理论,饮食五味进入人体,各有其所喜。《素问·宣明五气》指出"咸入肾"。《黄帝内经》中论述类似于"咸入肾"的理论还有很多。如《灵枢·五味》云:"谷味咸,先走肾。"《素问·五运行大论》云:"北方生寒,寒生水,水生咸,咸生肾。"《素问·至真要大论》云:"夫五味入胃,各归所喜……咸先入肾。"由此看来,咸由水生,而肾又属水,同气相求,故咸入肾。四生散在治疗肾脏风时以盐酒调下二钱,可见用盐作为引经药。《本草纲目·食盐》曰:"故服补肾药用盐汤者,咸归肾,引药气入本脏也。"故以盐酒送服四生散,引药气入肾脏以治其病。

（6）生姜酒：生姜酒首次记载于《本草纲目》，曰："姜酒……治偏风，中恶疰忤，心腹冷痛。以姜浸酒，暖服一碗即止。一法：用姜汁和曲，造酒如常，服之佳。"生姜是我们生活中经常能看见或用到的一种食材，其辛温而散，能入脾胃经而益脾胃，善温中降逆止呕。酒磨丸可在发挥自身药效的基础上，借助生姜酒的温中散寒、降逆止呕之力，治疗胃寒吐逆，效果极佳，同时生姜又可作为脾胃的引经药，酒亦可温阳散寒。生姜酒度数低，对于胃寒导致的胃脘冷痛、恶心呕吐、口淡不渴等症，老少皆可饮用。现代医学研究表明，生姜酒具有良好的营养保健作用，所用生姜具有抗老防衰、抗癌防癌之功效。生姜酒中所含的挥发油是促进血液循环的主要成分，能抗菌、抗衰老、抗疲劳；姜辣素能刺激胃液分泌和肠管道蠕动，可以促进消化；其他大量糖类、含氮物质和有机酸，是增加人的肌力的有效成分。同时，生姜酒还是很好的佐料，无论是用它做汤做菜，都能使人感到美味可口。

（7）当归酒：云母膏在治疗"血气"病时，以当归酒下一分，每日一服。中医病证中虽无"血气"一名，但根据云母膏的主治可以推断出其意，病机为血气瘀滞导致的疮疡。当归酒首见于《本草纲目》："当归酒，和血脉，坚筋骨，止诸痛，调经水。当归煎汁，或酿或浸，并如上法。"在《雷公炮炙论》中又有酒当归的制法："凡使当归，先去尘并头尖硬处一分已来，酒浸一宿。"无论是当归酒还是酒当归，二者药用价值相似。当归，甘、辛，温，有补血活血、调经止痛之功，可治疗痈疽疮疡，酒煎后，活血化瘀、疏通血脉之功倍增。此酒适合因瘀致虚，或妇女月经不调、痛经患者饮用。

通过以上《苏沈良方》中有关酒疗法的论述，足见酒在治疗疾病时被广泛应用，而且疗效显著，对后世临床具有良好的指导作用。

（四）酒与医的关系

我国人民掌握酿酒技术历史悠久，现有文字记载为四千多年的历史。《说文解字注》谓:"少康作箕帚秫酒。少康者,杜康也。"纵少康是纵相之子,夏朝君主,所以后世认为酒的酿造初始于夏朝,故后世皆称酒为杜康。而《淮南子·说林训》谓:"清盎(白酒)之美,始于耒耜。"故也有人认为,我国以谷物造酒的历史是渊源于新时器时代。酒的出现,最初很可能就是谷物久积之后自然发酵,便产生乙醇和其他物质,结果酿成了天然酒。古代酒为粮食所酿,故酒与农业生产关系密切,且酒的兴盛是国家安定富饶、人民丰衣足食的象征。

我们的祖先在创造我国古代灿烂文化的过程中,也积累了丰富的酿酒经验和创造了多彩的酒文化。人们在长期饮酒实践中,逐渐认识到饮少量酒可以活血通络、祛寒止痛、令人兴奋,大量饮酒则会出现麻木、呕吐、头晕头痛、胃痛等现象,所以酒在生活中的作用,除了供人们日常饮用、增添情趣之外,另一方面便是治病。在古代,"医"为"醫"。《说文解字》谓:"醫之性然,得酒而使,从酉……酒所以治病也。"《周礼注疏》曰:"醫之字,从殹从酉……醫者酿粥为醴则为醫。"殹,表示病人发出的声音;酉,表示医生用酒治病。清代徐灏的笺注为:"醫本酒名,故从酉,殹声,治病醫药为主,以酒为使,故醫药并称。"这说明用酒治病是医生治病的重要手段之一,可见酒与医的关系绝非一般医药关系可比。历代医家均有直接用酒治病或治病时常常借助于酒力,使药物能发挥更好的疗效。所以《汉书·食货志》有"酒为百药之长"的记载,在《十问》中记载"酒者,五谷之精气也,其入中散流,其入理也彻而周,不胥卧而究理,故以为百药由",这与班固的"酒为百药之长"的观点是一致的,进一步突出酒在中医药中的重要作用。

(五) 历代医家对酒的应用

以酒为药的历史很悠久,可以说源远流长。药酒的使用至迟也不晚于殷商时期。甲骨文有"鬯其酒"的记载,这是一种色美味香的药酒,既能用于医疗也可用于祭祀,是目前所知关于药酒的最早记载。现存最早药物学专著《神农本草经》虽未对酒进行介绍,但其序言中有"药有宜丸者,宜散者,宜水煮者,宜酒渍者,宜膏煎者,亦有一物兼宜者,亦有不可入汤酒者,并随药性,不得违越"的记载,亦说明了当时酒剂存在的普遍性。酒在古籍中应用于治疗疾病的记载不胜枚举,如《史记·扁鹊仓公列传》中名医扁鹊诊齐桓侯时所述"疾之居腠理也,汤熨之所及也;在血脉,针石之所及也;其在肠胃,酒醪之所及也",说明了当时扁鹊就以酒治疗胃肠疾病;《史记·扁鹊仓公列传》仓公淳于意的诊籍中已有用药酒治愈"风蹶胸满"的记载,可惜未记述药酒的成分和制作方法。我国现存最早的医学典籍《黄帝内经》有《汤液醪醴论》专篇,对酒的性质做了描述:"必以稻米,炊之稻薪,稻米者完,稻薪者坚……此得天地之和,高下之宜,故能至完,伐取得时,故能至坚也。"《说文解字》云:"醪,汁滓酒(浊酒)也。"《素问·缪刺论》云:"鬄其左角之发方一寸燔治,饮以美酒一杯,不能饮者灌之,立已。"此句论述的是治疗尸厥的左角发酒。《素问·腹中论》中载有以鸡矢醴治疗鼓胀且效果显著,即"一剂知,二剂已",虽未记载鸡矢醴方的组成和用法,但在《圣济总录》中载有"以鸡屎白,晒干为末,每用醇酒调服一钱匕,食后、临卧服",以及在《奇效良方》中记载"鸡屎白半升,以好酒一斗渍七日,每服一盏,食后临卧时温服",都对其配方和服用方法做了详细记载。《灵枢·寿夭刚柔》对治疗寒痹进行了详细论述:"寒痹之为病也,留而不去,时痛而皮不仁……用淳酒二十升,蜀椒一升,干姜一斤,桂心一斤,凡四种,皆㕮咀,渍酒中。用绵絮一斤,细白布四丈,并内酒中。置酒马矢煴中,盖封涂,勿使泄。五日五夜,出布绵絮,曝干之,干复渍,以尽其汁。每渍必晬其日,乃出干。干,并用滓与绵絮……用之生桑炭炙巾,以熨寒痹所刺之处,令热入至于病所。"可见于方中加入大剂量的酒(二十升),说明酒在治疗寒痹时发挥的重要作用,也可体现出酒性温热,能温通经脉,祛寒除痹。综上所述,自春秋战国时起,医生以酒醪治疾病,和针石、汤药一样已是很普遍的了,自此以后各个朝代的各类医药专著中均有关于酒之药用的记载。

东汉著名医家张仲景在其所著《金匮要略》中,则对红兰花酒、瓜蒌薤白白酒汤等以酒为主要药物组成的药方的适应证、具体用法和注意事项等进行了详细叙述,此外还在 10 余个方中采用酒送服药物的方法。东晋葛洪《肘后备急方》记载有猪胰酒、金牙酒、海藻酒、桃仁酒等药物或食物与酒同酿或同渍后服用的方法。梁代陶弘景《名医别录》中最早记载酒的性味功能——"味苦甘辛,大热,有毒,主行药势,杀邪恶气",并在《神农本草经集注》中提出药酒的制作方法——"凡渍药酒,皆须细切,生绢袋盛之,乃入酒密封,随寒暑日数,视其浓烈,便可沥出,不必待至酒尽也"。唐代孙思邈对药酒的论述更为详细,如"凡合酒皆薄切药,以绢袋盛药,纳酒中,密封头,春夏四五日,秋冬七八日,皆以味足为度,去滓服酒",所撰《备急千金要方》中有近四分之一的方中用了酒,其中或以酒煎,或以酒浸泡,或以酒送服,并指出"凡服酒药,欲得使酒气相接,无得断绝,绝则不得药力。多少皆以知为度,不可令至醉及吐,则大损人也"。北宋著名的文学家、政治家和改革家王安石写过一首名为"元日"的诗:"爆竹声中一岁除,春风送暖入屠苏。千门万户曈曈日,总把新桃换旧符。"这是一首描写新年元日热闹、欢乐和万象更新的生动景象的诗。"元日"就是今天的春节,其中的"屠苏",就是屠苏酒。屠苏酒最早为汉代崔寔《四民月令》所载"椒柏酒",是将大黄、乌头、白术、防风、桂枝、花椒、芨等中药放入酒中浸制而成,这种方法由孙思邈掌握后,他在每年春节前,总是要分送给亲戚、乡邻一包药,告诉大家以酒泡药,除夕饮用,可以预防疫病。经过历代相传,饮屠苏酒便成为春节的习俗。明代《本草纲目》中记载 70 种药酒,其中人参酒、鹿茸酒、五加皮酒等,至今仍在应用。

药酒的出现是我国历代医家长期医疗实践的结果,在这个过程中,医生们认识到酒是用谷物和曲所酿成的流质,其气悍,质清,味苦甘辛,性热,具有散塞滞、开瘀结、消饮食、通经络、行血脉、温脾胃、养肌肤的功用,对于治疗关节酸痛、腿脚软弱、行动不利、肢寒体冷、肚腹冷痛等症效果良好,也可以在治病开处方中,把某些药物用"酒渍"或"以酒为使",来引导诸药迅速奏效,这就使酒与药有机地结合起来,形成了完整的药酒方。由于药酒具有适应范围广、便于服用、收效快捷、易于保存等独特优点,深得患者的欢迎。

虽然酒在治疗疾病时被广泛应用,且疗效显著,又深得患者的欢迎,但酒并非百利而无一害,也不是所有疾病、所有患者均适合加酒治疗。诚如李时珍所言:"酒,天之美禄也。面曲之酒,少饮则和血行气,壮神御寒,消愁遣兴;痛饮则伤神耗血,损胃亡精,生痰动火。"又因人的体质各有差异,有的人酒量很大,有些人不胜酒力,还有人酒不沾唇,所以临证时要因人制宜,辨证施治。

(六)酒疗法适宜病证及临床禁忌

历代医家通过对酒制剂的临床运用,逐步总结出了酒制剂的适宜病证与临床禁忌,为临床运用提供了理论依据。

1. 适宜病证

(1)平素阳虚,易感风寒湿邪引发的痹证,症见肢体关节疼痛、屈伸不利、功能活动受限者,宜选择鹿茸类的药酒。

(2)因外力损伤所致的血瘀证患者,可选用当归酒。

(3)平素少气懒言,倦怠乏力,易出虚汗者,可选择一些以人参为主的药酒。

(4)平素血虚所发头昏眼花、面色萎黄及妇女月经量少色淡,宜选用熟地、当归、大枣类药酒。

(5)平素腰酸背痛、筋骨不坚,易劳累的患者,可以选择具有强筋健骨、舒筋活血功效的药酒。

(6)老人和体质虚弱患者,宜在医师的指导下长期服用。

(7)各种皮肤病患者,除了口服以外,还可以外用涂抹药酒至患处。

2. 临床禁忌

(1)有严重肝、肾功能不全者,忌饮。

(2)急性传染病或高热患者,不宜饮高度药酒。

(3)对酒过敏者,忌服。

(4)凡痰黄黏稠、痰多,实热喘嗽,胃脘胀满,头身困重等痰热湿盛证患者,忌服。

（5）各种血证之血分有热者,禁饮。

（6）凡属阴虚火旺证,症见口干舌燥、五心烦热、骨蒸劳嗽、颧红盗汗者,忌服。

（7）妇女月经过多,慎服活血类药酒。

（8）孕妇、幼儿,慎服或忌服。

（9）妇女产后瘀血蓄积所致的恶露不行、小腹疼痛,若在哺乳期,慎服或禁服。

（10）患有精神类疾病者,忌饮。

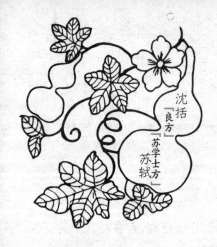

第九章

《苏沈良方》养生观

养生，又称为摄生、道生、保生等。中医养生顺应自然规律，保养生命之气，通过节饮食、调情志、适起居等多种方法，以达到益寿延年、健康生活的目的。《苏沈良方》中的养生观主要体现在《问养生》《论修养寄子由》《养生说》《续养生论》《养生偈》《上张安道养生决》等篇中，其论养生遵循中医养生观念，融合了道家、佛家、儒家等理念和方法，顺应天时、调情志、兼内外、重保元，于导引之术多有发挥，是研究古代养生观念和方法的重要医学著作，在现代社会生活中也具有非常重要的指导意义和应用价值。

一、《苏沈良方》的养生思想

（一）《苏沈良方》的养生观受道家思想的影响

道家重视顺应自然变化规律，"道法自然"即是要效法自然，适阴阳寒暑变化。苏轼借吴子野论养生，谈到养生重在"和"与"安"。"和"者，人与自然相和，顺应自然，更在一个度的适应，人生活在大自然之中，寒暑的变化在至微至妙之中，所谓"微之至，和之极也"，缓慢的变化是自然给予人的一种恩惠，人之所以能适应自然，正是因为自然在细微的变化之中。道家重视思想清静，心无杂念。"和"与"安"也对应了"外"与"内"，外即自然四时变化，在外要顺应；内即思想情志变化，在内要调节情志，恬淡虚无，精神内守。"安"字强调的不仅仅是调畅情志，更重要的是人的思想，正确地认识事物，不受外界所干扰，即使有大的变动也不畏惧。如胎息法、辟谷法、调息法、丹药法等等，都是以道家养生方法为主，以及苏轼想得道成仙的想法，都受到道家思想的影响。一者是中医思想本就受道家影响深远，医道不分家，有许多中医学家本身就是道家重要人物，他们也在运用中医来救死扶伤，解除百姓的痛苦。二者是道家思想影响深远，道教是本土教派，源远流长，人们生活中都会受到道家思想影响，在流传过程当中形成了各种各样的养生思想和方法，能够运用到生活实践当中，被大众所接受。

(二)《苏沈良方》的养生观受佛家思想影响

佛家思想主张修炼自身,超脱世俗。书中运用了许多佛家用语,"随缘放旷"。"胜解"乃佛家养生七十五法中十大地法之一,即于所缘之境决定印证许可,而不可移转也。若于境犹豫,胜解全无。"无所除"佛家语,意为专心休养,无所奢求,则精神平和。"圆明"佛家语,即圆满明觉。《养生偈》即是以佛家偈词的形式,论述练功养生的方法和效果。可见,苏轼对佛家思想有深入研究,无形之中受到佛家思想的影响,将佛家养生运用到实践当中,"凡学者,当观妄除爱,自粗及细,念念不忘,会作一日,得无所除",辟除不良嗜好,时时修行自我,终有所收益。佛家养生思想众多,书中虽然不能一一言明,但是在日常生活中,我们确实应该多学习佛家的一些养生思想和方法,尤其是在现代物欲横流的社会,我们对生活的铺张浪费和思想意识,都是值得反省和警戒的。

(三)《苏沈良方》的养生观受儒家思想影响

儒家思想讲仁、义、礼、智、信,而"仁者寿",即指道德崇高,怀有仁爱之心,胸怀宽广的人容易长寿。儒家特别注重个人道德修养在养生中的作用,主张突出个人养德的主动性,来达到道德自我完善的境界,并认为这是人们得以长寿的基本要素。《苏沈良方》之所以立著就是为了济世,通过捡验方,重实践,筛选出好的药物方剂和养生方法来给人们,每到一地就造福一方,所以他们都具有仁者之心,是儒家思想的本质体现。正如《苏沈内翰良方序》中所言:"若医术一事,滞者使之通,卧者使之起,瘠者使之充,昏者使之爽,秘者使之开,忧子者,泰父母反侧之心,痛夫者,开妻妾罾戚之思,鬼门转其足,生宅复其魂,推广仁民之道,端在于是,此坡老之隐抱。"仁心是每个医者所必须具有的高尚品质,也是养生者必须具有的情怀。在儒家有"穷则独善其身,达则兼济天下"的宽大胸襟,不得志时,要坚守本心,修身养性,博闻强识;显达时,就要负起重任,造福天下。苏轼也是按照这个要求做到了儒家的崇高情操,仕途显赫则谋福天下,仕途不顺则独善其身。正是有了儒家思想的影响才有了《苏沈良方》独特的养生观,且在书中都可以体现儒家的思想。

二、《苏沈良方》的养生要点

(一) 养生之道在"和"与"安"

《问养生》论养生,唯有"和""安"二字。"和"者,与天地自然相和。天地有春夏秋冬四季变化,自然中有寒暑往来与之相应,一日中有昼夜变化,而人在自然变化之中没有发生疾病,是因为人顺应了自然变化,适应了自然变化。自然之变化是在慢慢地、缓缓地进行当中,给人创造了适应的时间和条件。虽然一年之中有寒热变化,寒有寒之极,像天地之冰封,万物闭藏,热有热之极,如炉火之炙烤,如果寒与热在瞬间转换,那人是没有生存的条件的。正是因为它的变化是在阴阳消长的变化之中,人能够与之相和,才不会导致人的衰败。人与天地自然之和是生命的根本。"安"者,心安也,思想闲静,不受外物所扰。外物包括自然环境、社会环境和身心之事。这种"安"是建立在广阔的心胸和渊博的知识之上,只有知道了自然变化的规律,只有懂得了事物的发展规律,才能对发生的事物做出正确的判断和处理。"和"与"安"更体现了内外相合,懂得自然生命之规律,顺应自然生命之变化,即《问养生》所论"安则物之感我者轻,和则我之应物者顺。外轻内顺,而生理备矣"。

(二) 养生之道在有节

《黄帝内经》有言"食饮有节"。养生之中,饮食之调养也是重要内容。所谓有节者,即要有节制,不可暴饮暴食,也不可以偏食嗜食。《养生说》所论"已饥先食,未饱先止",就是说在饥饿之前先要补充食物,在感觉吃饱之前就不在进食。有节者,有节律也。一日三餐不能有所懈怠,饱就少食、饿就多食是不正确的饮食习惯,特别是睡前进食,更是对身体有影响。养生之道的有节还表现在运用养生之法时要有计划,不可太过,不可不及。如苏轼在《龙虎铅汞说》中指出,练习"洪炉上一点雪"时,急于求成,"但行之数日间,舌下筋微急痛",导致舌下筋脉疼痛,损伤到了身体,所以他提出"当以渐驯致"。在《上张安道养生诀》中论述练气养生术时,要避免三种不好的习惯,即"一急躁,二阴险,三贪欲",其中"一急躁"就是要告诫人们在养生过程中,不可急于求成,要有节制地去养生,把养生作为长期的事情坚持来做,一定能够起到很好的强身健体作用。

(三) 养生之道重在调养

调养即调畅情志,安顺思想,养精气,蓄神气。大多数人的养生都重形体养生,通过导引、吐纳等调精气,通过饮食疗法增形体,还有体育锻炼等,除了顾护人体正气、强身健体,还有更重要的是调情志与思想。凝神练气,先要排除杂念,使自己的思想清静,在养生的过程中要排除各种干扰,持之以恒,才能有收获和效果。《黄帝内经》中也提到"恬惔虚无,真气从之",指出要思想清静才能调养精神。《论修养寄子由》中提到"任性逍遥,随缘放旷,但凡尽心,别无胜解",即养生要顺从自然,适事而为,顺应机遇与缘分,使自己的性格开朗,不受外界事与物的干扰,就能达到养生的目的。这与苏轼的个人经历是密不可分的。苏轼仕途多挫折,"吾今年已六十,名位破败,兄弟隔绝,父子离散,身居蛮夷,北归无日,区区世味,亦可知矣",但是苏轼仍能够在艰辛的岁月中坚持养生,可见其思想境界非同一般。

(四) 养生之道贵在坚持

养生之法多种多样,不论选择哪种养生之法,都需要坚持去做,

"其效初不甚觉,但积累百余日,功用不可量"。养生之法不可急于求成。中医讲究的是中和之道,不可太过也不可不及,急于求成则偏于太过,所谓"微之至,和之极也",在细微的、缓慢的变化中,人体才能适应,而剧烈的、突然的、大的变化,则会导致人体失常发生疾病。细微的、缓慢的变化短时间内很难看到效果,很多养生的人都是刚开始热情满满,一段时间看不到效果,或者受到好多其他因素的干扰,就坚持不下来了,所以养生之道贵在坚持,只有真正坚持下来的人才得到了强身健体、益寿延年的收获。苏轼在《龙虎铅汞说》中也提到自己受到甚多事情的束缚,下定决心为行龙虎诀"不读书,不看经,且一时束起,以待异日,不游山水,除见道人外,不接客,不会饮,皆无益也。深恐易流之性,不能终践此言,故先作书以报"。由此可见,养生之道必须排除其他因素干扰,全心全意,坚持不懈,才能有所收获。

三、《苏沈良方》的摄生方法

(一)调息养生法

"视鼻端"以调息,眼睛凝视自己的鼻尖处,这是气功练习中集中注意力的一种方法,也是调息的事前准备。数息之次数以调养身心,"视鼻端"以集中注意力,平静自己的内心,数自己的呼吸次数,不急不慢,均匀呼吸,心无杂念,数到一百次的时候,进入到一个忘我的境地,数到一千次的时候,可以尝试暂时屏住呼吸,感觉自然之气与人体之气从汗孔相交流。这种数息养生之法可以去除疾病,增强形体。这实际上是一种意念导引法,通过内练精气,使气能生而增强人体正气,抵御邪气。胎息之法,在《养生说》中有所论述,"养生之方,以胎息为本"。胎息之法是养生中调息之法最基本的方法,能够使人体"内守充盛,血脉通流,上下相灌输,而生理备矣",而达到修炼人体之精气、延年益寿的目的。在书中还以"鸿毛"测试,"以鸿毛着鼻,止而不动,经三百息,耳无所闻,目无所见,心无所思,则寒暑不能侵,蜂虿不能毒,寿三百六十岁"。苏轼亲自尝试了一下胎息养生之法,"亦时时小试,觉其理不谬。更候疾平天凉,稍稍置力续见效",可见胎息之法确实有一定效果。《上张安道养生诀》详细论述了调息练气法,夜半子时面东或面南盘足而坐,叩齿即上下牙齿相叩(道家养生的方法之一),握固即拇指掐第三指指纹或其他四指握住拇指,闭息即闭目排除各种杂念、屏住呼吸不让气有所出入,内视五脏及其五行之色(肺白、肝青、脾黄、心赤、肾黑),想象心变成火照亮到了丹田,丹田之气遍布腹中,随呼吸出入人体内外。在此过程中,以舌搅唇齿内外,使口中产生津液,津液满口的时候,低头咽下去,用意念想着把津液送到丹田,以手摩擦足心涌泉穴及脐下腰脊间,使之变热。最后,用手摩擦头面、耳项,捏鼻子五七下,梳头一百次,披散开头发入睡。调息养生法,重在调摄自己之精气,与自然之精气相呼应,适应自然变化,达到凝精练气的作用,是养生方法中的一个重要内容。

(二) 饮食养生法

自《黄帝内经》便有"食饮有节",所以饮食养生由来已久。《养生说》论述了食养之法,"已饥先食"食养之法指出饮食要有节律,在感到饥饿之前就应该进食,一日三餐有节律,不能等到饥饿才进食,饥饿的时候对胃气已经有所损伤;"未饱先止"食养之法指出饮食要有节制,在感觉到饱食之前就不要进食了,饮食过饱也会损伤胃气。"散步逍遥,务令腹空",在平时活动、劳作之时也不要导致腹部空虚,要时刻保持胃气有所行。如果感到胃中空虚,可以"入定",即调息以养气,实际上是辟谷疗法中的服气辟谷法。修养身体要时刻严格要求自己,不能有丝毫懈怠,"我今此身,若少动摇,如毛发许,便堕地狱。如商君法,如孙武令,事在必行,有死无犯"。不管是饮食养生法还是其他养生方法,都需要严格要求自己。养生不是一时之兴,是一个长期的过程,需要自律性,尤其在饮食养生法中,人会经不住外界的诱惑和自身食欲的抗拒,往往会导致自己制订的计划落空,所以必须要坚定信念,毫不松懈地去做养生。

（三）辟谷法

辟谷即不食五谷杂粮,通过吸收自然之精气,维持人体生命,是道教的一种修炼之术,现代人多用于减肥、排毒。《书辟谷说》论述了辟谷养生的方法,提到有一个人堕入洞穴之中,没有东西吃,看到洞穴之中的乌龟和蛇没有东西吃却生存得很好,原来这些动物都向东望吸收日月之精华,于是他模仿龟蛇之法,没有食物吃居然活了下来被人救出。这是对服气辟谷法的一段记载,也是辟谷养生法较多的一种。辟谷法中除了服气辟谷法,还有服药辟谷法,用药物代替食物,如书中提到"能复玉泉,使铅汞具体,去仙不远矣",即服用玉屑和丹药的辟谷之法效果更佳。辟谷之法并不是完全不吃东西或长时间不吃东西,而是有选择地去吃东西或短时不吃东西。辟谷之法对现代人的健康饮食有一定的指导意义。需要注意的是,辟谷之法适合一部分人群,一定是在正确的指导下进行,不可盲目运用,损害健康。

（四）丹药养生法

养生要重视丹药修炼。服食丹药养生的方法自古就有,特别是在封建社会对长寿的追求欲望下,地位越高服食丹药越严重,而炼丹术也是由此开始盛行。《神仙补益》中记载:"王倪丹砂,无所不主。尤补心,益精血,愈痰疾,壮筋骨,久服不死。"受到当时社会文化的影响,书中养生论述丹药修炼的内容较多,涉及的方面也较广,如《阳丹诀》《阴丹诀》《金丹诀》《阳炼法》《阴炼法》等对丹药炼制都有详细论述,对丹药服用有"凡服丹砂,忌一切鱼、肉、尘宿、生、冷、蒜,尤忌生血物,及见血秽"(《谷子煎法》)的记载,对内丹修炼有"长生之药,内丹之萌"(《续养生论》)的记载,对藏丹法有"古人藏丹砂井中,而饮者犹获上寿"(《养生说》)的记载,药物有芡实、覆盆子、茯苓等,方剂有"光明辰砂二十八两,甘草二大两,远志二大两(去心秤),槟榔二大两,诃黎勒皮二大两,紫桂肉八大两(桂一半留蒸丹砂时拍碎用,覆藉)。上甘草等四味,锉碎,以二大斗釜,用细布囊盛丹砂,悬于釜中,着水和药,炭火煮之"。难能可贵之处,苏轼也论述了丹药之损害身体,如"今但悬望大丹,丹既不可望,又学烧,而药物火候,皆未必真,纵使烧成,又畏火毒而未能服",所以苏轼虽论述了丹药的多种方面,但还是要谨慎行之,且书中也多是药物、调息、内练之法。在今天看来,丹砂之法多有不可取之处,我们在学习之中也当甄别。还有藏丹砂之法,"古人藏丹砂井中,而饮者犹获上寿",即将丹药浸入井水之中,食用井中之水便可以益寿延年。书中论述丹药甚多,但是丹药中含有汞等重金属,在现代认为是不可取的,是对人体有害的,历史上也记载了许多服食丹药导致身体损伤甚至丧命的例子。但是,在炼丹术中,还有一种叫做内丹的养生修炼方法,也是气功修炼的重要内容。服食炼丹以养生在现代看来不可取,但是,服食药物以养生是现代较常用的一种方法。书中记载了许多药物具有很好的益寿延年作用,如茯苓是"仙家上药""求之名山,屑而治之,去其脉络而取其精华,庶几可以固形养气,延年而却老者,因为之赋以道之"。《养生说》中记载了食芡实以养生之法,"食芡者,能使人华液流通,转相摄注,积其力,虽过乳石可也。以此知人能澹食而徐饱者,当有大益"。覆盆子"亦神仙所饵,百日熬炼,草石之气,亦相入。每日五更,以井花水服三丸。服罢,以意送至下丹田""初若眇昧,久乃有不可量者"。草木也是吸取了天地之精华,不仅可以治疗疾病,对人体也有补益作用。丹药含有重金属对人体有害,但草药没有,对养生者来说是一个不错的选择,所以书中记载了大量补益人体正气、益寿延年的药物,在现代看来也是值得取用的。

另外,在《苏沈良方》中还有许多养生方法,如酒剂的运用,在《记元修菜》中提到"若以少酒晒而蒸之,则甚益人而不为害"。其他药物和方剂中也运用了酒剂,如酒洗、酒泡、酒蒸、温酒下等。酒性温而味辛,温者能祛寒、疏导,辛者能发散、疏导,所以酒能疏通经脉、行气和血、蠲痹散结、温阳祛寒,能疏肝解郁、宣情畅意;又酒为谷物酿造之精华,故还能补益肠胃。此外,酒能杀虫驱邪、辟恶逐秽,所以酒与养生也有一定关系。

《苏沈良方》中的养生观和养生方法丰富多样,既有继承前人的观念和方法,也有自己的实践体会,并对养生过程中涉及的问题也进行了详细阐述,是一部难能可贵的养生书籍。对《苏沈良方》中的养生方法,我们也要结合苏轼所处的时代、社会背景和自身的经历来进行研究。《苏沈良方》中的养生观,继承了中医的养生思想,注重内调,调精气和调情志思想。一是受道家和佛家思想影响,重视思想、情志之养生,恬惔虚无,真气从之。二是和苏轼个人经历相关,虽然仕途不顺,但其追求养生的意念一直在坚持,有时候也常常成为一种寄托,希望自己能够寿命长久而有机会实现自己的理想抱负,"身居蛮夷,北归无日,区区世味,亦可知矣。若复缪悠于此,真不如人矣。故数日来,别发誓愿,譬如古人,避难穷山,或使绝域,啮草啖雪,彼何人哉"。《苏沈良方》中所论之养生,大都是苏轼亲身实践,而且将有效的养生方法推己及人,告诉亲朋好友,如书中几次提到将有效的方法告诉子由即苏轼之弟苏辙,使众人受益。人们养生的目的都是为了强身健体、延年益寿,有些养生之法也应当仔细甄别,如服丹药法,当时社会盛行服用,士大夫皆服五石散致死者不在少数,现代研究已经发现其中含有的重金属汞、铅等对人体损害较大,可见服丹砂在现在看来是不可取的。还有辟谷法,也应适时而为,对于修真练气之人经过长期锻炼,有逐渐适应的过程,不同人群有不同的方法,且不可自己盲目试用,而损伤身体。《苏沈良方》中所论述之养生,要注意度的把握,思想恬静,顺应自然,无为而治,但不是什么都不做,也是要自己付出努力,像苏轼一样亲自实践,才有深刻体会。书中所论之"任性逍遥",逍遥自得,也不是告诉世人无所事事,切不可对事物消极对待。总之,《苏沈良方》在指导人们养生方面多有建树和发挥,是一部值得我们深入研究和学习的重要医学著作。

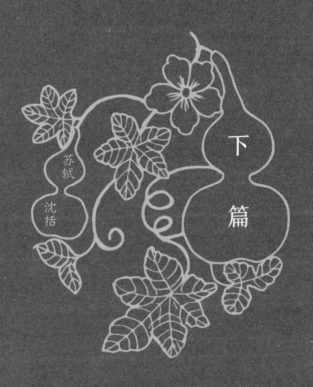

苏轼
沈括

下篇

《苏沈良方》校注

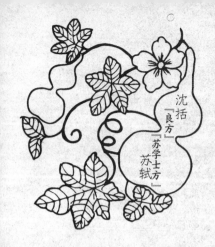

沈括
『良方』

『苏学士方』
苏轼

苏沈内翰良方序

雅日慕苏沈之书，晚晏方获录册，不知谁之缮写，忆自宋梓来也。观其论草物，疏骨蒸，其高出群哲之见者矣。医家以本草为指南而记药品者，虽源于神农，然渐远渐讹，未必无未尽之说，苟不详核而误用之几何，不益夫病势而贼夫元真哉。所以辩其方种，著其形味，使不容于毫末乱之。而饵物者，如乘皇舟以渡安流，必无伤生害性之具也。夫真阳之管人身，赫然郁然，其气之热匪邪也。受疾者必有邪奸其间，随脏腑以作难，属经分而为匽①。然其所以可深虞而退虑之者，缓缓迟迟，煎阴沸液，不患不底于其毙，故曰某蒸。曰某蒸，因而灸药如捕盗者，密搜其所在以系获之，则良民妥绥矣。今之医者，不广索其药味之正，而因其便近者，承乏代无，则对疴之功罔奏，徒为伪市淆物者之利焉。观诸此，则亦知警于其心者。又医以脉察病，统云劳瘵内热，不斟酌其五内之重轻，不窥测其表里之先后，经使弗施，君剂弗立，何以疗其含茹蓄积之一症耶。观诸此，则亦知悟于其心者。其余执论立方，席卷妇人小儿之诸病而剸②裁之。又时采延年地仙之方而补舍之，可谓竭矣哉。盖坡老仕宋，频得言谴而放逐危难者屡焉。其以刚亮锐直之资、动里省躬之际，乃正其所也。陆贽③不用，阖门修方书之意犹乎此。盖古人上不得致君于唐虞，则薄其赋役，纤其刑罚，为之视而不伤于跌，为之听而不折于震，布利益生民之政，以挽回酷雪之风，亦其次也。若医术一事，滞者使之通，卧者使之起，瘠者使之充，昏者使之爽，秘者使之开，忧子者，泰父母反侧之心，痛夫者，开妻妾鼙戚之思，鬼门转其足，生宅复其魂，推广仁民之道，端在于是，此坡老之隐抱。而沈括则博闻精见，格物游艺，旁通医药，尤所以足成一家之书也夫。

---

① 匽：通"匿"，隐藏。
② 剸（tuán 团）裁：裁决。
③ 陆贽（754—805）：字敬舆，苏州嘉兴人。

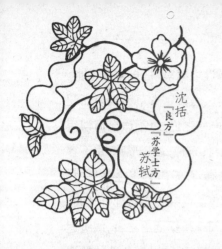

沈括「良方」

「苏学士方」苏轼

苏沈内翰良方林灵素序

沈公内翰,字存中。博古通今,古君子也。留心医书,非所好也,实有补于后世尔。公凡所至之处,莫不询究,或医师,或里巷,或小人,以至士大夫之家,山林隐者,无不求访。及一药一术,皆至诚恳切而得之,终不以权势财货逼而得之,可见其爱物好生之理也。公集而目之曰良方,如古之良医者若孙真人,未尝不以慈悲方便救护为念也。近世有人或得一方,小小有效,则终莫得之,此亦为衣食故也。若夫腰金佩玉,出权贵之门,又安敢望其面目乎? 余得次方十有余年,恨箧无金帛而能成就一板,使流传天下后世,疗夫久疾沉疴缠绵之苦[①]者也,岂自言微功有所利也。然此方经验有据,始敢镂行。

永嘉金门羽客林灵素序

---

① 苦:原空一字,据清乾隆五十九年甲寅(1794)修敬堂《六醴斋医书十种》本补。

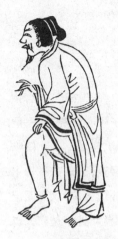

自大拇指端当脚跟向后，至曲腨大横纹名穴。

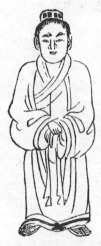

自鼻端量向上循头缝至脑后，名哑门，禁穴。

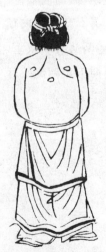

循脊骨引绳头向下至绳尽处，量自脊骨，以墨点之。

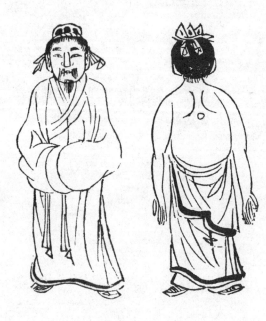

合以口绳子按于口上，钩起绳子中心至鼻柱下，便齐两吻，截断，将量口吻绳子展直，于前来脊骨上点墨处横量头，以白圈记灸穴，墨点处不是穴。以上第一次点之穴。

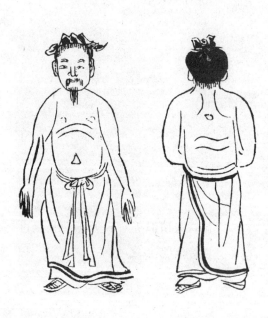

取一绳绕项，向前双垂，与鸠尾齐。翻绳头向项后，以绳两头夹项双垂，循脊骨向下至两绳头尽处，以墨点记之。

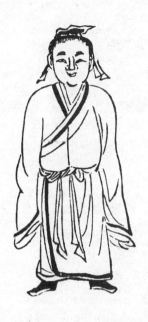

以绳于令人合口,横量齐两吻,
截断。

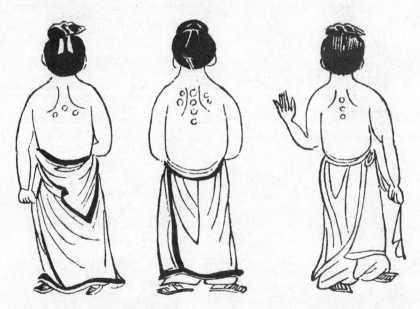

用量口吻绳子于脊骨墨点上两头,以白圈记,白圈者是灸穴,墨点处不是
灸穴。以上第三次量口吻绳子于第二次双绳头尽处墨点上直上,量绳尽
头,用白圈记,以上是第三次点之穴。

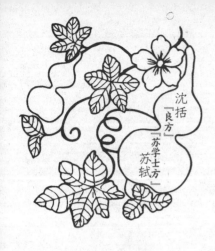

沈括『良方』『苏学士方』苏轼

苏沈内翰良方卷第一

辨脉　记诸药　议气瘴劳灸法

眉山苏轼子瞻撰

脉　说

脉之难,古今之所病也。至虚有盛候,大实有羸状。差之毫厘疑似之间,便有死生祸福之异,此古今所病也。病不可不谒医,而医之明脉者,天下盖一二数。骐骥不时有,天下未尝徒行;和扁不世出,病者终不徒死,亦因其长而护其短尔。士人夫多秘所患以求诊,以验医之能否,使索病于冥漠之中,辨虚实冷热于疑似之间。医不幸而失,终不肯自谓失也,则巧饰遂非以全其名。至于不救,则曰是固难治也。间有谨愿者,虽或因主人之言,亦复参以所见,两存而杂治,以故药不效。此世之通患而莫之悟也。吾平生求医,盖于平时默验其工拙,至于有疾而求疗,必先尽告以所患,而后求诊,使医了然知患之所在也。然后求之诊,虚实冷热先定于中,则脉之疑似不惑也。故虽中医,治吾病常愈。吾求疾愈而已,岂以困医为事哉!

苍　耳　说

药至贱而为世要用,未有如苍耳者。他药虽贱,或地有不产,惟此药不为间南北夷夏,山泽斥卤,泥土沙石,但有地则产。其花叶根实皆可食,食之如菜,亦治病,无毒。生熟丸散,无适不可。多食愈善,久乃使人骨髓满,肌理如玉,长生药也。杂疗风痹瘫痪,瘰疬疮痒,不可胜言。尤治瘿、金疮。一名鼠粘子,一名羊负来[1],《诗》[2]谓之卷耳,《疏》谓之枲耳[3],俗谓之道人头。海南无药,惟此药生舍下,多于茨棘,迁客之幸也。

---

[1] 羊负来:原作"羊负菜",据校本改。《博物志》云:"洛中有人驱羊入蜀,胡枲子多刺,粘缀羊毛,遂至中土,故名羊负来。"

[2] 《诗》:指《诗经》。《诗经·国风·周南》有《卷耳》篇。

[3] 《疏》谓之枲(xǐ 洗)耳:枲耳,原作"菜耳",据校本改。《疏》指汉代王逸《楚辞章句》。

记　菊

菊,黄中之色,香味和正,花叶根实皆长生药也。北方随秋之早晚,大略至菊有黄华[1]乃开,独岭南不然,至冬至乃盛发。岭南地暖,百卉造作无时,而菊独后开,考其理,菊性介然,不与百卉盛衰,须霜降乃发,而岭海常以冬至微霜故也。其天姿高洁如此,宜其通仙灵也。吾在南海,艺菊九畹[2],以十一月望与客泛菊作重九,书此为记。

记　海　漆

吾谪海南,以五月出陆藤州,自藤至儋,野花夹道,如芍药而小,红鲜可爱,朴嫩丛生,土人云倒黏子花也。至儋则已结子,如马乳,烂紫可食,味甘美,中有细核,并嚼之,瑟瑟有声,亦颇苦涩。儿童食之,或大便难通。叶皆白,如石韦之状。野人夏秋痢下,食其叶辄已。取胶以代柿漆,即愈于柿也。余久苦小便白浊,近又大腑滑,百药不瘥,取倒黏子嫩叶,酒蒸,焙燥为末,酒糊丸,吞百余,二腑皆平复,然后知奇药也。因名之曰海漆,而私记之,以贻好事君子。明年子熟,当取子研,滤晒,煮为膏以剂之,不复用糊矣。戊寅十一月一日记。

记　益　智　花

海南产益智花,实皆长穗,而分为三节。其实熟否,以候岁之丰歉,其下节以候早禾,其上、中亦如之。大吉则实,凶岁皆不实,罕有三节并熟者。其为药也,治气[3]止水,而无益于智,智岂求于药者乎?其得

---

① 黄华:即"黄花"。
② 畹(wǎn 晚):三十亩地。左思《魏都赋》云:"右则疏圃曲池,下畹高堂。"刘逵引班固注曰:"畹,三十亩也。"
③ 气:原脱,据校本补。

此也,岂以知岁也耶? 今日见儋耳圃儒黎子云言候之审矣,聊复记之,以俟好事者补注本草。

记 食 芋

岷山之下,凶年以蹲鸱①为粮,不复疫疠,知此物之宜人也。本草谓芋土芝,云益气充饥。惠州富此物,人食者不免瘴。吴远游曰:此非芋之罪也。芋当去皮,湿纸包煨之火,过熟,乃热啖之,则松而腻,能益气充饥。今惠州人皆和皮水煮,冷啖,坚顽少味,其瘴固宜。丙子除夜前二日,夜饥甚,远游煨芋两枚,见啖美甚,乃为书此帖。

记王屋山异草

王屋山有异草,制百毒,能于鬼手夺命,故山中人谓此草"墓头回"。蹇葆光托吴远游寄来,吾闻兵无刃,虫无毒,皆不可任,若阿罗汉永②断三毒③,此药遂无所施耶。

记 元 修 菜

蜀中有菜,如豌豆而小,食之甚善,耕而覆之,能肥瘠地。性甚热,食之使人呀呷④。若以少酒晒而蒸之,则甚益人而不为害。眉山巢谷元修⑤,始以其子来黄州江淮间,始识之。此菜名巢菜,黄州人谓之元修菜。

---

① 蹲鸱:芋头的别名,因形似蹲伏的鸱鸟而得名。
② 永:原作"水",据校本改。
③ 三毒:佛家认为贪、嗔、痴为三毒。《大乘义章》云:"此三毒通摄三界一切烦恼,一切烦恼能害众生,其犹毒蛇,亦如毒龙,是故喻龙名为毒。"
④ 呀呷:开合吞吐的样子。
⑤ 巢谷元修:指巢谷,字元修。苏轼好友。

记苍术

黄州山中，苍术至多。就野人买之，一斤数钱耳，此长生药也。人以其易得，不复贵重，至以熏蚊子，此亦可以太息。舒州白术，茎叶亦皆相似，特花紫耳，然至难得，三百一两。其效止于和胃气，去游风，非神仙上药也。

记流水止水

孙思邈《千金方》人参汤[1]言：须用流水，用止水即不验。人多疑流水、止水无别，予尝见丞相荆公喜放生，每日就市买活鱼，纵之江中，莫不洋然，惟鳅鳝入江水辄死，乃知鳅鳝但可居止水，则流水与止水果不同，不可不信。又鲫鱼生流水中则背鳞白而味美[2]，生止水中则背鳞黑而味恶，此亦一验也。

论脏腑

古方言，云母粗服，则着人肝肺不可去。如枇杷、狗脊，毛皆不可食，食之射入肝[3]肺。世俗似此之论甚多，皆谬说也。又言人有水喉、食喉、气喉者，谬也。世传《欧希范真五脏图》亦画三喉，盖当时验之不审。水与食同嚼而吞，岂能口中遂分二喉哉？人但有咽有喉二者而已。咽则纳饮食，喉则通气。咽则咽入胃脘，次入胃中，又次入广肠，又入大小肠。喉则下通五脏，为出入息。五脏之含气呼吸，正如冶家鼓鞴[4]。人之饮食药饵，但自咽入肠胃，何尝至五脏。凡人肌骨、五脏、肠胃虽各别，其入腹之物，英精之气，皆能洞达，但滓秽即入二肠。凡

---

① 汤：原脱，据校本补。

② 而味美：原脱，据校本补。

③ 肝：原脱，据校本补。

④ 冶家鼓鞴(bèi 备)：冶家，指冶炼铸造金属器具的匠人。鞴，古代的鼓风吹火器。

人饮食及服药,既入腹,为真气所蒸。英精之气味,以至金石之精者,如细研硫黄、朱砂、乳石之类,凡能飞走融结者,皆随真气洞达肌骨,犹如天地之气贯穿金石土木,曾无留碍,其①余顽石草木,则但气味洞达尔。及其势尽,则滓秽传于大肠,润湿入小肠,此皆败物,不能变化,惟当退泄耳。凡所谓某物入肝、某物入肾之类,但气味到彼尔,凡质岂能到彼哉?此医不可不知也。

论 君 臣

旧说有"药用一君、二臣、三佐、五使"之说。其意以谓药虽众,主病者专在一物,其他则节级②相为用。大略相统制,如此为宜,不必尽然也。所谓君者,主此一方,固无定物也。《药性论》乃以众药之和厚者定为君,其次为臣、为佐,有毒者多为使,此谬论也。设若欲攻坚积,则巴豆辈岂得不为君也?

论 汤 散 丸③

汤、散、丸各有所宜。古方用汤最多,用丸散者殊少。煮散古方无用者,惟近世人为之。大体欲达五脏四肢者,莫如汤;欲留膈胃中者,莫如散;久而后散者,莫如丸。又无毒者宜汤,小毒者宜散,大毒者宜用丸。又欲速用汤,稍缓用散,甚缓者用丸,此大概也。近世用汤者全少,应汤者全用煮散。大率汤剂气势完壮,力与丸散倍蓰④。煮散,多者一啜,不过三五钱极矣,此功效力岂敌汤势?然既力大,不宜有失,消息用之,要在良工,难可以定论拘也。

---

① 其:原作"自",据校本改。
② 级:原作"给",据校本改。
③ 丸:原脱,据校本补。
④ 倍蓰(xǐ 洗):数倍。

论 采 药

古方采草药,多用二八月,此殊未当。二月草已芽,八月苗未枯,采掇者易辨识[1]耳,在药则未良。大率用根者,若有宿根,须取无茎叶时采,则津泽皆归其根。欲验之,但取芦菔[2]地黄辈观,无苗时采,则实而沉;有苗时采,则虚而浮。其无宿根者,即候苗成而未有花时采,则根生定而又未衰。如今紫草,未花时采,则根色鲜泽;花过而采,则根色黯恶,此其效也。用叶者,取叶初长足时取_{用芽者是从本说};用花者,取花初敷时采;用实者[3],取实成实时采,皆不可限以时月。缘土[4]气有早晚,天时有愆伏[5]。如平地三月花者,深山中须四月花。白乐天[6]《游大林寺》诗云:人间四月芳菲尽,山寺桃花始正开。盖常理也,此地势高下之不同也。如笙竹笋,有二月生者,有三四月生者,有五月方生者,谓之晚笙。稻有七月熟者,有八九月熟者,有十月熟者,谓之晚稻。一物同一畦之间,自有早晚,此物性之不同也。岭峤微草,凌冬不凋;并汾乔木,望秋先殒。诸越则桃李夏实,朔漠则桃李夏荣,此地气之不同也。同亩[7]之稼,则粪溉者先芽;一丘之禾,则后种者晚实,此人力之不同也。岂可一切拘以定月哉?

论 橘 柚

《本草注》:橘皮味苦,柚皮味甘,此误也。柚皮极苦,不可向口。皮甘者乃柑[8]耳。

---

① 识:原空一字,据校本补。
② 芦菔:即莱菔,指萝卜。
③ 者:原脱,据校本补。
④ 土:原脱,据校本补。
⑤ 伏:原空一字,据校本补。
⑥ 白乐天:唐代著名诗人白居易。
⑦ 亩:原空一字,据校本补。
⑧ 柑:原空一字,据校本补。

论鹿茸、麋茸

按《月令①》:冬至麋角解,夏至鹿角解,阴阳相反如此。今人用麋、鹿茸作一种,殆疏也。又有刺麋鹿血以代茸,云茸亦血耳,此大误也。窃详古人之意,凡含血之物,肉差易长,其次角难长,最后骨难长。故人自胚胎至成人,二十年骨髓方坚。惟鹿茸自生至坚,无两月之久,人者乃重二十余斤,其坚如石,计一夜须生数两。凡骨之顿成,生长神奇,无甚于此。虽草木之易生者,亦无能及之。此骨之至强者,所以能补骨血,坚阳道,强精髓也,岂可与血为比哉? 麋茸利补阳,鹿茸利补阴。凡用茸,无须②太嫩,世谓之茄③子茸,但珍④其⑤难得耳⑥。其实少功,坚者又太老,唯长数寸破之,肌如朽木,茸端如玛瑙、红玉最善。又北方沙漠⑦中有麋麋驼麈⑧,极大而色苍,尻黄而无斑,亦鹿之类,角大有文,坚莹如玉,其茸亦可用。

论 鸡 舌 香

予集《灵苑方》,论鸡舌香以为丁香母,盖出陈氏《拾遗》。今细考之,尚为未然。按《齐民要术》:鸡舌香,世以似丁子,故一名丁子香,即今丁香是也。《日华子》云:鸡舌香治口气。所以三省故事,郎官含鸡舌香,欲其奏事对答,气芬芳,此正谓丁香治口气,至今方书为然。又古方五香连翘汤用鸡舌香,《千金》五香连翘汤,无鸡舌香,却⑨有丁香,此最为明验。新补《本草》又出丁香一条,盖不曾深考也。今世所谓

---

① 月令:《礼记》篇名之一。
② 须:原空一字,据校本补。
③ 茄:原作"笳",据校本改。
④ 珍:原作"真",据校本改。
⑤ 其:原空一字,据校本补。
⑥ 耳:原空一字,据校本补。
⑦ 沙漠:原作"丁狄",据校本改。
⑧ 麋麋(jīng 京)驼麈(zhǔ 主):驼麈,原脱,据校本补。麋,马鹿,雄的有角,为名贵药材。麈,《名苑》云:"鹿之大者曰麈",其尾可做拂尘。
⑨ 却:原作"即",据校本改。

鸡舌香者,乳香中得之,大如山茱萸,剖开,中如柿核,略无气味,以此治疾,殊极乖谬。

论 金 罂 子

金罂子止遗泄,取其温且涩也。世之用金罂者,待其红熟时,取汁熬膏用之,大误也。红则味甘,熬膏则全断涩味,都失本性。今当取半黄时采,干,捣末用之。

论 地 骨 皮

枸杞,陕西极边生者,高丈余,大可作柱。叶长数寸,无刺,根皮如厚朴,甘美异于他处者。《千金翼》云:甘州者为真,叶厚大者是。大[①]体出河西诸郡,其次江池间[②]圩埂上[③]者,实圆如樱桃,全少核,曝干如饼,极膏润有味。

论 淡 竹

淡竹对苦竹为文,除苦竹外,悉谓之淡竹,不应别有一品谓之淡竹。后人不晓,于《本草》别疏“淡竹”为一物。今南人食笋,有苦笋、有淡笋,两色。淡笋,淡竹也。

论 细 辛

东南方所用皆杜衡也,又谓之马蹄香。色黄白,拳局而脆,干则圆,

---

① 大:原作“本”,据校本改。
② 池间:原作“地开”,据校本改。
③ 上:原作“土”,据校本改。

非细辛也。细辛出华山,极细而直,深紫色,味极辛,嚼之习习如生椒,其辛更甚于椒。故《本草》云:细辛,水渍令直,是以杜衡伪之也。襄汉间又有一种细辛,极细而直,色黄白,乃是鬼督邮,非细辛也。

论 甘 草

《本草注》引《尔雅》云:蘦,大苦。注:甘草也。蔓延生,叶似荷,青黄色,此乃黄药也。其味极苦,故谓之大苦,非甘草也。甘草枝叶悉如槐,高五六尺,但叶端微尖而糙涩,似有白毛。实作角,生如相思角。四五角作一本生,熟则角拆[1]。子如小扁豆,极坚,齿啮不破。

论 胡 麻

胡麻,直是今油麻,更无他说,予已于《灵苑方》论之。其角有[2]六棱者,有八棱者。中国谓之麻,今谓之大麻是也。有实为苴麻,无实为枲麻,又曰牡麻。张骞始自大宛得油[3]麻之种,亦谓之麻,故以胡麻别之,不谓汉麻为大麻也。

论 赤 箭

赤箭,即今天麻也。后人既误出天麻条,遂指赤箭别为一物。既无此物,不得已取天麻苗为之。不然《本草》明称:采根阴干,安得以苗为之? 草药上品除五芝之外,赤箭为第一,此神仙补理养生上药,世人惑于天麻之说,遂止用之治风,良可惜哉! 或以谓其茎如箭,既言赤箭,疑当用茎,此犹不然。至如鸢尾、牛膝之类,皆谓茎叶[4]有所似,用

---

① 拆:原作"柝",据校本改。
② 有:原脱,据校本补。
③ 油:原脱,据校本补。
④ 叶:原脱,据校本补。

则用根尔,何足疑哉?

论 地 菘

地菘,即天名精也。世人既不识天名精,又妄[1]认地菘为火蔹。《本草》又出鹤虱一条,都成纷乱。今按:地菘,即天名精也。其叶似菘[2],又似名精_{名精,即蔓精也},故有二名,鹤虱即其实也。世间有单服火蔹法,乃是服地菘尔,不当服火蔹。火蔹,《本草》名豨莶,即是猪膏莓。后人不识,亦重[3]复出之[4]尔。

论南烛草木

南烛草木,记传本草所说多端,今少有识者。为其作青精饭,色黑,乃误用乌臼为之,全非也。此木类也,又似草类,故谓之南烛草木,今人谓之南天烛者是也。南人多种于庭槛之间,茎如萉藋,有节,高三四尺,庐山有盈丈者。叶微似楝而小,至秋则实赤如丹,南方至多。

论太阴玄精

太阴玄精,生解州盐泽大卤中,沟渠土内得之。大者如杏叶,小者如鱼鳞,悉皆六角,端正似刻,正如龟甲。其裙裀小堕其前则下剡,其后则上剡,正如穿山甲,相掩之处,全是龟甲,更无异也。色绿而莹彻,叩之则直理而析,莹明如鉴。析处亦六角,如柳叶,火烧过则悉解,析薄如柳叶,片[5]片相离,白如雪,平洁可爱,此乃禀积阴之气凝结,故皆

---

① 妄:原空一字,据校本补。
② 菘:原作"松",据校本改。
③ 重:原空一字,据校本补。
④ 出之:原空两字,据校本补。
⑤ 片:原脱,据校本补。

六角。今天下所用玄精,乃绛州山中所出绛石尔,非玄精也。楚州盐城县,古盐仓下土中又有一物,六棱如马牙硝,清莹如水晶,润泽可爱,彼方亦名太阴玄精,然喜暴润如盐卤之类,惟解州出者为正。

论 稷 米

稷,乃今之穄也。齐晋之人谓稷皆曰祭,是其土音,无他义也。《本草注》云:又名穈子。穈子乃黍属。《诗》云:维秬维秠,维穈维芑。秬、秠、穈、芑,皆黍属,以色为别,丹黍谓之穈。穈音门,今河西人用穈音穈字。

论 苦 耽

苦耽,即本草酸浆也。新集《本草》又重出"苦耽"一条:河西番界中,酸浆有盈丈者。

论 苏 合 香

今之苏合香,如坚木,赤色。又有苏合油,如㯽胶,今多用之为苏合香。按:刘梦得《传信方》用苏合香,云[1]:皮[2]薄,子[3]如金色,按之则小[4],放之则起,良久不定,如虫动,气烈者佳也。如此则全非今用者,更当精考之。

论 熏 陆 香

熏陆,即乳香也,本名熏陆。以其滴下如乳头者,谓之乳头香。

---

[1] 云:原作"按",据校本改。
[2] 皮:原作"刘",据校本改。
[3] 子:前原衍"叶",据校本删。
[4] 小:原作"少",据校本改。

镕塌在地上者,谓之塌香。如腊茶之有滴乳、白乳之品,岂可各是一物。

论 山 豆 根

山豆根极苦,《本草》言味甘者,大误也。

论 青 蒿

蒿之类至多,如青蒿一类自有两种,有黄色者,有青色者,《本草》谓之青蒿,亦恐有别也。陕西绥银之间有青蒿丛,之间时有两株迥然青色,土人谓之香蒿,茎叶与常蒿悉同,但常蒿色绿而此蒿色青翠,一如松桧之色。至深秋,余蒿并黄,此蒿尤青,气稍芬芳[①]。恐古人所用,以此为胜。

论文蛤、海蛤、魁蛤

按:文蛤,即吴人所食花蛤也。魁蛤,即车螯也。海蛤今不识,其生时,但海岸泥沙中得之。大者如棋子,细者如油麻粒,或黄或赤相杂,盖非一类。乃诸蛤之房,为海水礶砺光莹,都非旧质。蛤之属,其类至多,房之坚久莹洁者皆可用,不适指一物,故通谓之海蛤耳。

论 漏 芦

今方家所用漏芦,乃飞廉也。飞廉,一名漏芦,苗似苦芙[②],根似牛

---

① 芬芳:原作"芥香",据校本改。
② 芙:原作"芙",据校本改。

蒡,绵头者是也。采时用根。今闽中所用漏芦,茎如油麻,高六七寸,秋深枯①黑如漆,时用苗。《本草》自有一条,正谓之漏芦。

论 赭 魁

《本草》所谓赭魁,皆未详审。今赭魁,南中极多,肤黑肌赤,似何首乌。切破,其中赤白理如槟榔,有赤汁如赭。南人以染皮制靴,闽岭人谓之余粮。《本草》禹余粮注中所引乃此物也。

论 龙 芮

石龙芮,今有两种。水生者叶光而末圆,地生者其叶毛而末锐。入药用水生者。陆生者亦谓之天灸,取少叶揉臂上,一夜作大泡,如火烧是也。

论 麻 子

麻子,海东来者最大,如莲实。出柘萝岛,其次上郡北地所出,大如大豆,亦善,其余皆下材。用时去壳,其法取麻子帛包,沸汤中浸,候汤冷乃取,悬井中,勿令着水,明日日中曝干,就新瓦上轻按,其壳悉解,簸扬取肉,粒粒皆完。

灸二十二种骨蒸法

崔丞相灸劳法,《外台秘要》《崔相家传方》及《王宝臣经验方》悉编载,然皆差误,毗陵郡有石刻最详。余取诸本参校,成此一书,比古方极为委曲。依此治人,未尝不验,往往一灸而愈。予在宜城,久病

---

① 枯:原作"若",据校本改。

虚羸,用此而愈。

唐中书侍郎崔知悌序

　　夫含灵受气,禀之于五行;摄生乖理,降之以六疾。若岐[1]黄广记,蔚有旧经,攻灸兼行,显著斯术。骨蒸病者,亦名传尸,亦谓殗殜[2],亦称复连,亦曰无辜。丈夫以癖气为根,妇人以血气为本,无问长少,多染此病。婴孺之流,传注更苦。其为状也,发干而耸,或聚或分,或腹中有块,或脑后两边有小结,多者乃至五六。或夜卧盗汗,梦与鬼交。虽目[3]视分明,而四肢无力,且[4]上气食少,渐就沉羸。纵延日时,终于殒尽。余昔忝洛州司马,尝三十日灸活一十三人,前后瘥者数逾二百。至于狸骨獭肝,徒闻曩说,金牙铜鼻,罕见其能,未若此方,扶危拯急。非止单攻骨蒸,又别疗气疗风,或瘴或劳,或邪或癖,或患状既广,灸活者不可具述,略陈梗概。又恐传受讹谬,以误将来。今故具图形状,庶令览者易悉,使所在流布。颇用家藏,未暇外请名医,傍求上药,还魂返魄,何难之有? 遇斯疾可不务乎。

取 穴 法

　　先定穴,令患人平身立正,取一细绳撒之,勿令展缩,顺脚底贴肉坚踏之,男左女右。其绳前头与大拇指端齐,后头令当脚根中心,向后引绳,循脚肚贴肉直上,至曲䐐中大横纹截断。又令患人解发分两边,令见头缝,自囟门平分至脑后,乃平身正坐,取向所截[5]绳一头,令与鼻端齐,引绳向上,正循头缝,至脑后贴肉垂下,循脊骨,引绳向

---

① 岐:原作"歧",据校本改。
② 殗殜(yèdié 夜蝶):虚劳病的别称。
③ 目:原作"自",据校本改。
④ 且:原脱,据校本补。
⑤ 截:原空一字,据校本补。

下至绳尽处,当脊骨,以墨点记之墨点不是灸处。又取一绳子,令患人合口,将绳子按于口上,两头至吻[①],却拘起绳子中心至鼻柱根下,便齐两吻截断,将此绳展令直于前,来脊骨上墨点处横量取平,勿令高下。绳子先中折,当中以墨记之,却展开绳子横量,以绳子上墨点正压脊骨上墨点为正。两头取中,勿令高下,于绳子两头以白圈记,白圈是灸穴也。

以上是第一次点二穴。

次二穴,令其人平身正坐,稍缩臂膊。取一绳绕项,向前双垂,与鸠尾齐。鸠尾是心岐骨,人有无心岐骨者。至从胸前两岐头下量取一寸,即是鸠尾也。即双截断,却背翻绳头向项后,以绳子中停取心,正令[②]当喉咙结骨上,其绳两头夹项双垂,循脊骨以墨点记之墨点不是灸处。又取一绳子,令其人合口,横量,齐两吻截断,还于脊骨上墨点,横量如法。绳子两头以白圈记之,白圈是灸穴处。

以上是第二次点穴。通前共四穴,同时灸,日别各七壮。至第二穴,壮累灸至一百或一百五十壮为妙。候灸疮欲瘥,又依后法灸二穴。

又次二穴,以第二次量口吻绳子,于第二次双绳头尽处墨点上,当脊骨直上下竖点,令绳中停,中心在墨点上,于上下绳尽头以白圈两穴,白圈是灸穴处。

以上是第三次点两穴,谓之四花穴。灸两穴各百壮,三次共六穴。各取离日量度,度讫即下火。唯须三月三日艾最佳。病瘥百日内,忌饮食、房室,安心静处将息。若一月后觉未瘥,复初穴上再灸。

凡骨蒸,候所起,辨验有二十二种,并依上项灸之。

一胞蒸,小便赤黄。

二玉房蒸,男遗尿失精,女月漏不调。

三脑蒸,头眩热闷。

四髓蒸,觉髓沸热。

---

① 吻:嘴角。

② 令:原空一字,据校本补。

193

五骨蒸，齿黑。

六筋蒸，甲焦。

七血蒸，发焦。

八脉蒸，急缓不调。

九肝蒸，或时眼前昏暗。

十心蒸，舌焦或疮，或时胸满。

十一脾蒸，唇焦坼或口疮。

十二肺蒸，口干生疮。

十三肾蒸，耳干焦。

十四膀胱蒸，右耳焦。

十五胆蒸，眼目失光。

十六胃蒸，舌下痛。

十七小肠蒸，下沥不禁。

十八大肠蒸，右鼻孔痛。

十九三焦蒸，乍寒乍热。

二十肉蒸，别人觉热，自觉冷寒。

二十一皮蒸，皮生粟①起。

二十二气蒸，遍身壮热，不自安息。

用尺寸取穴法

凡孔穴尺寸，皆随人身形大小，须男左女右，量手指中一节两横纹中心为一寸。

艾炷大小法

凡艾炷，须令脚跟足三分。若不足三分，恐覆孔穴。不备穴中经脉，

---

① 粟：原作"栗"，据校本改。

火气不行,即不能抽邪气、引正气。虽小儿,必以中指取穴为准。

取 艾 法

端午日,日未出,于艾中以意求其似人者,辄拮之以灸,殊有效。幼时见一书云尔,忘其为何书也,艾未有真似人者,丁明暗问苟以意命之而已。万法皆妄,无一真者,此何疑耶?

用 火 法

黄帝曰:松、柏、柿、桑、枣、榆、柳、竹等依火用灸,必害肌血,慎不可用。凡取火者,宜敲石取火。或水晶镜子于日得者,太阳火为妙。天阴,则以槐木取火亦良。

灸后宜服治劳地黄丸。

具 方

生地黄汁　青蒿汁　薄荷汁　童便　好酒<small>以上各二升,同煎成膏入</small>　柴胡<small>去头</small>　鳖甲<small>醋炙</small>　秦艽<small>各一两</small>　朱砂　麝香<small>各半两,研</small>

上五味为末,入前膏和为丸,如桐子大。每服十五丸至二十丸,温酒下。切忌生冷毒物。

苏沈内翰良方卷第一

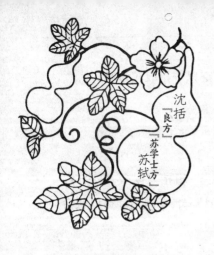

沈括『良方』

苏学士方 苏轼

苏沈内翰良方卷第二

眉山苏轼子瞻撰

论治诸风方　治瘫缓偏枯　治筋骨疼痛

论 风 病

王游元龙言：钱子飞治大风方极验，尝以施人。一日梦人自云：天使以此病人，君违天怒，若施不已，君当得此病，药不能救。子飞惧，遂不施。仆以为天之所病不可疗耶，则药不应服有效。药有效者，则是天不能病，当是病之祟，畏是药而假天以禁人尔。晋侯之病为二竖子，豫赤丸①亦先见于梦，盖有或使之者。子飞不察，为鬼所胁。若予则不然，苟病者得愈，愿代其苦。家有此方，能下腹中秽恶。在黄州试之，病良已，后当常以施人。

四 神 丹

治风气，四神丹。

熟干地黄　玄参　当归　羌活各等分

上捣为末，蜜和丸，梧桐子大，空心酒服，丸数随宜。《列仙传》有山图者，入山采药折足，仙人教服此四物而愈，因久服，遂度世，顷②余以③问名医康师孟，师孟大异之，云：医家用此多矣，然未有专用此四物如此方者。师孟遂名之曰四神丹。洛下公卿士庶争饵之，百病皆愈。药性中和，可常服。大略补虚益血，治风气，亦可名草还丹。己卯十一月，东坡居士儋耳书。

四味天麻煎方

世传四味五两天麻煎方。盖古方本以四时加减，但传药④料耳。春肝旺多风，故倍天麻；夏伏阴，故倍乌头；秋多利下，故倍地榆；冬伏

---

① 豫赤丸：校本前有"李子"二字。
② 顷：原字不清，据校本补。
③ 以：原空一字，据校本补。
④ 药：原作"春"，据校本改。

阳,故倍玄参。当去皮生用,治之方,捣乌头无复毒。此常服,不独去病,乃保真延年,与仲景八味丸并驱矣。

木 香 散

木香散治偏风瘫[1]痪、脚气等疾。

羌活一两　麻黄去节,水煮少时,去沫[2],二两　防风三分　木香　槟榔　附子炮,去皮　白术　川乌头炮,去皮　草豆蔻和皮用　陈橘皮去瓤[3]　牛膝酒浸一宿　杏仁生,去皮尖　当归酒浸一宿　人参　茯苓　甘草炙　川芎　官桂不得见火,各半两

上十八味,锉如麻豆。每服一两,水一碗,姜七片,煎至一盏,去滓,得七分温服。大肠不通,加大黄末,每服一钱,以老[4]少加减。如久不通,加至三五钱不害。心腹胀,加葶苈并滑石末,每服各一钱,滑石汤下。如上膈壅[5]滞,痰[6]嗽气急,加半夏、升麻、天门冬、知母末各二钱同煎,其药滓两合为一服,用水一碗半煎至一盏,服此药。福唐陈氏者鬻[7]以自给,郡人极神之。人未有得其方者,一日为其亲戚攘得与予,予作官处,即合以施人。如法煮服,以衣覆取汗,不过三五服辄瘥。所至人来求药者无穷,其验如神[8]。

左 经 丸

左经丸治筋骨诸疾,手足不随,不能行步运动。

---

① 瘫:原作"摊",据校本改。
② 沫:原字不清,据校本补。
③ 瓤:原作"穰",据校本改。下同径改。
④ 老:原作"者",据校本改。
⑤ 壅:原作"雍",据校本改。
⑥ 痰:原作"唻",据校本改。
⑦ 鬻(yù 育):卖。
⑧ 如神:原脱,据校本补。

草乌肉①白者,生,去皮脐　木鳖子去壳,别研　白胶香　五灵脂各三两半　当归一两　斑蝥一百个,去翅足,少醋煮熟

上为末,用黑豆去皮,生杵粉一斤,醋煮糊为丸,如鸡头②实大。每服一丸,酒磨下。筋骨疾,但不曾针灸伤筋络者,四五丸必效。予邻里胡生者,一女子膝腕软,不能行立已数年,生因游净因佛寺,与僧言,有一僧云能治,出囊中丸十枚,以四枚与生曰:服此可瘥。生如其言与服,女于遂能立。生再求药于院,僧曰:非有爱也,欲留以自备。必欲之,须合一料。生与钱一千,辞不受,止留百钱,后数日得药,并余钱千余悉归之。同院僧佐其理药,乃剟得此方。予至嘉兴,有一里巷儿,年十余岁,两足不能行,一丸分三服服之,尽四五丸遂能行。自此大为人所知,其效甚著。此药能通荣卫,导经络,专治心肾肝三经,服后小便少淋沥,乃其验也。

烧　肝　散

烧肝散治三十六种风,二十四般冷,五劳七伤,一切痢疾,脾胃久虚,不思饮食,四肢无力,起止甚难,小便赤涩,累年口疮,久医③不瘥,但依此法服之必愈。

茵陈　犀角　石斛　柴胡　芍药　白术以上各半两　干姜　防风　桔梗　紫参　人参　胡椒　官桂去皮　白芜荑　吴茱萸以上各一两

上件十五味同为末,以羊肝一具,如无,即獖猪肝代之,分作三分,净去血脉脂膜,细切,用末五钱,葱白一茎,细④切相和。以湿纸三五重裹之,掘地坑,纳以火烧,令香熟,早晨生姜汤嚼下,大段⑤冷劳,不过三服见效。庐州刁参军病泄痢日久,黑瘦如墨,万法不瘥,服此一二服,下墨汁遂安。

---

① 肉:原作"内",据校本改。
② 头:原脱,据校本补。鸡头实,芡实的别称。
③ 医:原作"依",据校本改。
④ 细:原字不清,据校本补。
⑤ 大段:本意为大部分、数量多、重要的、十分等,此处指严重的冷劳。

伊 祁 丸

治鹤膝风及腰膝风缩,伊祁丸。

伊祁头尾全者 桃仁生 白附子 阿魏 桂心 白芷 安息香用胡桃瓤研,各一两 没药三分,以前八物用童便五升、无灰酒二升,银器内熬令厚 乳香三分 当归 北漏芦 牛膝 芍药 地骨皮去土① 威灵仙 羌活各一两

上为丸,如弹丸大,空心,暖酒化下一丸。胡楚望博士病风痓,手足指节皆如桃李,痛不可忍,服此②悉愈。

乌 荆 丸

治风,乌荆丸。

川乌一两,炮,去皮 荆芥穗二两

上醋糊丸,如桐子大,每服二十丸,酒或熟水下。有疾,食空时,日三四服;无疾,早辰一服。少府郭监丞,少病风,搴搐,颐颔宽軃③不收,手承颔,然后能食,服此六七服即瘥,遂常④服之。已五十余年,年七十余,强健,须发无白者。此药疗肠风下血尤妙,累有人得效,予所目见下血人服此而瘥者,一岁之内已数人。

沉香天麻煎丸

治风气不顺,骨痛,或生赤点隐疹,日久不治,则加冷痹,筋骨缓弱。出《博济》

五灵脂 附子 白术 赤小豆各一两 天麻半两 干蝎炒 羌活 防风各一两

---

① 土:原字不清,据校本补。
② 此:原脱,据校本补。
③ 軃(duǒ 朵):下垂。
④ 常:原作"长",据校本改。

上先以沉香二两，酒一升，煎为膏，无犯铁器，入药捣千下，为丸梧桐子大。空腹，荆芥汤或荆芥酒下二十丸，过五日加至三十丸。秋夏宜荆芥汤，春冬宜荆芥酒。春末夏初喜生赤根白头疮，服之瘥。

服威灵仙法

服威灵仙有二法。别有一帖云：以威灵仙杂牛膝服之，视气虚实加减牛膝。牛膝以酒浸焙干，二物皆为末，丸散皆可，丸以酒煮面糊。

其一，净洗阴干，捣罗为末，杂酒浸牛膝末，或蜜丸，或为散，酒调，牛膝之多少视脏腑① 之虚实而增减之。此眉山一亲患脚气至重，依此服半年，遂永除。其一法，取药粗细得中，寸截之，七寸作一贴，每岁作三百六十贴，置床头，五更初面东细嚼一贴，候津液满口咽下。此牢山一僧，年百余岁，上下山如飞，云得此药方。二法皆以得真为要。真者有五验：一味极苦；二色深黑；三折之脆而不韧；四折之微尘，如胡黄连状；五断处有黑白晕，谓之鸲鹆② 眼。无此五验，则藁本根之细者耳。又须忌茶。别有一帖云：但忌茶。常服此药，以皂角、槐芽为茶，取极嫩者汤中略煮，一沸但取出，布裹压干入焙，以软熟火焙干，与③ 饮茶无异。

以槐芽、皂角至嫩者，依造草茶法④ 作。或取《外台秘要》代茶饮子方，常合服乃可。

煮 肝 散

治肝痿脚弱及伤寒手足干小⑤ 不随，煮肝散。

紫菀　桔梗　苍术　芍药各等分

上末，每服四钱，羊肝半具，大竹刀切，勿犯水，勿令血散，入盐醋

---

① 脏腑：原作"巳气"，据校本改。
② 鸲鹆（qúyù 渠遇）：八哥（鸟）。
③ 与：原作"取"，据校本改。
④ 法：原脱，据校本补。
⑤ 干小：指手足干瘪紧小。

葱姜酒同煮熟。空腹食前，日三服。谷熟尉宋钧伤寒病瘥后，双足但有骨，不能立，服此见其肉生，一两日间，乃[1]复如旧。

乌头煎丸

治风毒气攻眼，久成内外障，痛楚，胬[2]肉赤脉等，病十年者皆可疗。

黑豆二两，小者　川乌头一两，去皮　青橘皮半两，去白，同乌头、黑豆为末，以水一升三合浸一宿，缓火煎成膏子　甘菊花一两　牛膝　枸杞　川芎　荆芥穗　羌活　地龙去土　白蒺藜　当归　干薄荷各半两

每服二十丸，梧桐子大，空心茶酒任下，蜜汤亦得。先君因失少女，感伤哭泣，忽目瞑不见物，治之逾月复明，因盛怒呵一罪人，目复瞑，逾年得此，服不尽一剂，目复如故。

★乌头煎丸又方 [3]

羌活　防风酒浸一宿　黄芪　木贼　附子　蝉壳　甘草　蛇蜕一条，青竹炙　荆芥穗　甘菊花　白蒺藜去角　旋覆花　石决明泥裹，烧通赤，另研

上等分，除附子、蛇蜕、决明，皆锉碎，新瓦上烙令燥，为散。每二钱，第二米泔煎熟调下，空心，日午、夜卧各一服。予少感目疾逾年，人有以此方见遗，未暇为之。有中表兄许复常苦目昏，后已都瘥。问其所以瘥之由，云服此药，遂合服，未尽一剂而瘥，自是与人，莫不验。

通 关 散

治诸中[4]风伤寒。

---

① 乃：原作"生及"，据校本改。
② 胬：原作"弩"，形、音俱近而讹，据文意改，下同径改。
③ 乌头煎丸又方：原脱，据文意补。
④ 中：原作"方"，据校本改。

旌德乌头四两,破皮,旌德有芦头肌白者　藁本　防风　当归　白芷　天南星　川芎　干姜　雄黄细研　桂以上各半两,并生,勿近火

上为末,煨,葱酒下一字[1]或半钱。瘫痪加牛黄、麝香,小儿减半,薄荷酒下。此散予目见医数人,今聊记其一二。曾在江南见市门有卧者,问之乃客贩,因病偏风医之,遂至病困,为邸家所委。时伯氏为邑,使人舁[2]到令舍,调约饮之。又与十服。数日,伯氏出,市有一人扶倚床而呼曰:昔日卧者,今能扶榻[3]而行矣。药尽,愿少继之。伯氏又与十服,服讫能起。又一吏病疮而挛,逾岁月卧矣。伯氏与散二钱匕,为八服,吏谬以为一服,服已,僵眩呕吐,几困将殆,数日疮挛悉除。大抵[4]中风挛弛,治之须先去涎,去已,乃用续命汤辈汗之,末乃用此为宜。盖风病多挟热,若未发散,便投乌头辈,或不相当也,更消息[5]治之,必验。

辰 砂 散

治风邪诸痫,狂言妄走,精神恍惚,思虑迷乱,乍歌乍哭,饮食失常,疾发仆地,吐沫戴目,魂魄不守,医禁无验。

辰砂一两,须光明有墙壁者　酸枣仁微炒　乳香光莹者,各半两

上量所患人饮酒几何,先令恣饮沉醉,但勿令至吐。静室中服药讫,便安置床枕令睡。以前药都为一服,温酒一钱调之,顿服令尽。如素饮酒少人,但随量取醉。病浅人一两日,深者三五日,睡不觉,令家人潜伺之,觉即神魂定矣。慎不可惊触使觉,及他物惊动。一为惊寤,更不可治。上枢王肃吴公,少时病心,服一剂,三日方寤,遂瘥。

---

① 一字:古代药物的称量单位,一字约0.3g。
② 舁(yú 鱼):共同用手抬。
③ 榻:原作"搨",据校本改。搨,"拓"的异体字。
④ 抵:原作"体",据校本改。
⑤ 息:原脱,据校本补。

治诸风上攻头痛方

地龙、谷精草为末，同乳香火饼上燃，以纸筒笼烟，鼻闻之即瘥。

侧 子 散

治筋脉抽掣，疼痛不止。

侧子_{炮裂,去皮脐} 赤箭 漏芦 苇劳 酸枣仁_{微炒} 海桐皮_{各一}两 桂心 五加皮 仙灵脾 牛膝 木香_{各三五钱} 枳壳_{麸皮炒,去瓤,半}[①]两

上为末，每服一钱，温酒调下，不计时候。服此药尤治目赤痛，屡用每[②]验，盖攻治肝风，凡目赤皆主于风，予于四生散论之甚详，此方主疗，亦四生散之类也。

四 生 散

治肾脏风，治眼，治癣。

白附子_{下注脚生疮,用黑附子} 肾形沙苑蒺藜 羌活 黄芪

上等分，皆生为末，每服二钱，盐酒调下，空腹，猪肾中煨服尤善。予为河北察访使时，病赤目四十余日，黑睛旁黯赤成疮，昼夜痛楚，百疗不瘥。郎官邱革相见，问予病目如此，曾耳中痒否？若耳中痒，即是肾家风，有四生散疗肾风，每作二三服即瘥。间里号为圣散子，予传其方，合服之，午时一服，临卧一服，目反大痛，至二鼓时乃能眠，及觉，目赤稍散，不复痛矣。更进三四服，遂平安如常。是时孙和甫学士帅镇阳，闻予说大喜曰：吾知所以自治目矣，向久病目。尝见吕吉甫参政云：顷目病，久不瘥，因服透水丹乃瘥。如其言修合透水丹一剂，试服了二三十服，目遂愈。乃知透水丹亦疗肾风耳，此可记尔。

---

① 半：前原衍"各"，据校本删。
② 每：原作"直"，据校本改。

病目人更当记一事。予在河北病目时，曾治浴具。洛州守阎君绶见访云：目赤不可浴，浴汤驱体中热并集头目，目必甚，又转运判官李长卿亦云然。予不信，卒浴，浴毕，目赤遂大作。行数程到钜鹿。陈彦升学士以病目废于家，问其目病之因，云：顷年病目赤，饮酒归过，同舍林亿邀同太学浴。彦升旧知赤目不可浴，坚拒之不得，僶俛^①一浴，浴已几失明，后治之十余年竟不瘥，此亦以为戒也。又予之门人某徐，构病癣，久不瘥，服四生散，数日都除。

苏沈内翰良方卷第二

---

① 僶俛（mǐnmiǎn 敏免）：短暂。

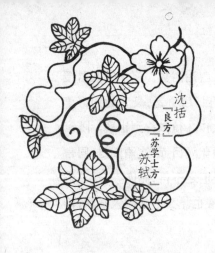

沈括『良方』

苏轼『苏学士方』

苏沈内翰良方卷第三

治伤寒方　时气瘴疫　伤暑疟疾

圣 散 子

昔予览《千金方》三建散云：于病无所不治。而孙思邈特为著论，以谓此方用药节度不近人情。至于救急，其验特异。乃知神物效[1]灵，不拘常制，至理开惑，智不能知。今予得圣散子，殆此类也。自古论伤寒为急，表里虚实，口数证候，应汗、应下之类，差之毫厘，辄至不救。而用圣散子者，一切不问阴阳二感，或男子女人相易，状至危笃，速饮数剂，而汗出气通，饮食渐进，神宇完复。更不用诸药，连服取瘥。其余轻者，心额微汗，正尔无恙。药性小热而阳毒发狂之类，入口便觉清凉。此药殆不以常理而诘也。若时疾流行，不问老少良贱，平旦辄煮一釜，各饮一盏，则时气不入。平居无事，空腹一服，则饮食快美，百疾不生，真济世卫家之宝也。其方不知所从出，而故人巢君谷世宝之，以治此疾，百不失一。既得之，谪居黄州，连岁大疫，所全活者不可胜数。巢甚秘之此方，指松江水为誓盟，不得传人。予窃隘之，以传蕲水庞君安时，庞以医闻于世，又善著书，故以授之，且使巢君名与此方同不朽也。

续 圣 散 子

圣散子主疾，功效非一。去年春，杭州民病，得此药，全活不可胜数。所用皆中下品药，略计每千钱即得千服，所济已及千人。由此积之，其利甚博。凡人欲施惠而力能自辨者，犹有所止，若合众力，则人有善利，其行可久。今募信士楞严院修制，自立春后起施，至来年春夏之交，有入名者，径以施送本院。昔薄拘罗尊者，以诃黎勒施一病比丘，故获报身。身常无众疾，施无多寡，随力助缘，病必相扶持，功德岂有限量。仁者恻隐，当崇善因。吴郡陆广秀才施此方并药，得之于智藏主禅月大师宝泽，乃乡僧也。其陆广见在京施方并药，在麦秸巷住，出此方。

---

① 效：原作"用"，据校本改。

圣散子方

草豆蔻去皮,面裹炮,十个　木猪苓去皮　石菖蒲　高良姜　独活去芦头　附子炮制,去皮脐　麻黄去根　厚朴去皮,姜汁炙　藁本去瓢,土炒　芍药　枳壳去瓢,麸炒　柴胡　泽泻　白术　细辛　防风去芦头　藿香　半夏姜汁制,各半两　甘草一两,炙　茯苓半两

上锉碎如麻豆大。每服五钱匕,水一钟半,煮取八分,去滓热服。余滓两服合为一服,重煎,空心服。

小柴胡汤

解伤寒,小柴胡汤。

柴胡二两　黄芩　人参　甘草炙　生姜各三分　半夏汤洗,一两半　大枣十二枚,破

上锉如麻豆大,以水三升煮取一升半,去滓,再煎取九合,温服三合,日三服,此古法也。今可作粗散,每服三钱,枣三枚,姜五片,水一盏半,煎至八分,温服。气实疾势盛者,加至四五钱不妨,并去滓,此张仲景方。予以今秤量,改其分剂,孙兆更名黄龙汤。近岁此药大行,患伤寒不问阴阳表里,皆令服之,此甚误也。此药《伤寒论》虽主数十证,大要其间有五证最的当,服之必愈。一者身热,心中逆或呕吐者可服,伤寒此证最多,正当服小柴胡汤,若因渴饮水而呕者不可服,身体不温热者不可服,仍当识此;二者寒者,寒热往来者可服;三者发潮热可服;四者心烦胁下满,或渴或不渴,皆可服;五者伤寒已瘥后,更发热者可服。此五证但有一证,更勿疑,便可服,服之必瘥。若有三两证以上,更的当也。其余证候,须仔[①]细详方论及脉候相当方可用,不可一概轻用。世人但知小柴胡治伤寒,不问何证便服之,不徒无效,兼有所害,缘此药差寒故也。唯此五证,的不蹉跌,决效无疑,此伤寒中最要药也。家家

---

① 仔:原作"子",形近而讹,据文意改。

有本，但恐用之不审详，今备论于此，使人了然易晓。本方更有加减法，虽不在此五证内，用之亦屡效，今亦载于此。若胸中烦而不呕，去半夏加人参，合前成一两，栝蒌根一两；若腹中痛者，去黄芩，加芍药三分，此一证最有验，常时腹痛亦疗；若胁下痞硬①，去大枣，加牡蛎一两；若心下悸，小便不利，去黄芩，加茯苓一两；若不渴，外有微热者，去人参，加桂三分，温覆微汗愈；若咳，去人参、大枣、生姜，加五味子半两、干姜半两。元祐二年时行，无少长皆咳，服此皆愈。常时上②壅痰实，只依本方，食后卧时服甚妙。赤白痢尤效，痢药中无如此妙。盖痢多因伏③暑，此药极解暑毒。凡伤暑之人，审是暑暍，不问是何候状，连进数服即解。

麻 黄 丸

治伤寒，解表，止头痛，麻黄丸。兼治破伤风及一切风。

麻黄六两，去节，沸汤炮，去黄水，焙干　　乌头水浸三日，频④换水，去皮，日干，炮，去脐　　天南星别捣　　甘草一两，炙　　麝香一分　　半夏汤洗七遍　　石膏泥裹，火烧通赤，研，以上各四两　　白芷三两　　龙脑半两，只用樟木龙脑，但要发散，不用南番龙脑

上为末，水煮天南星为丸，如小弹子大。每服一丸，葱茶或酒嚼下，薄荷茶亦得，连二三服。此本予家白⑤龙丸，已编入《灵苑》，后又加麻黄作六两，寒水石、石膏为衣，治伤寒至佳，小小伤风，服之立瘥。解表药中，此尤神速。

*治暑暍逡巡闷绝不救者方

治暑暍，闷绝不救者。

---

① 硬：原字不清，据校本补。
② 上：原作"止"，据校本改。
③ 伏：原作"服"，据校本改。
④ 频：原作"顿"，据校本改。
⑤ 白：原作"日"，据校本改。

道上热土　大蒜

上略等多少,烂研,冷水和,去滓,饮之即瘥。此方在徐州沛县城门上板书揭之,不知何人所施也。

*治暑伤肌肤多疮烂或因搔成疮者方

治暑伤肌肤,多疮烂或因搔成疮者。

林才中尝暑中卧病,肌肤多疮烂汁出。有一乳姥曰:此易瘥。取干壁土揉细末敷之,随手即瘥。

木　香　丸

治瘴,木香丸。

鸡心槟榔　陈橘皮去白,各二两　青木香　人参　厚朴　官桂去无味者　大附子　羌活　京三棱　独活　干姜炮　甘草炙　莒莳　川大黄切,微炒　芍药各五钱　牵牛子一斤,淘去浮者,揩拭干,热捣取末四两,余滓不用　肉豆蔻六枚,去壳,止泻方用

上十五味为末,瓷器盛之,密封。临服,用牵牛[1]末二两、药末一两,同研令匀,蜜丸如桐子大。心腹胀满,一切风劳冷气,脐下刺痛,口吐清水白沫,醋心,疹癖气块,男子肾脏风毒攻刺四体,及阳毒脚气,目昏头痛,心间呕逆,及两胁坚满不消,卧时橘皮汤下三十丸,以利为度,此后[2]每夜二十丸。女人血痢,下血刺痛,积年血块,胃口逆,手足心烦热,不思饮食,姜汤下三十丸,取利,每夜更服二十丸。小儿五岁以上,疳气腹胀气喘,空心温汤下五七丸,小者减丸数服。凡胸腹饱闷不消,脾泄不止,临卧温酒下取利。食毒,痈疽发背,山岚瘴气,才觉头痛,背

---

① 牛:原脱,据校本补。
② 此后:原字不清,据校本补。

膊拘紧,便宜服之,快利为度。常①服可以不染瘴疾。凡瘴疾,皆因脾胃实热所致,常以凉药解膈上壅热,并以此药通利弥善。此丸本治岚瘴及温疟大效。李校理敦裕常为传,刻石于大庾岭,蒙效者不可胜数。子伯氏任闽中,常拥兵捕山寇,过漳浦,军人皆感疟,用此治之,应时患愈。予在江南时,值岁发疟,以此药济人,其效如神,皆以得快利为度。又记:凡久疟服药讫,乃灸气海百壮,又灸中脘三十壮,尤善。

枳 壳 汤

治伤寒痞气,胸满欲死,枳壳汤。

桔梗　枳壳炙,去瓤,各一两

上锉如米豆大,用水一升半煎减半,去滓,分二服。伤寒下早,则气上膨胸,世俗即谓之结胸,多更用巴豆粉、霜腻粉下之,下之十有八七死,此盖泻其下焦,下焦虚,则气愈上攻胸膈,多致不救。凡胸胀病,只可泻膈。若按之坚硬而痛,此是结胸。胸有水,须用大黄、甘遂辈下之,陷胸丸之类是也。若按之不甚硬,亦不痛,此名痞气,上虚气热鼓胀,只可用黄芩、黄连、大黄之类化之。尝有人患胸胀,已危困,作结胸痞气,皆不瘥,文大夫以此汤饮之,下黄水一升许,遂瘥。予得此法,用之如神,若是痞气,莫不应手而瘥。凡伤寒胸胀,勿问结胸痞气,但先投此药,若不瘥,然后别下药。缘此汤但行气下膈耳,无他损。又西晋崔行功方,伤寒或下或不下,心中结满,胸胁痞塞,气急厥逆欲绝,心胸高起,手不得近,二三日辄死,用泻心、大小陷胸汤皆不瘥,此当是下后虚逆气已不理,而毒复上攻,气毒相抟,结于胸中,气毒相激,故致此病。疗之当用加减理中丸先理其气,次疗诸疾。加减方:

---

① 常:原作"尝",据校本改。

加减理中丸 ①

人参　白术　甘草炙,各二两　干姜炮,一两半　枳实十六片,麸炒或
炙　茯苓二两

上为末,蜜丸如弹大,一丸不效②,再服。予时用此,神速。下喉
即接③续,复与之。不过五六弹丸,胸中豁然矣。用药之速,未尝见
此。渴者更加栝蒌二两,下痢者加牡蛎二两。予以告领军韩康伯、右
卫毛仲祖、光禄王道预、台郎顾君苗、著作殷仲堪,并悉用之,咸叹其应
速。于时枳实乃为贵,缘此病由毒攻于内,多类少阴,泄利之后,理应
痞结,虽已泄利,毒尚未除,毒与气争,凝结于胸,时或不利,而毒已入
胃,胃中不通,毒必上冲。或气先不理,或上焦痰实,共相冲结,复成此
患。大归毒之与气,相干不宜,关津壅遏,途径不通,故泻心疗满而不
疗气,虽复服之,其瘥莫由。疗气理结,莫过理中丸,解毒通气,痞自消
释。然干姜性热,故减其分,茯苓通津,栝蒌除渴,牡蛎止痢,谨审其宜,
无不得矣。家人黄珍者得病如上,其弟扶就叔尚书乞药。余曰:可与理
中丸。坐中数客皆疑不可,予自决与,于箱中取一弹丸与之,竺法大调
余曰:此人不活,君微有缘矣。与时合暝许,比至三筹,扶又来,便叩头
自搏,四座愕然,谓其更剧,叔问何如④,扶答:向药一服,便觉大佳,更复
乞耳。予谓竺,向答曰:上人不忧作缘,但恐夜更来乞,失人眠耳,果尔
如何。余复与数弹丸,明日便愈,遂至今用之。护军司马刘元宝妾病亦
如此,叔复与之一服,如鸡子一丸便瘥。叔知故文武,遂多蒙救⑤济。伤
寒⑥难疗,故详记焉,此行功自叙也。余以此丸与枳壳汤兼服,理无不验。
理中丸所用枳实只是枳壳,古人只谓之枳实,后人方别出枳壳⑦一条。

---

① 加减理中丸:原脱,据校本补。
② 效:原作"歇",据校本改。
③ 接:原作"折",据校本改。
④ 如:原作"人",据校本改。
⑤ 救:原作"此",据校本改。
⑥ 寒:原脱,据校本补。
⑦ 壳:原作"实",据校本改。

栀 子 汤

治胸痹切痛,栀子汤。

栀子二两　附子炮,一两

上每服三钱,水一大盏,薤白三寸,同煎至五分,温服。泗州有人病岁余,百方不愈,服此一服顿愈。

五 积 方

余家旧方,《博济》亦载,小有不同。

苍术二十两　桔梗十两　陈皮六两　白芷三两　甘草三两　当归二两　川芎一两半　芍药　白茯苓　半夏汤七洗,各一两　麻黄春夏二两,秋冬三两　干姜春夏一两半,秋冬二两　肉桂春夏三两,秋冬四两　厚朴二两,姜汁炙　枳壳麸炒,去瓤,四两,以后三味别捣和

上前十五味为粗末,分作六服,大锅内缓火炒令微赤香熟,即不可过焦。取出,以净纸藉板床上,凉令冷,入后三物和之,和气。每服三钱,加姜枣①煎至六分,去滓服。伤寒手足逆冷,虚汗不止,脉沉细,面青呕逆,加顺元散一钱同煎,热服。产妇陈疏难产,经三两日不生,胎死腹中,或产母气乏委顿,产道干涩,加顺元散七分、酒三分煎,相继两服,气血内和即产。胎死者不日②当下,其顺元散多量产母虚实。伤寒发热,胁内寒者,加葱三寸、豉七粒同煎,相继两三服,当以汗解。

顺 元 散

乌头二两　附子炮　天南星各一两,炮　木香半两

上予叔祖钱氏时得此方,卖于民家,故吴中至今谓之沈氏五积散。

---

① 枣:原空一字,据校本补。
② 日:原作"过",据校本改。

大抵此散能温里外,但内外感寒,脉迟细沉伏,手足冷,毛发恂栗,伤寒里证之类,大啜三两杯,当手足温或汗乃愈。今世名医多用此散治气,极效。和一切气,通血络,无出此药。人病脾疟,用紫金丸逐下,乃服此散,数服多愈。

紫 金 丹

硫黄、针沙并三钱,铁粉五钱,腻粉十五钱,四味炒为末,粟米饭丸如弹子大,乳香汤下一丸。气实,服一丸半至二丸。

七 枣 散

治脾寒疟疾,七枣散。

川乌头大者一个,炮良久,移一处再炮,凡七处炮满,去皮脐,为细末,都作一服。用大枣七个,生姜十片,葱白七寸,水一碗,同煎至一盏。疾发前,先食枣,次温服,只一服瘥。元祐二年,两浙疟疾盛作,常州李使君举家病疟甚久,万端医禁不效,常时至效,万服亦不止。过客传此方,一家服之,皆一服瘥。又长兴贾耘老传一方,与此方同。只乌头不炮,却用沸汤炮,以物盖之,候温更炮。满十四遍,去皮,切,焙干,依上法作一服。耘老云:施此药三十年,治千余人,皆一服瘥。

葱 熨 法

治气虚阳脱,体冷无脉,气息欲绝,不省人,及伤寒阴厥,百药不效者,葱熨法。

葱以索缠如盏许大,切去根及叶,惟存白,长二寸许,如大饼啖。先以火胁一面令通热,又勿令灼人。乃以热处搭病人脐连脐下,其上以熨斗满贮火熨之,令葱饼中热气,郁入肌肉中,须预作三四饼,一饼坏不可熨,又易一饼。良久,病人当渐醒,手足温,有汗即瘥。更服四逆汤辈温其体,万万无忧。予伯兄忽[1]病伤寒,瞑寂[2]不知人八日,四体坚冷如石,药不可复入,用此遂瘥。集贤校理胡完夫,用此方拯人之危,不可胜数。

金 液 丹

金液丹。出《博济方》

硫黄十两,精莹者,研碎入罐子,及八分为度,勿[3]大满。石龙芮两握又云狗蹄草一握[4],水鉴草两握稻田中生,一茎四花,如田字,亦名水田草,独茎生[5],以黄土一掬,同捣为泥,只用益母草并泥捣亦得。上固济药罐子,约厚半寸。置平地,以瓦片覆罐口。四面炭五斤拥定,以熟火一斤自上燃之。候罐子九分赤,口缝有碧焰,急退火,以润灰三斗覆至冷,剖罐取药。削去沉底滓浊,准前再煅。通五煅为足,药如熟鸡卵气急用可三煅止,并取[6]罐,埋润地一夜。又以水煮半日,取药,柳木槌研,顿滴水,候扬之无滓,更研令干。每药一两,用蒸饼一两,汤释化,同捣丸之,暴干。金液丹旧方,主病甚多[7],大体治气羸。凡久疾虚困,久吐利不瘥,老人脏秘,伤寒脉微阴厥之类,皆气羸所致,服此多瘥。大人数十丸至百丸,小儿以意裁度多少,皆粥饮下。羸甚者化灌[8]之。小儿久吐利垂困,药乳皆不入,委顿待尽者,并与数十丸,往往自死得生,少与即无益。予亲见小儿吐利极,已气绝,弃之在地,知其不救,试漫[9]与服之,复活者数人。

苏沈内翰良方卷第三

---

① 忽:原作"足",据校本改。

② 瞑寂:原作"冥集",据校本改。

③ 勿:原作"无",据校本改。

④ 握:原脱,据校本补。

⑤ 稻田中生,一茎四花,如田字,亦名水田草,独茎生:原为正文字体,据校本改为小字。

⑥ 并取:原作"取并",据校本乙正。

⑦ 多:原作"久",据校本改。

⑧ 灌:原作"曜",据校本改。

⑨ 漫:原作"谩",据校本改。

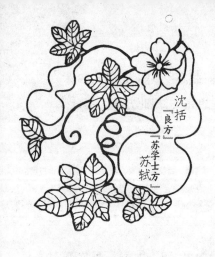

沈括
『良方』

『苏学士方』
苏轼

苏沈内翰良方卷第四

服药治诸气方　脏腹虚冷

腹痛泻痢暴下

服 茯 苓 说

茯苓自是仙家上药,但其中有赤筋脉,若不能去,服久不利人眼,或使人眼小。当削去皮,切①为方寸块,银石器中,清水煮似酥软解散为度。入细布袋中,以冷水揉摆,如作葛粉状。澄取粉,而筋脉留布袋中,弃去不用。其粉以蜜和湿香状,蒸过食之尤佳。胡麻但取纯黑脂麻,九蒸九暴,入水烂研,滤取白汁,银石器中熬,如作杏酪汤,更入去皮核烂研枣肉,与茯苓粉一处搜和,食之尤奇。

服 茯 苓 赋

服茯苓赋并引。

予少而多病,夏则脾不胜食,秋则肺不胜寒。治肺则病脾,治脾则病肺。平居服药,殆不复能愈。年三十有二,官于宛丘。或怜而受之以道士服气法,行之期年,疾良愈。盖自是始有意养生之说,晚读抱朴子书,言服气与草木之药,皆不能致长生,古神仙真人皆服金丹,以为草木之性,埋之则腐,煮之则烂,烧之则焦,不能自生,而况能生人乎?予既汨没世俗,意金丹不可得也,则试求之草木之类,寒暑不能移,岁月不能败,惟松柏为然。古书言松脂流入地下为茯苓,茯苓千岁,举则为琥珀。虽非金玉,而能自完也亦久矣。于是求之名山,屑而治②之,去其脉络而取其精华,庶几可以固形养气,延年而却老者,因为之赋以道之。

春而荣,夏而茂。憔悴乎风霜之前,摧折乎冰雪之后。阅寒暑以同化,委粪壤而兼朽。兹固百草之微细,与众木之凡陋。虽或效骨骼于刀几,尽性命于杵臼,解急难于俄顷,破奇邪于邂逅,然皆受命浅狭,与时

---

① 切:原作"研",据校本改。
② 治:原作"论",据校本改。

变迁,朝菌无日①,蟪蛄无年②。苟自救之不暇,矧③他人之足延。乃欲撷根茎之微末,假臭味以登仙。是犹托疲牛于千里,驾鸣鸠以登天,则亦辛勤于涧谷之底,槁④死于峰崖之颠,顾桑榆之窃叹,意神仙之不然者矣。若夫南涧之松,拔地千尺,皮厚犀兕⑤,根坚铁石,须发不改,苍然独立,流膏脂于黄泉,乘阴阳而固结,像鸟兽之蹲伏,类龟蛇之闭蛰,外黝黑似鳞皴,中结白而纯密,上霍莽之不犯,下蝼蚁之莫贼,经历千岁,化为琥珀。受雨露以弥坚,与日月而终毕。故能安魂魄而定心志,却五味与谷粒,追赤松于上古,以百岁为一息,颜如处子,绿发方目,神止气定,浮游自得。然后乘天地之正,御六气之辨,以游夫无穷,又何求而何食?

木 香 散

治脏腑冷极及久冷伤惫,口疮下泄,谷米不化,饮食无味,肌肉瘦悴,心多嗔恚,妇人产后虚冷下泄,一切水泻冷痢,木香散。

木香　破故纸　高良姜　砂仁　厚朴姜汁炙,各三分　赤芍药　陈橘红　肉桂　白术各半两　胡椒　吴茱萸汤洗去黑水,各一分　肉豆蔻四枚　槟榔一个

上为散,每服三钱。不经水猪肝四两许,去筋膜,批为薄片,重重掺药,置一鼎中,入浆水一碗,醋一茶脚许,盖覆,煮肝熟⑥,入盐一钱,葱白三茎细切,生姜弹子许捶碎,同煮水欲尽。空心为一服,冷食之。初服微泻不妨,此是逐下冷气,少时自止。经年冷利滑泻,只是一服。渴即饮粥汤下,忌生冷油腻物。如不能食冷物,即添少浆水暖服。张简夫职方尝久泻,忽有人召食,以疾辞不往。主人曰:吾有良药,一服可瘥。煮药而召之,简至,先服药,便就席,熟醉而归,竟不复泻。简夫

---

① 朝菌无日:朝菌为菌类植物,因朝生暮死,故无法活过一整日。

② 蟪蛄无年:蟪蛄即寒蝉,因春生夏死或夏生秋死,故无法活过一整年。

③ 矧(shěn 沈):况且。

④ 槁:原作"稿",据校本改。

⑤ 犀兕(sì 四):雌性犀牛。

⑥ 熟:原作"热",据校本改。

得此方，与人服，莫不神应。嘉兴谢医得此方，恶其烦，只用浆水煮猪肝为丸，如梧桐子大，每服五十丸，粥饮下，其效亦同。若暴泻利，只是一服。唯热痢热泻不住，予家极宝此药，可大惊异，非余药可比。

硇砂煎丸

治一切积滞，化气消食，补益真气，硇砂煎丸。产后逐败血、补虚损至善。

硇砂一两，拣通明无石者，别研，令如粉　舶上茴香一两，略炒　当归一两，无灰酒浸一宿，去芦丫①，薄切片子，焙　金铃子三两，洗过切破，四两无灰酒浸一宿，候软，以刀子削下瓢，去皮核不用　肉苁蓉一两，无灰酒浸一宿，薄切作片子，干　穿心巴戟一两，无灰酒浸一宿，去心用　天雄一两，无灰酒煮五七百沸，候软，刮②去皮　槟榔一两　木香　沉香　黑附子各一两　阿魏半两，米醋磨成膏，入诸药

上细末，以无灰酒煮，白面糊丸如梧桐子大。每服三十丸，空心，日午温酒下。此方家家有，予家妇尝病蓐中下痢，日久甚困笃，百方不瘥。士人李潜善医曰：蓐中下痢，与他痢不同，常痢可用苦涩药止之，蓐中痢生于血不足，投涩药则血愈不行，痢当更甚。为予作硇砂法，云：此药果能治产后痢。先以桂小丸下之，次投硇砂丸，日九十丸，痢顿减半，次日遂愈。硇砂丸，产后虽无疾，亦宜服之，能养血去积滞。桂丸方，今附于后。

桂丸方

硇砂研　肉桂　甘遂　丁香　木香　芫花醋炒焦　巴豆去心皮，不去油

上各等分，捣，治面糊为丸，小绿豆大。每服二丸、三丸，温水下，加减更量虚实。潜，名医也，云：此丸取积最胜，不以久近，皆能化。

---

① 丫：原作"了"，据校本改。
② 刮：原作"括"，据校本改。

黑 神 丸

漆六两,半生,半用重汤煮一半日,令香　神曲四两　茴香四两　木香　椒红　丁香各半两　槟榔除椒外,五物皆半生半炒,四个

上丸如弹丸大,取茴香末十二两铺盖阴地,荫干,候外干,并茴香收器中,极干乃去茴香。肾余育肠,膀胱痃癖,七疝下坠,五膈血崩,产后诸血,漏下赤白,并丸分四服,死胎一丸,皆无灰酒下。难产,炒葵子四十九枚,捣碎,酒煎下一丸。诸疾不过三服,元气十服,膈气癥癖五服,血瘕三丸当瘥。予族子妇,病腹中有大块如杯,每发痛不可堪。时子妇已贵京下,善医者悉尝服其药,莫愈。陈应之曰:此血瘕也。投黑神丸,尽三丸,杯①气消尽,终身不复作。

神 保 丸

神保丸。出《灵苑》

木香一分　胡椒一分　巴豆十枚,去皮心,研　干蝎一枚

上汤什蒸饼,丸麻子大,朱砂为衣,每服三丸。心膈痛,柿蒂汤下,或灯心同柿蒂汤下;腹痛,柿蒂煨姜汤下;血痛,炒姜醋小便下;小便不通,灯心汤下;血痢脏毒,楮叶汤下。肺气甚者,白矾、蚌粉各三分,黄丹一分,同研②为散,煎桑白皮糯米饮,调下三钱。若③小喘,止用桑皮糯饮下;肾气胁下痛,茴香酒下;大便不通,蜜汤调槟榔末一钱同下;气噎,木香汤下;宿食不消,茶酒浆饮任下。予三十年前客金陵,医人王琪传此方。琪云:诸气,惟膀胱气胁下痛最难治,独此丸辄能去之。熙宁④中,予病项筋痛,诸医皆以为风,治之数月不瘥,乃流入背膂,久之右注胁,挛痛甚苦,忆琪语,方向已编入《灵苑》,取读之,有此一验,乃

---

① 杯:原字不清,据校本补。
② 研:原作"于",据校本改。
③ 若:原作"下",据校本改。
④ 熙宁:北宋宋神宗赵顼年号。

合服之，一投而瘥。后再发，又一投而瘥。

小 建 中 汤

治腹中切痛。

桂_削 生姜_{切，各三分} 甘草_{炙，半两} 大枣_{十二枚，擘} 白芍_{一两半} 胶饴_{二两，以上并细切}

上以水二升，煮取九合，去滓，纳饴，更上火微煮，令饴化。温服三合，日三服。尝有人患心腹病不可忍，累用良医治之皆不效，灸十余处亦不瘥。士人陈承善医，投一药遂定。问之，乃小建中汤也。此药偏治腹中虚寒，补血，尤止[1]腹痛。常人见其药性温平，未必信之。古人补虚，只用此体面药，不须附子、硫黄。承用此药，治腹痛如神。然腹痛按之便痛，重按却不甚痛，此止是气痛。重按愈痛而坚者，当自有积也。气痛不可下，下之愈痛[2]，此虚寒证也，此药尤相当。按《外台》虚劳腹中痛，梦失精，四肢酸痛，手足烦热，咽干口燥，妇人少腹痛宜服。仲景《伤寒论》："阳脉涩，阴脉弦，法当腹中急痛，先与此不瘥，小柴胡汤主之。"此二药皆主腹痛，予已于小柴胡汤叙之。若作散，即每服五钱匕，生姜五片，枣三个大者，饴一粟大。若疾势甚，须作汤剂，散服恐力不胜病。

元丰中，丞相王郇公病小腹痛不止，宣差太医攻治备至皆不效。凡药之至热，如附子、硫黄、五夜义[3]丸之类，用之亦不瘥。驸马张都尉令取妇人油头发烧为灰，细研筛过，温酒服二钱，即时痛止。

进 食 散

青皮 陈皮_{去瓤，各一分} 草豆蔻_{三个} 甘草_{一分，炙} 诃子_{去核，煨，五}

---

① 止：原作"上"，据校本改。
② 痛：原脱，据校本补。
③ 义：校本作"乂"。

个　高良姜薄切,炒,一分　川乌头一个,炮,去皮脐　肉桂一分,去外皮

上每服一钱,水一中盏,生姜二片,煎至七分,食空时服。此卢州李潜方,治脾胃虚冷,不思食,及久病人脾虚,全不食者,只一二服,便顿能食。潜,名医也。予目见在真州治贾使君女子,已五十余日,病脾多呕,都不进食,医绝无验,潜投此药一服,遂食蒸饼半枚,明日百味皆思。潜云:此药进食极神速。予疑此药大热,潜云:不然。用之三十年,无不效者。

压 气 散

止逆定喘,治疏取多后,气乏控上膈者。

木香　人参　白茯苓　藿香　枳壳　陈橘皮　甘草炙,以上各等分　附子炮

上服一大钱,煎紫苏木瓜生姜汤,再入银盏,重汤煎五七沸,通口服。

诃 子 丸

消食化气,诃子丸。

诃子皮二两,洗,炮　木香　白豆蔻　槟榔　桂　人参　干姜　茯苓以上各二两　牵牛子一两,略炒　甘草粗大者,炙,一两

上酒煮面糊为丸,梧桐子大,每服十五丸至二十丸。如有气疾发动,吃食过多,筑心满闷,烂嚼,茶酒任下。陆子履学士知蔡州平兴县值石普南迁,子履与治行甚勤,普极德之。未几普召还,过平兴见子履,叙南行之惠曰,他物不足以为报,有一药方奉传,乃此方也。云普啖物极多,常致愤闷成疾,服此辄愈。予问子履求得之,家中常合,食饱胀满及气膨胸膈,只一服,如人手按下,极有验也。

椒 朴 丸

治脾胃虚冷,岁久不思饮食,或发虚肿,或日渐羸瘦,四肢衰倦,吐利无节。应脾虚候状,皆可服食椒朴丸。

汉椒去目　厚朴去粗皮,锉　茴香　青盐淘去沙土,取净[1]

上各二两,以水二升煮令干,焙燥[2],捣为末,面糊丸梧桐子大。每服三四十丸,空心,米饮下及盐汤下。病深者,日三服。予中表许君,病脾逾年,通身黄肿,不能起,全不嗜食,其甥为本道转运使,日遣良医治之,都不效。有傅主簿传此方,服十许日渐安。自尔常服,肌肤充硕,嗜饮美食,兼人面色红润,年六十余,日行数十里,强力如少年。椒朴丸,《博济》及诸集中多载。有加附子者,有加姜辈,皆不快捷。此方得其精要,与病相当如神,慎勿增他药。药之中病处,人多不识。看不上面,自有奇功。多因增益他药,却致不验,此难可以意测也。

无 碍 丸[3]

湖州处士刘某其叔父病喘,手足皆肿,殆不能起。刘君梦有人谓之,曰:君叔父病脾,病横泻四肢,非他也。子有隐德,吾能愈子叔父之疾。手疏方以授之,曰无碍丸。且诫曰:慎勿服他药。刘君得方,以饵其叔父,三饵而疾间。君先迎医于钱塘,后数日医至曰:此肺逆,当治肺。药入口,疾复作。君谕曰:神人预尝诫我。急谢医,后投无碍丸,遂瘥。其方:

大腹炙,二两　蓬莪术　三棱皆湿纸裹,煨熟,一两　木香面裹,煨[4]熟,五钱　槟榔生,一分

---

① 净:原作"浮",据校本改。
② 燥:原作"炼",据校本改。
③ 无碍丸:原脱,据校本补。
④ 煨:原作"煖",据校本改。

上为末,炒麦糵捣粉为糊,丸如梧桐子大。服二三十丸,生姜汤下。

桂 香 散

治脾胃虚弱,并妇人脾血久冷,桂香散。

高良姜锉,炒香熟　草豆蔻去壳,炒　甘草　白术　砂仁　厚朴去粗皮,锉,以上各一两　青橘皮去瓤,炒黄　诃子肉各半两　肉桂一分　生姜一两,切　枣肉一两,切,二味同厚朴一处,用水一碗煮令干,同杵为团,焙干用

上同为末。每服二钱,入盐少许,沸汤点,空心服。此药偏疗腹痛。天台昌使君自来有腹痛,遇疾发即闷绝,连日不瘥。有一道士点此散饮之,一服遂定。自后每发,即饮数服,痛如失去。予得之,累与人服,莫不神验。治冷泻尤妙,腹痛最难得药。此方只是温脾耳,特工止痛,理不可知。

健 脾 散

治胃虚泄泻,老人脏泄尤效,健脾散。

乌头炮,三分　厚朴姜炙　甘草炙　干姜炮,各一分

上服一钱,水三合,生姜二片,煎至二合,热服,并二服止。家尝贮此药,治脾泄极验。

香 姜 散

治久患脾泄泻。出《博济方》

生姜四两　黄连一两

上锉碎如豆大,一处慢火炒,令姜干①脆深赤色②,去姜,取黄连为

---

① 姜干:原作"干姜",据校本乙正。
② 色:原作"者",据校本改。

细末。服一钱，空腹，腊茶清下，不过二服瘥。

引 气 丹

治一切滞气。

朱砂碾　安息香研　麝香研,各一分　白芥子三百八十粒①,炒　大戟末一钱匕　没药一钱,研入　牛黄五分,研入　牵牛末一钱匕　五灵脂一钱,研入　乳香一钱,研入　班蝥二十七个,去头翅足,研入　巴豆二七粒,去皮,研出油,不出油,助使快

上件都研令匀，用红米饭为丸如麻子大，临时汤使下之。

太医院潘璟，带囊中常贮此药，仓卒疾，多用之。

沉 麝 丸

治一切气痛不可忍端午日午时合。

没药　辰砂　血竭②各一两　木香半两　麝香一两　沉香一两

上各生用，银瓷器熬生甘草膏为丸，皂角子大，姜盐汤送下。血气，醋汤嚼下。松滋令万君，拟宝此药。妇人血痛不可忍者，只一丸。万君神秘之，每有人病，止肯与半丸，往往亦瘥。

礞 石 丸

治诸痰，礞石丸。

硇砂一两,米醋三升化　巴豆霜二两半,以上先煮　青礞石半两,研　三棱醋浸一宿,煨,一两,以上次煮　大黄一两半,分三分煨炒,又次煎　木香　槟榔　肉豆蔻　猪牙皂角去皮炒,一云炙　肉桂　干姜炮　丁香　蓬莪术各一两　芫花

---

① 粒:原作"立",据校本改。
② 竭:原字不清,据校本补。

醋浸一宿,炒微有烟 **青橘皮** **白豆蔻** **墨烧八分过,各半两** **胡椒**—分 **粉霜**研,一分 **面**二两,酒半斤化,又次煎

上硇砂、醋合巴豆煮两食久,投礜石、三棱,又投酒、面,又投大黄,相去皆半食久,乃入众药熬,丸如绿豆大,每服三五丸,酒饮杂下。凡癥积、饮食所伤、气凝、谷食不化,皆能愈[①]。

褐　丸

消食化气止泻,腹中诸冷疾,褐丸。

乌头炮,去皮 桂 香附子微炒 干姜炮 陈橘皮微炒

上先用川巴豆取肉,麻油内慢火煎,自旦及午,候巴豆如皂子色即止,净拭,冷水中浸两日,日再换水,又拭干,研如油极细,须研一日方可用。以铁匙刮出,薄摊新瓦上,如一重纸厚,候一复时,以铁匙刮下,再研极细。每巴豆霜一两,即诸药各五两,为细末,水调成膏,与巴豆同研千万匝,再用绢罗过,更研令匀。陈米一升半,为细末,水调成膏,直候微酸臭,即煮为硬糊,细研令无块硬处,乃与众药一处为丸,如绿豆大,每服五七丸,随汤使下。此只是食药,然食药方至多,无如此方者,能和脾胃,消气进食,止泻去积。凡食物壅隘,服之即消。应腹中不平脾胃诸疾,服之莫不康泰。苏州有人卖一朱砂丸,食药,无所不治,其效如神,如此致巨富。服其药者遍天下,人无有得其真方者。后有亲人窃得,乃与此一同,但加朱砂为衣耳。人家宜常合,长少皆可服,的的可赖。

神圣香茸[②] 散

神圣香茸散。出吴兢《五脏论》

---

① "上硇砂、醋合巴豆……皆能愈":原位于本卷"神圣香茸散"全方后,据校本乙正。
② 茸:原作"饵",据校本改。

治胃气霍乱吐泻,转筋腹痛。

香茸穗经[①]霜者,一两半　新厚朴取二两心　川黄连二两　白扁豆一两,焙

上先用姜汁四两,一处杵黄连、厚朴二味令细,炒成黑色,入香茸、扁豆二味,都为末。每服五钱,水一盏,酒一盏,共煎至一盏,入瓷瓶内,蜡纸封,沉入井底,候极冷,一并服二服,至死者亦可。京师卖此药,一服百钱,治胃气小腹切痛。

*治腹中气块方

治腹中气块。

大黄　荜茇等分,皆生。

上蜜丸,桐子大,麝香水下二三十丸,空心服,日三。贵州守李承议得岚瘴,夫妇儿女数人相继而死,有二子归岭北,皆病腹中有块如瓜,瘦苦欲死。陈应之与此方服,及三十服,气块皆消。应之云:此寒热相杂所当,以寒热二物攻之。

暴　下　方

欧阳文忠公常得暴下,国医不能愈。夫人云:市人有此药,三文一贴甚效。公曰:吾辈脏腑与市人不同,不可服。夫人使以国医药杂进之,一服而愈。公招卖者厚遗之,求其方,久之乃肯传。但用车前子一味为末,米饮下二钱匕。云此药利水道而不动气,水道利则清浊分,谷脏自止矣。

治　泻　痢　方

肉豆蔻剜作瓮子,入通明乳香少许,复以末塞之,不尽即用面和少

---

① 经:原作"绖",据校本改。

许,裹豆蔻煨熟,焦黄为度。三物皆研末,仍以茶末对烹之。

茶　方

宪宗赐马总治泻痢腹痛方。

以生姜和皮切碎如粟米,用一大盏并草茶相对煎服。元祐二年,文忠①公得此疾,百药不效,予传此方而愈。

苏沈内翰良方卷第四

---

① 忠:原空一字,据校本补。

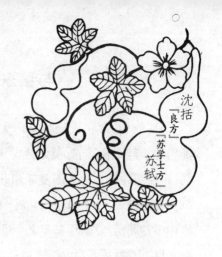

沈括『良方』
『苏学士方』苏轼

苏沈内翰良方卷第五

治痨积损　肺痿咳嗽消渴　痰壅化涎

与翟东玉求地黄

马，火也，故将火而梦马。火就燥，燥而不已则穷，故膏油所以为无穷也。药之膏油者，莫如地黄，啖老马，复为驹。乐天诗云：与君啖老马，可使照地光。今人不复能知此法。吾晚学道，血气衰耗，如老马矣，欲多食生地黄，而不可常致。近[1]见人言，循州兴宁令欧阳叔向[2]，于县圃中多种此药。意欲作书干之[3]而未敢。君与叔向故人，可为致此意否？此药以二八月采者良，如许，以此时寄惠为幸，欲烹以为煎也。

苏 合 香 丸

治肺痿、客忤、鬼气、传尸、伏连、殗殜等疾，卒得心痛，霍乱吐利，时气，诸疟，瘀血，月闭，痃癖，疔肿，惊痫，邪气狐猸，瘴疬等疾。

苏合香　白术　朱砂　沉香　诃子肉　丁香　木香　香附子　白檀香　乌犀屑　乳香　荜茇　安息香各一两　麝香　龙脑各半两

上为末，炼蜜丸，如鸡头实大。每服一丸，温酒嚼下，人参汤亦得。此方人家皆有，恐未知其神验耳。本出《广济方》，谓之白术丸，后人编入《外台》。《千金方》：真宗朝，尝出苏合香酒赐近臣，又赐苏合香丸，自此方盛行于世。此药大能安气血，却外邪。凡疾自内作，不晓其名者，服此往往得效。唯治气痓气厥，气逆不和，吐利，荣卫阻塞，尤有神功。予所亲见，尝有淮南监司官谢执方，因呕血甚久，遂奄奄而绝，羸败已久，手足都冷，鼻息皆绝，计无所出。唯研苏合香灌之，凡尽半两，遂苏。又予所乘船，有一船工之子病伤寒，日久而死，但心窝尚暖，不忍不与药，弃已不救，试与苏合香丸灌之，四丸乃醒，遂瘥。予友人为两浙提

---

① 近：原作"忽"，据校本改。
② 向：原作"尚"，据校本改。宋代王庭圭有诗《和欧阳叔向寺丞韵酬刘渐父》《次韵欧阳叔向水中月》《次韵欧阳叔向寺丞早春呈周子发知县》，宋代华镇有诗《欧阳叔向见余试院中诗卷作诗见誉次韵酬之》。
③ 之：疑作"求"。

点刑狱,尝病大泻,目视天地皆转,神思不理,诸药不效。服合两丸许,顿觉轻爽,腹泻亦止。予目睹救人于将绝者不可胜记。人家不可无此药,以备急难,瘟疫时尤宜服之,辟疫尤验。仓卒求人参不得,只白汤亦佳,勿用酒,古方虽云用酒下,酒多不效,切宜记之。东阳刘使君,少时尝病瘵,日渐赢削,至于骨立,肌热盗汗,劳状皆具,人有劝服此药,凡服八九两,所苦都瘥。 一方有牛黄半两,古方本无,乃后人加之。

诸劳明月丹

兔屎四十九枚　硇砂如兔屎相类,大者,四十九星

上用生蜜丸,以生甘草半两,碎,浸一夜,取汁,五更初下七丸,勿令病人知。劳药下后频看,若有虫,急打杀,以桑火油煎使焦,弃恶[①]水中。三日不下,更服。须月三日以后望前服之。忌见丧服色衣妇人,猫、犬之类。后服治劳补气药,取瘥。威愍孙元规藏此方,数能活人。江阴万融疾劳,四体如焚,垂困。一夜梦神,腹拥一月,大如盘,明烂不可正视,逼人心骨皆寒,已而悸寤,俄有人扣关,乃威愍使人遗之药,服之遂瘥。问其名,则明月丹也,始悟向之所梦。大抵此药最治热劳,又云伤寒烦躁[②],骨热皆治疗。

火　角　法

治久嗽,冷痰咳嗽,及多年劳嗽,服药无效者,火角法。

雄黄通明不夹石者,一两　雌黄不夹石者,半两,二味同研极细末　蜡二两

上先熔蜡令汁,下药末,搅匀,候凝刮下,用纸三五段,每段阔五寸长一尺。蜡熔药,涂其一面令厚,以竹箭卷成筒子,令有药在里,干令相着,乃拔去箭。临卧,熨斗内盛火,燃筒子一头,令有烟,乃就筒子长

---

① 恶:原作"患",据校本改。
② 躁:原作"燥",据校本改。

引气，吸取烟，陈米饮送下。及吸，每三吸为一节。当大咳，咯出冷涎，即以衣覆卧，良久汗出。若病三五年者，二三节①即瘥。十年以上，嗽甚，咳声不绝，胸中常有冷痰，服药寒温补泻俱无效者，日一为之，不过五七日良愈。先君户部病痰嗽，胸中常如冰雪，三年而伯父继感嗽，又六年，羸瘵殆困，百方治之皆莫愈，用此二三为之，皆瘥。

九 宝 散

治积年肺气，九宝散。

大腹并皮　肉桂　甘草炙　干紫苏　杏仁去皮尖　桑根白皮各一两　麻黄去根　陈皮炒　干薄荷各三两

上捣为粗末，每服十钱匕，用水一大盏，童便半盏，乌梅二个，姜钱五片，同煎至一中盏，滤去滓，食后临卧服。两浙张大夫，病喘二十年，每至秋冬辄剧，不可坐卧，百方不瘥。后得临平僧法本方，服之遂瘥。法本凡病喘三十年，服此药半年乃绝根本，永不复发。凡服此药，须久乃效②。

何 首 乌 散

治脚气流疰，头目昏重，肢节痛，手足冷，重热拘挛，浮肿麻痹，目生黑花。出《灵苑》

何首乌水浸一日，切，厚半寸，黑豆水拌匀令湿，何首乌重重相间，蒸豆烂，去豆，阴干　仙灵脾叶　牛膝以上各酒浸一宿　乌头水浸七日，入盐二两半，炒黄色，各半斤

上每服二钱，酒下或粥饮调下，日三服，空心食前，久患者半月效。先君同官王绰礼部，有女子病足挛痛二岁，得此半月愈。予老姨亦病手足骨髓中，痛不能堪，久治不瘥，亦得此愈。

---

① 节：原作"吸"，据校本改。
② 须久乃效：其后衍"治脚气……生黑花"，据校本删。

治 消 渴 方

　　眉山有杨颖臣者,长七尺,健饮啖,倜傥人也。忽得消渴疾,日饮水数斗,食倍常而数溺,消渴药服之逾年,疾日甚,自度必死,治棺衾,嘱其子于人。蜀有良医张玄隐之子,不记其名,为诊脉。笑曰:君几误死矣。取麝香当门子,以酒濡之,作十许丸,取枳枸了为汤饮之,遂愈。问其故,张生言:消渴消中,皆脾衰而肾惫,土不能胜水,肾液不上溯,乃成此疾。今诊颖臣脾脉极热,而肾不衰,当由果实酒过度,虚热在脾,故饮食兼人而多饮,水即多,不得不多溺也,非消渴也。麝香能败酒,瓜果近辄不植。而枳枸杞亦能胜酒,屋外有此木,屋中酿酒不熟,以其木为屋,其下亦不可酿酒,故以此二物为药,以去酒果之毒也。

　　宋玉云:枳枸束巢。枳音俱里切;枸音矩,以其实如乌乳,故能束巢。今俗讹谓之鸡矩子,亦谓之癫汉指头,盖取其似也。嚼之如乳,小儿喜食之。

经效阿胶丸

治嗽,并嗽血、唾血,经效阿胶丸。

阿胶 锉碎,微炒　卷柏 去尘土　干山药　生干地黄 熟者不用　鸡苏　大蓟 独根者最佳,日影干　五味子 以上各一两,净　柏子仁 别研　茯苓　人参　百部　远志 去心　麦门冬　防风 以上各半两,净

　　上十四味,并择好药材,依方修制,捣罗为末,炼蜜丸如弹子大,不拘时候,浓煎小麦并麦门冬,嚼下半丸,加至一丸。若觉气虚,空心不用服。

灸 咳 逆 法

　　予族中有病霍乱吐痢,垂困,忽发咳逆,半日之间,遂至危殆。有一客云:有灸咳逆法。凡伤寒,及久疾得咳逆,皆为恶候,投药皆不效

233

者,灸之必愈。予遂令灸之,火至肌,咳逆已定。元丰间[①],予为鄜延经略使,有幕官张平序,病伤寒已困。一日官属会饮,通判延州陈平裕忽言:张平序已属纩[②],求往见之。予问:何遽至此? 云:咳逆甚,气已不属。予忽记灸法,试令灸之。未食顷,中裕复来,喜笑曰:一灸遂瘥。其法:乳下一指许,正与乳相直,骨间陷中,妇人即屈乳头度之,乳头齐处是穴。艾炷如小豆许,灸三壮。男灸左,女灸右。只一处,火到肌即瘥。若不瘥,则多不救矣。

羌 活 散

止咳逆,羌活散。出《灵苑》

羌活　附子炮　茴香微炒,各半两　木香　干姜炮,各枣许

上每服二钱,水一盏,盐一捻,煎一二十沸,带热服,一服止。

*治 肺 喘 方

治肺喘。

蒲颓叶,微似海棠叶,尤柔厚,背白似熟羊皮,经冬不凋。花正如丁香,蒂极细如丝,倒悬之,风吹则摇摇然。冬末生花,至春乃敷实。一如山茱萸,味酸可啖,与麦齐熟,其木甚大,吴人名半含春[③],江南名棠,京师名曰纸钱棠球,襄汉名黄婆奶。

上一物为末,每服二钱,水煎,或温水调下,发时服。有人患喘三十年者,服之皆愈。疾甚者,服后胸上生小瘾疹痒者,其疾即瘥。一方用人参等份[④]服。

---

① 间:原脱,据校本补。
② 属纩:古代汉族丧礼仪式之一。即病人临终之前,要用新的丝絮(纩)放在其口鼻上,试看是否还有气息。属,放置。此一仪式称为"属纩"。因而"属纩"也用为"临终"的代称。
③ 半含春:原作"半含",据文意改。半含春,即蒲颓叶。
④ 份:原脱,据校本补。

朱 砂 膏

镇志安神,解热及损嗽血等疾。

朱砂一两,别研细　金末一分,用箔子研　牛黄　麝香　生脑子①　硼砂各半两　生犀　玳瑁　珍珠末各一两,蚌末不可用　琥珀别研　羚羊角各半两　苏合香用油和药亦可　铁液粉各一分　安息香半两,酒蒸,去沙石,别研入药　新罗人参一两　远志去心　茯苓各半两　甘草一两,微炙,参以下四味同捣

上都为细末,拌和,炼蜜,破苏合油,剂②诸药为小锭子,更以金箔裹,瓷器内密封。每用一皂子大,食后含化。卫尉业③丞得效,并阿胶丸相杂服。此治血安神,更胜至宝丹。

蕊 珠 丹

镇心空膈,去八邪气,及妇人血攻寒热等疾,但惊忧成疾,皆主之。

辰砂一两一分,凤尾草一握,水研汁,煮砂一分,更水洗,干,研　桃仁一十九枚,生　附子一分半,纸裹煨　安息香一分,蜜一分,酒少许,煮煎成膏　麝香二钱　阿魏薄切,微焙　木香各半两　牛黄一分

上丸④如豆大,五七至十丸。妇人桃心醋汤下,丈夫桃心盐汤下。简侍郎之妻,因悲忧,病腹中有两块皆如拳,每相冲击则闷绝,坚不可破岁余,服此药⑤,两块皆失所在。

至 宝 丹

出《灵苑》。本池州医郑感庆历中为予处此方,以屡效,遂编入

---

① 生脑子:即冰片。

② 剂:调和。

③ 业:原脱,据校本补。

④ 丸:原脱,据校本补。

⑤ 药:原作"茎",据校本改。

《灵苑》。

生乌犀　生玳瑁　琥珀　朱砂　雄黄各一两　牛黄一分　龙脑一分　麝香一分　安息香一两半,酒浸,重汤煮令化,滤去滓,约取一两净　金箔各五十片

上丸如皂角子大,人参汤下一丸,小儿量减。旧说主疾甚多,大[1]体专疗心热血凝,心胆虚弱,喜惊多涎,眠中惊魇,小儿惊热,女子忧劳,血滞血厥,产后心虚怔忪尤效。血病,生姜、小便化下。

四　神　散

治血气心腹痛,四神散。出《灵苑》

当归　芍药　川芎各一两[2]　干姜半两,炮

上每服二钱,暖酒调下。予每作以疗妇人气痛,常以一服瘥。

半　夏　汤

治急下涎,半夏汤。

齐州半夏七枚,炮裂,四破之　皂角去皮,炙,寸半　甘草一寸　生姜两指大

上同以水一碗,煮去半,顿服。沈兴宗待制,常病痰喘,不能卧,人扶而坐数日矣。客有见之者曰:我曾如此,得药一服瘥。以千缗酬之,谓之千缗汤,可试为之。兴宗得汤,一啜而愈。

白　雪　丸

治痰壅胸膈,嘈逆,及头目昏眩,困倦,头目胀痛。

天南星炮　乌头炮,去皮　白附子生　半夏洗,各一两　滑石研　石膏　龙脑　麝香研,各一分

---

① 大:原作"右",据校本改。
② 各一两:原脱,据校本补。

上稀面糊为丸,极稀为妙,如绿豆大,每服三十丸,姜腊茶或薄荷茶下。予每遇头目昏困,精神懵冒,胸中痰逆,愦愦如中酒,则服此药,良久间,如搴去重裘,豁然清爽,顿觉夷畅。食后服为佳。

龙 胆 丸

解暴热,化痰凉膈,清头目。

草龙胆　白矾煅,四两[①]　天南星　半夏各二两半,水浸,切作片,用浆水、雪水各[②]半,同煮三五沸,焙干,取各秤二两

上为末,面糊为丸,梧桐子大,每服三十丸,腊茶清下,食后临卧服。面糊须极稀,如浓浆可也。应痰壅膈热,头目昏重,服之顿清。岭南瘴毒,才觉意思昏闷,速服便解。咽喉肿痛,口舌生疮,凡上壅热涎诸证,悉可服。小儿尤良。

---

① 四两:前疑脱"各"。
② 各:原作"中",据校本改。

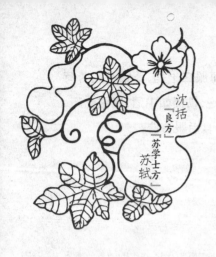

沈括『良方』

『苏学士方』苏轼

苏沈内翰良方卷第六

养生秘诀　神仙补益　谷子煎法

炼秋石法 丹砂龙虎决附

问 养 生

余问养生于吴子[1]，得二言焉：曰和，曰安。何谓和？曰：子不见天地之为寒暑乎？寒暑之极，至为折胶流金，而物不以为病，其变者微也。寒暑之变，昼与日俱逝，夜与月并驰。俯仰之间屡变，而人不知者，微之至，和之极也。使此二极者相寻而狎至，则人之死久矣。何谓安？曰：吾尝自牢山浮海达于淮，遇大风焉，舟中之人，如附于桔槔而与之上下，如蹈车轮而行，反逆眩乱不可止。而吾饮食起居如他日，吾非有异术也，惟莫与之争，而听其所为。顾凡病我者，举非物也。食中有蛆，人之见者必呕也。其不见而食者，未尝呕也。请察其所从生。论八珍者必咽，言粪秽者必唾，二者未尝与我接也，唾与咽何[2]从生哉？果生于我乎？知其生于我也，则虽与之接而不变，安之至也。安则物之感我者轻，和则我之应物者顺。外轻内顺，而生理备矣。吴子，古之静者也，其观于物也审矣。是以私识其言，而时省观焉！

论修养寄子由[3]

任性逍遥，随缘放旷，但尽凡心，别无胜解。以我观之，凡心尽处，胜解卓然。但此胜解，不属有无，不通言话，故祖师教人，到此便住。如眼翳尽，眼自有明，医师只有除翳药，何曾有求明药？明若可求，即还是翳固，不可翳中求明，即不可言翳外无明。夫世之昧者，便将颓然无知，认作佛地。若此是佛，猫儿狗儿得饱熟睡，腹摇鼻息，与土木同，当恁么时，谓无一思念，岂谓猫儿狗儿已入佛地？故凡学者，当观妄除爱，自粗及细，念念不忘，会作一日，得无所除。弟所教我者，是如此否？因见二偈警策。孔君不觉耸然，更以问之。书至此，墙外有悍妇

---

① 吴子：指吴复古，又名吴子野，号远游，尤与苏东坡兄弟最为知交，常一起研讨庄子和老子的学说。苏轼有《祭子野文》。
② 何：原作"是"，据校本改。
③ 子由：指苏轼的弟弟苏辙。

与夫相殴骂，声飞灰火，如猪嘶狗嗥。因念他一点圆明，正在猪嘶狗嗥里面。譬若江河鉴物之性，长在飞砂走石之中，寻常静中推求，常患不见，今日闹里捉得些子，如何？元丰六年。

养 生 说

已饥先食，未饱先止。散步逍遥，务令腹空。每腹空时，即便入定。不拘昼夜，坐卧自便。惟在摄身，使如木偶。常自念言：我今此身，若少动摇，如毛发许，便堕地狱。如商君法，如孙武令，事在必行，有死无犯。又用佛语及老君语。视鼻端，自数出入息，绵绵若存，用之不勤。数至数百，此心寂然，此身兀然，与虚空等，不烦禁制，自然不动。数至数千，或不能数。则有一法，其名曰随，与息俱出，复与俱入，随之不已，一息自住，不出不入。或觉此息，从毛窍中，八万四千，云蒸雾散，无始已来，诸病自除，诸障自灭，自然明悟。譬如盲人，忽然有眼，此时何用求人指路。是故老人言尽如此。

续 养 生 论

郑子产曰：火，烈者，人望而畏之；水，弱者，人狎而玩之。翼奉论六情十二律，其论水火也，曰：北方之情好也，好行贪狼；南方之情恶也，恶行廉正。廉正故为君子，贪狼故为小人。予参二人之学而为之说，曰：火烈而水弱，烈生正，弱生邪。火为心，水为肾。故五脏之性，心正而肾邪。肾无不邪者，虽上智之肾亦邪。然上智常不淫者，心之官正而肾听命也。心无不正者，虽下愚之心亦正，然下愚常淫者，心不官而肾为政也。知此，则知铅汞龙虎之说矣。何谓铅？凡气之谓铅，或趋或蹶，或呼或吸，或执或击。凡动物者皆铅。肺实出纳之，肺为金为白虎，故曰铅，又曰虎。何为汞？凡水皆为汞，唾、涕、脓、血、精、汗、便利，凡湿者皆汞也。肝实宿藏之，肝[1]

---

① 肝：原作"腑"，据校本改。

为木为青龙,故曰汞,又曰龙。古之真人论内丹曰:五行颠倒术,龙从火内出。五行不顺行,虎向水中生。世未有知其说者也。方五行之顺行也,则龙出于水,虎出于火,皆死之道也。心不官而肾为政,声色外诱,淫邪内发,壬癸之英下流为人,或为腐坏,是汞龙之出于水也。喜怒哀乐皆出于心者也,喜则撄挐随之,怒则殴击随之,哀则擗踊随之,乐则抃舞随之。心动于内而气应于外,是铅虎之出于火者也。汞龙之出于水,铅虎之出于火。有能出于火,有能出于水,而复返者乎? 故曰皆死之道也。真人教之以逆行,龙从火出,虎从水生也。其说若何?孔子曰:思无邪。凡有思皆邪也,而无思则土木也。孰能使有思而非邪,无思而非土木乎? 盖必有无思之思焉! 夫无思之思,端正庄栗,如临君师,未尝一念放逸。然卒无所思,如龟毛兔角,非作故无,本性无故,是之谓戒①。戒生定,定则出入息自住。出入息住,则心火不复炎。在易为离,离,丽也,必有所丽,未尝独立而汞其妃也。既不炎上则从其妃矣。水火合,则壬癸之英上流于脑,而溢于玄英。若鼻液而不咸,非肾出故也,此汞龙之自火出者也。长生之药,内丹之萌,无过此者矣。阴阳之始交,天一为水。凡人之始造形皆水也,故五行一曰水;从暖气而后生,故二曰火;生而后有骨,故三曰木;骨生而日坚,凡物之坚壮者,皆金气也,故四曰金;骨坚而后生肉焉,土为肉,故五曰土。人之在母也,母呼亦呼,母吸亦吸,口鼻皆闭而以脐达,故脐者生之根也。汞龙之出于火,流于脑,溢于玄英,必归于根。心火不炎上,必从其妃,是火常在根也。故壬癸之英,得火而日坚,达于四肢,浃于肌肤而日壮。究其极,则金刚之体也,此铅虎之自水出者也,龙虎生而内丹成矣。故曰:顺行则为人,逆行则为道,道则末②也,亦可为长生不死之术矣。

---

① 是之谓戒:校本作"是谓之戒"。
② 末:原脱,据校本补。

书《养生论》后

东坡居士,桑榆之末景,忧患之余生,而后学道。虽为达者所笑,然犹贤乎已也。以嵇叔夜《养生论》,颇中予病,故手写数本,其一以赠罗浮郑师。

养 生 偈①

闲邪存诚,炼气养精。一存一明,一炼一清。清明乃极,丹元乃生。坎离乃交,梨枣乃成。中夜危坐,服此四药。一药一至,到极则处,几费千息。闲之廓然,存之卓然,养之郁然,炼之赫然。守之以一,成之以久。功在一日,何迟之有?《易》曰:闲邪存其诚。详味此字,知邪中有诚,无非邪者,闲亦邪也。至于无所闲,乃见其诚者,幻灭灭故,非幻不灭。

养 生 说

吴子野云:芡实,盖温平耳,本不能大益人,然俗谓水硫黄,何也?人之食芡也,必枚啮而细嚼之,未有多啖而亟②咽者也。舌颊唇齿,终日嗫嚅,而芡无五味,腴而不腻,是以致玉池之水。故食芡者,能使人华液流通,转相摄注,积其力,虽过乳石可也。以此知人能澹食而徐饱者,当有大益。吾在黄冈中,见牧羊者,必驱之瘠土,云:草短而有味,羊得细嚼,则肥而无疾。羊犹尔,况人乎?

养生之方,以胎息为本,此固不刊之语,更无可议。但以气若不闭,任其出入,则渺绵滉漾,无卓然近效。待其兀然自住,恐终无此期。若闭而留之,不过三十五息,奔突而出,虽有微暖养下丹田,此一溉于汤,决非度世之术。近日深思,似有所得。盖因看孙真人养生门中"调气

---

① 偈:偈语,佛经中的唱词,此处指养生的唱词。
② 亟:原脱,据校本补。

第五篇"，反覆寻究，恐是如此。其略曰：和神气之道，当得密室，闭户安床暖席，枕高二寸半，正身偃①卧，瞑目，闭气于胸膈间，以鸿毛着鼻，止而不动，经三百息，耳无所闻，目无所见，心无所思，则寒暑不能侵，蜂虿不能毒，寿三百六十岁，此邻于真人也。此一段要诀，弟且静心细意，字字研究看。既云闭气于胸膈，恐是不闭鼻中气，只以意坚守此气于胸膈中，令出入息，似动不动，氤氲缥缈，如香炉盖上烟，汤瓶嘴中气，自在出入，无呼吸之者，则鸿毛可以不动。若心不起念，虽过三百息可也。仍须一切依此本诀，卧而为之。仍须直以鸿毛粘着鼻端，以意守气于胸中，遇欲吸时不免微吸，及其呼时，虽不得呼，但任其氤氲缥缈，微微自出尽，气平则又微吸。如此出入元不断，而鸿毛自不动，动亦极微，觉其微动，则又加意制②勒之，以不动为度。虽云制勒③，然终不闭。至数百息，出者少，不出者多，则内守充盛，血脉通流，上下相灌输，而生理备矣。兄悟此玄意，甚以为奇，恐是夜夜烧香，神启其心，自悟自证。适值痔疾及热甚，未能力行，亦时时小试，觉其理不谬。更候疾平天凉，稍稍置力续见效，当报弟，不可谓出意杜撰而轻之也。

《抱朴子》云：古人藏丹砂井中，而饮者犹获上寿。今但悬望大丹，丹既不可望，又学烧，而药物火候，皆未必真，纵使烧成，又畏火毒而未能服，何不趁此且服生丹砂，意谓过百日者，力亦不慢。草药是覆盆子，亦神仙所饵，百日熬炼，草石之气，亦相入。每日五更，以井花水服三丸。服罢，以意送至下丹田，心火温养，久之，意谓必有丝毫留者，积三百余服，恐必有刀圭留丹田。致一之道，初若眇昧，久乃有不可量者。况老夫别无见解，直欲以拙守而致神仙。此大可笑，亦可取也。

吾虽了了，见此理，而资躁褊，害之者众，恐未便成。子由端静淳淑，使少加意，当先我得道，尔必却度我，故书此纸，为异日信，非虚语也。绍圣二年。

---

① 偃：原作"僵"，据校本改。
② 制：原作"则"，据校本改。
③ 虽云制勒：原脱"云制"，据校本补。

上张安道养生诀

　　某近年颇留意养生,读书延问方士多矣。其法百数,择其简而易行者,间或行之,辄有奇验[1]。今此闲放,益究其妙,乃知神仙长生,非虚语尔。其效初不甚觉,但积累百余日,功用不可量。比之服药,其效百倍。久欲献之左右,其妙处非言语文字所能形容,然亦可道其大略。若信而行之,必有大益,其诀具下。

　　每日以子时后三更三四点至五更以来皆可披衣坐只床上拥被坐亦得,面东或南,盘足坐,叩齿三十六通,握固以两拇指掐第二指手纹,或以四指都握拇指,两手拄腰腹间闭息闭息是道家要妙,先须闭目静虑,扫灭妄想,使心源湛然,诸念不起[2],自觉出入息调匀,微细,即闭口并鼻,不令气出也,内视五脏,肺白、肝青、脾黄、心赤、肾黑当求五脏图[3]、烟罗子之类,常挂壁上,使[4]心中[5]熟识[6]五脏六腑之形状。次想心为炎火,光明洞彻,入下丹田中丹田在脐下,待腹满气极,则徐出气不得令耳闻声,候出息匀调,即以舌搅唇齿内外,漱炼津液若有鼻涕,亦须漱炼,不嫌其咸,漱炼良久,自然甘美,此是真气。未得咽下[7],复依前法。闭息内观,纳心丹田,调息漱津,皆依前法。如此者三,津液满口,即低头咽下,以气送下丹田中,须用意精猛,令津与气谷谷然有声,径入丹田。又依前法为之,凡九闭息,三咽津而止。然后以左手热摩两脚心此涌泉穴,上彻顶[8]门,气诀之妙,及脐下腰脊间,皆令热彻徐徐摩之,微汗出不妨,不可喘。次以两手摩熨眼面耳顶,皆令极热,仍按捏鼻梁左右五七下,梳头百余梳,散发卧,熟寝至明。

　　上其法至简易,惟在常久不废,即有深功,且试行二十日,精神自已不同,觉脐下实热,腰脚轻快,面目有光,久久不已,去仙不远。当常

---

① 辄有奇验:原作"辍有其验",据校本改。

② 不起:原脱,据校本补。

③ 图:原脱,据校本补。

④ 使:原字不清,据校本补。

⑤ 心中:原作"中心",据校本改。

⑥ 识:原字不清,据校本补。

⑦ 咽下:原脱,据校本补。

⑧ 顶:原脱,据校本补。

习闭息，使渐能持久，以脉候之，五至为一息。某近来闭得渐久，每一闭百二十至而开，盖已闭得二十余息也。又不可强闭多时，使气错乱，奔突而出，反为害也。慎之！慎之！又须常节晚食，令腹中宽虚，气得回转。昼日无事，亦时时闭目内观，漱炼津液咽之，摩熨耳目，以助真气，但清静专一，即易见功矣。神仙至术，有不可学者三：一急躁，二阴险，三贪欲。公雅量清德，无此三疾，窃[①]谓可学，故献其区区，若笃信力行，他日相见，复陈其妙者。方书口诀，多奇词隐语，卒不见下手门路。今直指精要，可谓至言不烦，长生之根本也。幸深加宝秘，勿使浅妄者窥见，以泄至道为祝。

神 仙[②] 补 益

王倪丹砂，无所不主。尤补心，益精[③]血，愈痰疾，壮筋骨，久服不死。王倪者，丞相遵十二代孙。文明九年[④]，为沧州无棣令。有桑门善相人，知死期，无不验。见倪曰：公死明年正月乙卯。倪以为妄，囚之。又使验邑人之言死者数辈，皆信。倪乃出桑门，礼谢之，曰为死计，忽有人，不言姓名，谓倪曰：知公忧死，我有药，可以不死，公能从我授乎？倪再拜称幸，乃出炼丹砂法饵之。过明年正月，乃复召桑门视之。桑门骇曰：公必遇神药，面有异色，且不死。开元元年，倪妻之弟亦遇异人，授以杏丹法，曰：吾闻王倪能炼丹砂，愿以此易之。以杏丹赐其子弁，而倪与授杏丹者，后皆仙去。刺史李休光表闻，赐其第为道观。开元十二年，上东封泰山，拜弁左散骑常侍，隐遁不知所终，此旧传也。

光明辰砂二十八两　甘草二大两　远志二大两，去心秤　槟榔二大两　诃黎勒皮二大两　紫桂肉八大两，桂一半留蒸丹砂时拍碎用，覆藉

上甘草等四味，锉碎，以二大斗釜，用细布囊盛丹砂，悬于釜中，着

---

① 窃：原作"切"，据校本改。
② 仙：原作"倦"，据校本改。
③ 精：原作"心"，据校本改。
④ 文明九年：文明，唐睿宗李旦年号，仅用8个月便废。因底本与校本均为此说，故不改。

水和药，炭火煮之。第一日兼夜用阴火，水纹动；第二日兼夜用阳火，鱼眼沸；第三日兼夜用木火，动花沫[1]沸；第四日兼夜用火火，汩汩沸；第五日兼夜用土火，微微沸；第六日兼夜用金火，沸乍缓乍急；第七日兼夜用水火，缓调调沸。先[2]期泥二釜，常暖水，用添煮药釜，水涸即添暖水，常令不减二斗。七日满即出丹砂，于银合中蒸，其合中先布桂肉一两，拍碎，即匀布丹砂，又以余桂一两覆之，即下合，置甑中，先布糯米，厚三寸，乃置合，又以糯米拥盖上，亦令上米厚三寸许，桑薪火蒸之，每五日换米、换桂。其甑蔽可用莞竹子为之，不尔，蒸久甑堕下釜中也。甑下侧开一小孔子，常暖水，用小竹子注添釜中，勿令水减。第一五日用春火，如常炊饭兼夜；第二五日兼夜用夏火，猛于炊饭；第三五日兼夜用秋火，似炊饭，乍缓乍急；第[3]四五日兼夜用冬火，火缓于炊饭。依五行相生，用文武火助之。药成，即出丹砂。以玉槌力士钵中研之，当不碜，如粉似面，可服之。以谷子煎丸，如梧桐子大。每日食上服一丸，每日三食服三丸，非顿服三丸。炼成丹砂二十两为一月剂，二年服尽后，每十年即炼服三两，仍取正月一日起，服一月使尽。既须每十年三两，不可旋合，当宜顿炼，取一剂藏贮，随时服之。其辰砂须是上等。

谷子煎法

取赤谷子，熟时绞汁，煎如稠饧，可用和丹砂。如无谷子，谷皮亦得。凡服丹砂，忌一切鱼、肉、尘宿、生、冷、蒜，尤忌生血物，及见血秽。江阴葛侍郎，中年病足，几废，久治不瘥，得此服遂愈，而轻健过于少时，年八十余，饮啖视听不衰，宝此方，未尝传人。予治平中，感足疾，万端求得之，然游宦竟今未曾得为之。又太医孙用和，亦尝得此方。仁宗特表献之。其大概虽相似。然甚粗略，非真方也。

---

① 沫：原作“涞”，据校本改。
② 先：原作“光”，据校本改。
③ 第：原脱，据校本补。

书 辟 谷 说

洛下有洞穴,深不可测。有人堕其中,不能出,饥甚,见龟蛇无数,每旦辄引首东望,吸初日光咽之。其人亦随所向,效之不已,遂不复饥,身轻力强,后卒还家,不食,不知其所终。此晋武帝时事。辟谷之法以白数,此为上妙,法止于此。能复玉泉,使铅汞具体,去仙不远矣。此法甚易知易行,天下莫不能知,知者莫能行,何则? 虚一而静者,世无有也。元符二年,儋耳米贵,吾乃有绝粮之忧,欲与过子共行此法,故书以授之。四月十九日记。

阳 丹 诀

冬至后,斋居,常吸鼻液,漱炼令甘,乃咽下丹田。以三十瓷器皆有盖,溺其中已,随手盖之,书识其上,自一至三十,置净室,选谨朴者守之。满三十日开视,其上当结细砂,如浮蚁状,或黄或赤,密绢帕滤,取新汲水,净淘澄无数,以秽气尽为度,净瓷瓶合贮之。夏至后,取细研枣肉,丸如梧桐子大,空心,酒吞下,不限丸数,三五日后取尽。夏至后,仍依前法采取,却候冬至后服。此名阳丹阴炼。须清净绝欲,若不绝欲,其砂不结。

阴 丹 诀

取首生男子之乳,父母皆无疾恙者,养其子,善饮食之。日取其乳一升,只半升以来亦可。以朱砂银作鼎与匙,如无朱砂银,山泽银亦得。慢火熬炼,不住手搅如淡金色,可丸即丸,如梧桐子大,空心,酒吞下,亦不限丸数。此名阴丹阳炼。世人亦知服秋石,然皆非清净所结。又此阳物也,须复经火,经火之余,皆其糟粕,与烧盐无异也。世人亦知服乳,阴物不经火炼,则冷滑而漏精气也。此阳丹阴炼,阴丹阳炼。盖道士灵智妙用,沉机捷法,非其人不可轻泄。慎之。

秋 石 方

凡世之炼秋石者，但得火炼一法而已。此药须兼用阴阳二石，方为至法。今具二法于后。凡火炼秋石，阳中之阴，故得火而凝，入水则释然消散，归于无体，盖质去但有味在，此离中之虚也。水炼秋石，阴中之阳，故得水而凝，遇暴润，千岁不变，味去而质留，此坎中之实。二物皆出于心肾二脏，而流于小肠，水火二脏，腾蛇玄武正气，外假天地之水火，凝而为体。服之还补太阳、相火二脏，上为养命之本。具方如后。

阴 炼 法

小便三五石，夏月虽腐败亦堪用，置大盆中，以新水一半以上相和，旋转搅数百匝，放令澄清。辟去清者留浊脚，又以新水同搅，水多为妙。又澄去清者，直候无臭气，澄下秋石如粉即止，暴干，刮下，如腻粉光白，粲然可爱，都无气臭味为度。再研以乳男子乳，和如膏，烈日中暴干。如此九度，须拣好日色乃和，盖假太阳真气也。第九度即丸之，如梧桐子大，曝干。每服三十丸，温酒吞下。

阳 炼 法

小便不计多少，大约两桶为一担。先以清水揉好皂角浓汁，以布绞去滓，每小便一担桶，入皂角汁一盏，用竹篦急搅，令转百千遭乃止，直候小便澄清，白浊者皆碇底，乃徐徐辟去清者不用，只取浊脚，并作一满桶，又用竹篦子搅百余匝，更候澄清，又辟去清者不用。十数担，不过取得浓脚一二斗。其小便，须是先以布滤过，勿令有滓。取得浓汁，入净锅中熬干，刮下捣碎。再入锅，以清汤煮化，乃于筥箕内，丁^①淋下清汁，再入锅熬干，又用汤煮化，再依前法丁淋。如熬干色未洁白，更

① 丁：原脱，据校本补。丁淋，指过滤。

准前丁淋，直候色如霜雪即止，乃入固济砂盒内，歇口火煅成汁，倾出，如药未成窝①，更煅②一两度，候莹白五色即止。细研入砂盒内固济，顶火四两，养七昼夜久养火尤善，再研。每服二钱，空心，温酒下。或用枣肉为丸，如梧桐子大，每服三十丸，亦得空心服。阳炼日午服，阴炼夜半服③，各一服。广南有一道人，惟与人炼秋石为业，谓之还元丹。先大夫曾得瘦疾，且嗽，凡九年，万方不效，服此而愈。郎侍郎简帅南海，其室病久，夜梦神人告知曰：有沈殿中，携一道人，能合丹，可愈汝疾，宜求服之。空中掷下数十粒，曰：此道人丹也。及旦，卧席上，得药十余粒，正如梦中所见。及先大夫到番禺，郎首问此丹，先大夫乃出丹示之，与梦中所得不异，妻服之即愈。又予族子尝病颠眩，腹鼓，久之渐加喘满，凡三年，垂困，亦服此而愈。皆只是火炼者。时予守宣城，亦大病逾年，族子急以书劝予服此丹，云：实再生人也。予方合炼。适有一道人，又传阴炼法。二法相兼，其药能洞人骨髓，无所不至，极秘其术，久之方许传。依法服之，又验。此药不但治疾，可以常服，有功无毒。予始得之甚艰，意在救济人，理不当秘。火炼秋石，人皆能之。煎炼时，须大作炉鼎，煎炼数日，臭达四邻。此法极省力，只一小锅便可炼，体如金石，永不暴润，与常法功力不侔。久疾人只数服便效。予偶得之，极为神妙。

金　丹　诀

用物之精，取物之华。集我丹田，我丹所家，我丹伊何。铅汞丹砂，客主相守，如巢养鸦。种以戊己，耕以赤蛇。养以丙丁，灌以河车。乃根乃株，乃蕊乃花。昼炼于火，赫然彤霞。夜浴于水，皓然素葩。金丹自成，日思无邪。

---

① 如药未成窝：原作“如药玉成埚”，据校本改。
② 煅：原作“断”，据校本改。
③ 夜半服：原脱，据清乾隆五十九年甲寅（1794）修敬堂《六醴斋医书十种》本补。

龙虎铅汞说

　　人之所以生死，未有不自坎离者。坎离交则生，分则死，必然之道也。离为心，坎为肾。心之所然，未有不正，虽桀跖亦然。其所以为桀跖者，以内轻而外重，故常行其所不然者尔。肾强而溢，则有欲念，虽尧颜亦然。其所以为尧颜者，以内重而外轻，故常行其所然者尔。由此观之，心之性，法而正；肾之性，淫而邪。水火之德，固如是也。子产曰：火烈，人望而畏之；水弱，人狎而玩之。达者未有不知此者也。龙者，汞也、精也、血也，出于肾而肝藏之，坎之物也。虎者，铅也、气也、力也，出于心而肺主之，离之物也。心动则气随之而作，肾溢则精血随之而流。如火之有烟焰，未有复反于薪者也。世之不学道者，其龙常出于水，故龙飞而汞轻；其虎出于火，故虎走而铅枯。此生人之常理也。顺此者死，逆此者仙。故真人之言曰：顺行则为人，逆行则为道。又曰：五行颠倒术，龙从火里出。五行不顺行，虎向水中生。

　　有隐者教予曰：人能正坐，瞑目，调息，握固，心定，微息则徐闭之达磨胎息法亦须闭，若此佛经待其自止，恐卒不能到也。虽无所念，而卓然精明，毅然刚烈，如火之不可犯。息极则小通之，微则复闭之方其通时，亦须一息一息归之下丹田。为之惟数，以多为贤，以久为功。不过十日，则丹田温而水上行，愈久愈温，几至如烹，上行水翕①然，如云蒸于泥丸。盖离者，丽也。着物而见，火之性也。吾目引于色，耳引于声，口引于味，鼻引于香，火辄随而丽之。今吾寂然无所引于外，火无所丽，则将安往？水者，其所妃也，势必从之。坎者，陷也。物至则受，水之性也，而况其配乎？水火合，则火不炎而水自上，则所谓龙从火里出也。龙出于火，则龙不飞而汞不干。旬日之外，脑满而腰足轻。方闭息时，常卷舌而上，以舐悬雍，虽不能而意到焉，久则能也。如是不已，则汞下入口。方调息时，则漱而烹之，须满口而后咽。若未满，且留口中，俟后次也，仍以空气送至丹田，常以意养之，久则化而为铅，此所谓虎向水中生也。

---

① 翕：原作"羽"，据校本改。

此论奇而通，妙而简，决为可信者。然吾有大患，平生发此志愿百十回矣，皆缪悠无成。意此道非捐躯以赴之，刳心以受之，尽命以守之，不能成也。吾今年已六十，名位破败，兄弟隔绝，父子离散，身居蛮夷，北归无日，区区世味，亦可知矣。若复缪悠于此，真不如人矣。故数日来，别发誓愿，譬如古人，避难穷山，或使绝域，啮草啖雪，彼何人哉？已令造一禅榻，两大案，明窗之下，即专欲治此，并已作干蒸饼百枚，自二月一日为首，尽绝人事，饥则食此饼，不饮汤水，不啖他物，细嚼以致津液，或饮少酒而已。午后略睡，一更卧，三更乃起，坐以达旦，有日采日，有月采月，余时非数息炼阴，则行今所谓龙虎诀耳。如此百日，或有所成。不读书，不看经，且一时束起，以待异日，不游山水，除见道人外，不接客，不会饮，皆无益也。深恐易流之性，不能终践此言，故先作书以报。庶几他日有惭于弟，而不敢变也。此事大难，不知其果然能不惭否。此书既以自坚，又欲以发弟也。养舌以舐悬雍，近得此法，初甚秘惜，云：此禅家所得，向上一路，千金不传。人之所见如此，虽可笑，然极有验也。但行之数日间，舌下筋微急痛，当以渐驯致。若舌尖果及悬雍，则致华池之水，莫捷于此也。又言，此法名洪炉上一点雪，宜秘之。

记 丹 砂

尔朱道士，晚客于眉山，故蜀人多记其事。自言受记于师，云："汝后遇白石浮，当飞仙去。"尔朱虽以此语人，亦莫识所谓。后去眉山，乃客于涪州。爱其所产丹砂，虽琐细，面皆矢镞状，莹彻不杂土石，虽止炼丹数年，竟于涪之白石县仙去，乃知师所言不谬。吾闻长老道其事多，然不记其名字，可恨也。《本草》言：丹砂出符陵谷。陶隐居云：符陵是涪州，今无复采者。吾闻熟涪者云，采药者时复得之。但时方贵辰锦砂，故此不堪采耳。读《本草》偶记之。

记 松 丹 砂

祥符东封，有扈驾军士昼卧东岳真君观古松下，见松根去地尺余，有补塞处，偶以所执兵攻刺之，塞者动，有物如流火，自塞下出，遥走入地中。军士以语观中人，有老道士拊膺曰：吾藏丹砂于是三十年矣。方卜日取之，因掘地数丈不复见，道士怅恨成疾，竟死。其法，用朱砂精良者，凿大松腹，以松气炼之，自然成丹。吾老矣，不暇为此，当以山泽银[①]为鼎，有盖，择砂之良者二斤，以根松明节悬胎煮[②]之，傍置沙瓶，煎水以补耗，满百日，取砂，玉碪研七日，投熟蜜中，通油磁瓶盛，日以银器取少许，醇酒搅汤饮之，当有益也。

① 银：原字不清，据校本补。
② 煮：原作"者"，据校本改。

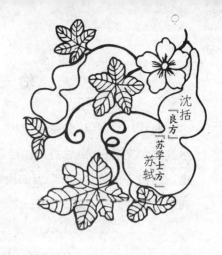

沈括『良方』

『苏学士方』
苏轼

苏沈内翰良方卷第七

治目口齿_{乌髭附}　头痛鼻衄　吐逆翻胃

治 眼 齿

前日与欧阳叔弼、晁无咎、张文潜,同在戒坛。余病目昏,数[①]以热水洗之。文潜曰:目忌点洗。目有病,当存之;齿有病,当劳之,不可同也。治目当如治民,治齿当如治军。治民当如曹参之治齐,治军当如商鞅之治秦。颇有理,当追录之。

治 内 瘴 眼

《本草》云:熟地黄、麦门冬、车前子相得,治久患内瘴眼有效。屡试之,信然。其法:细捣,罗,蜜丸,如梧桐子大。每服,温酒、熟水任下。然三药皆润,难捣,旋焙旋捣,和合异常甘香,真奇药也。

还睛神明酒

还睛神明酒。沈存中撰

黄连　石决明　草决明　生姜　石膏　蕤仁　黄硝石　山茱萸　当归　黄芩　沙参　车前子　淡竹叶　朴硝　甘草　芍药　柏子仁　川乌头　泽泻　桂心　荠子　地肤子　桃仁去皮尖,双仁者　防风　辛夷　人参　川芎　白芷　细辛　瞿麦以上各三两　龙脑三钱　丁香半两　珠子生,廿五颗

上㕮咀,绢囊盛,用好酒五斗,瓮中浸之,春秋十四日,夏七日,冬二十一日。食后服半合,勿使醉吐。稍稍增之,百日后,目明如旧。忌热面、鲊、葵、秽臭、五辛,鸡、鱼、猪、马、驴肉,生冷黏滑,入房、恚怒,大忧愁,大劳,大寒热,悉慎之。惟不疗枯睛损破者,但白睛不枯损,服此药更生瞳子,平复如故,出五符。汉司空仓元明两目盲,经十五年,两瞳子俱损,翳如云,赤白肤如乳头,服此酒未满百日,两目还得清净,夜

---

① 数:原作"所",据校本改。

任①针，胜如未患眼时十倍。晋大夫于公失明，经二十余年，不辨明夜，两目俱损，无瞳子，时年七十，服此酒百日，万病除，两目明，见物益明。表亲有病目者，服此酒十余日，翳皆消尽。

治诸目疾

上盛热汤满器，铜器尤佳，以手掬熨眼，眼紧闭勿开，亦勿以手揉眼，但掬汤沃，汤冷即已。若有疾，一日可三四为之，无疾日一两次，沃令眼明，此最治赤眼，及睑②眦痒。予自十八岁因夜书小字，病目楚痛，凡三十年，用此药法，遂永瘥。枢密邵兴宗，目昏，用此法，逾年后，遂能灯下观细字。大率血得温则荣，目③全要血养。若冲风冒冷，归即沃之，极有益于目。

点眼熊胆膏

古钱二十一枚，完用　菊花一两　黄连　郁金　黄柏各二两。以上，菊花揉碎，黄连以下三物细锉，用水二升，银石器中慢火熬至一升，新布滤去滓，入后药　铅丹　玄精石　井泉石　龙骨　不灰木　芜荑去皮　蕤仁去壳　代赭各半两　滑石　乌鲗④鱼骨去坚处，各一两。以上细研成膏粉，入蜜六两，并前药汁和匀，银器内重汤煮六时辰，再以新绵绞，滤去渣，入后药　硼砂　麒麟竭　没药　青盐　铜青各半两　川牙硝一两　乳香一分　麝香　龙脑　水银粉二钱⑤　熊胆半个　雄雀粪七粒　硇砂一钱五分

上并细研，罗过，再研如面，入前膏内，再用重汤煮如稀饧，如要为丸，即更熬可丸，即丸如梧桐子大，每用一丸，水化，并以铜箸点两眦。此本舒州甘露山俨长老方，治目疾殊圣。久患瘀肉睑⑥烂诸疾，点此无

---

① 任：原脱，据校本补。
② 睑：原作"脸"，据校本改。
③ 目：原作"释"，据校本改。
④ 乌鲗(zéi 贼)：即乌贼，乌贼科的十腕海洋头足类软体动物。
⑤ 二钱：前疑脱"各"。
⑥ 睑：原作"脸"，据校本改。

不瘥者。暴目赤风痒,只点三两次即瘥。有人瘀肉满眼[①],用此亦消尽,清明如未病时。熬药须用银器,皆用上品药,洗濯拣择极细,方有效。

苘 实 散

《灵苑》治眼,苘实散。

苘麻子,以柳木制硙子磨之,马尾筛筛过,取黄肉,其乌壳弃不用。每十两,可得四两精肉。非柳木硙不能去壳,碾为末,取獭猪肝薄切裹[②]药中,令相着,乃缓火炙肝熟,为末,临卧,陈米饮调下二钱。一法:煎酽醋为丸,每服二十丸。一法:取苘实内囊,蒸一炊,暴干为末,或散,或蜜丸,温水下。予亲家女子,儿童时病翳,一目中五翳,病十五年,治之莫愈,医者皆以不可疗之。试用炙肝散,十许日一翳消,逾月消尽,目如为儿时。

狸 鸩 丸

治内瘴、青盲、翳晕及时暂昏暗、一切眼疾,狸鸩丸。

花鸩一只,去毛、肠、嘴、足,炙熟 羊肝一具,炒 细辛 防风 肉桂 黄连 牡蛎 甘菊花 白蒺藜各五两 白茯苓 瞿麦各四两 羌活三两 蔓荆子二升,蒸三炊 蕤仁半升 决明二合

上炼蜜丸,如梧桐子大,每服二十至三十丸,空心,日午临卧茶酒下,半月见效。忌房事、五辛、蒜、鸡、鱼、猪。楚医陈中立双盲数年,服此视物依旧。

偏 头 痛 方

裕陵传王荆公偏头痛方,云是禁中秘方。用生萝蔔汁一蚬壳,仰

---

① 眼:原作"胀",据校本改。
② 裹(yì 易):包裹。

卧注鼻中,左痛注右,右痛注左,或两鼻皆注亦可。数十年患,皆一注而愈。荆公与仆言,已愈数人。

头痛硫黄丸

硫黄二两,细研　硝石一两

上水丸,指头大,空心,腊茶嚼下。予中表兄病头风二十余年,每发,头痛如破,数日不食,百方不能疗。医田滋见之日:老母病此数十年,得一药遂效。就求得之十丸,日服一丸。十余日后,滋复来云:头痛平日食何物即发? 答云:最苦饮酒食鱼。滋取鱼酒、令恣食,云:服此药十枚,岂复有头痛耶? 如其言,食之竟不发,自此遂瘥。予与滋相识数岁,临别以此方见遗。陈州怀医有此药,丸如梧桐子大,每服十五丸,暑暍懵冒者,冰冷水服下,咽即豁然清爽。伤冷,以沸艾汤下。

胡 芦 巴 散

治气攻头痛,胡芦巴散。

胡芦巴微炒　三棱锉,醋浸一宿,炒干,各一两　干姜一分,炮

上为末,每服二钱,温生姜汤或酒调下。凡气攻头痛,一服即瘥。万法不愈,头痛如破者,服之即愈,尤利妇人。姻家有病疟,瘥后头痛,号呼十余日,百方不效,用一服如失,小小头痛更捷。

治 鼻 衄 方

取河阳石炭心,如无,只用光明者,为末,新水下,立止。又治鼻左衄用绵塞右耳,右衄塞左耳,神应。予自曾用。

*治鼻衄不可止欲绝者方

治鼻衄不可止，欲绝者。

上茅花，无以根代，每服一大把，锉，水二碗，煎浓汁一碗，分二服。林次中御史在楚州，尝访一故人，久之不出，或问之，云：子妇衄血垂尽，方救视，未延客。坐中一客云：适有药。急令掇茅花一大把，煎浓汁一碗，带囊中取一小红丸二粒，令茅花汤吞下，一服即瘥。言其方后，有人闻之曰：此止是茅花之功耳。试复问之，其人大笑曰：诚如此。红丸乃含香朱砂丸，恐不信茅花之功，以此为记耳。予在鄜延，一将官率病衄，甚困，以此疗之即瘥也。又徐德占教衄者，急灸项后发际两筋间，宛宛中三壮，立定。盖血自此入脑注鼻中，常人以线勒头后，尚可止衄，此灸决效无疑。

刺 蓟 散

治鼻衄，刺蓟散。

大蓟根一两　相思子半两

上每服一钱，水一盏，煎七分，去滓，放冷服。王朝散女子，大衄一日，已昏不识人 [1]，举家发哭，用药皆无效，人有传此方，一服乃止。

槐 花 散

治热吐，槐花散。

皂角去皮,烧烟绝　白矾熬沸定　槐花炒黄黑色　甘草炙,以上各等分

上为末，每服二钱，白汤调下。嘉兴李使君，曾病呕，每食讫辄吐，如此两月，服反胃药愈甚。或有痰饮，投半夏旋服之，亦皆不验。幕下乐判官授此方，服之即时瘥。又有一老青衣，病呕，与服之，又瘥。大凡吐多是膈热，热且生痰。此药能化胃膈热涎，有殊效。

---

① 人：原脱，据校本补。

紫 粉 丸

治吐,紫粉丸。

针砂,醋浸一宿,辟去醋,便带醋炒,直候并至铫子^①红色无烟乃止。候冷,细研,更用醋团火烧洞赤,取候冷,再研极细,糊丸如梧桐子大,每服四十丸,粥饮下。服讫,更啜一盏许粥,已不吐。如未定,再服决定。小儿小丸之,随儿大小与此药,极神异。吐有多端,《良方》中有数法,皆累验者,可参用之。

软 红 丸

止吐,软红丸。

辰砂五钱　信砒半钱强　巴豆七个,取霜　胭脂一钱

上熔蜡少许,入油一二滴,和药为剂,以油单裹之,大人如绿豆,小儿如芥子,浓煎槐花甘草汤,放温,下一丸,忌热食半时久。此药疗人吐,只一服,常与人一丸,偶两人病,分与两人服,两人皆止。

酒 磨 丸

治吐逆,粥药不下者,酒磨丸。

五灵脂,狗胆汁和丸,如鸡头^②大,每服一丸,煎热生姜酒磨化,再汤令极热。先煮温粥半升,持在手,令病人乘药热顿饮,便以粥送下。

绿 云 膏

治口疮,绿云膏。

---

① 铫(diào 吊)子:一种大口、有柄的煮器,用砂土或金属制成,常用来煎药或煮茶等。
② 鸡头:原作"鸡豆",据校本改。

黄柏半两　　螺子黛二钱

上同研如碧绿色，临卧，置舌根下一字，咽津无妨，迟明瘥。凡口疮不可失睡，一夜失睡，口疮顿增。

灸 牙 疼 法

随左右所患，肩尖微近后骨缝中，小举臂取之，当骨解陷中，灸五壮。予目睹灸数人皆愈，灸毕，项大痛，良久乃定，永不发。予亲病齿，百方治之皆不验，用此法灸遂瘥。

服 松 脂 法

服松脂法。乌髭

脂[①]以真定者为良，细布袋盛，清水百沸汤煮，浮水面者，以新竹罩篱掠取，投新水中，久煮不出者，皆弃不用。入生白茯苓末，不制，但削去皮，捣罗细末尔，拌匀，每日早取三钱匕，着口中，用少熟水搅嗽，仍以指如常法，熟揩齿毕，更以熟水咽之，仍以嗽吐如常法，能牢牙，驻颜，乌髭也。赠米元章

---

① 脂：原作"松"，据校本改。

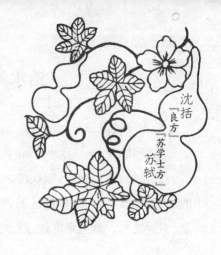

苏沈内翰良方卷第八

水气 肿满 小肠诸病_{药歌附} 下脏诸病

治水气肿满法

治水气肿满法。张微之屡验

生商陆切作豆大　　赤小豆如商陆之数　　鲫鱼三尾，去肠存鳞

上二物，实鱼腹中，取线缚之，水[1]三升，缓煮，赤豆烂，取去鱼，只取二物，空腹食之，以鱼汁送下，不汗则[2]利，即瘥。甚者，过二日再为之，不过三剂。微之家乳姥，病水饮，一剂愈。

逐　气　散

《博济》治水[3]气，逐气散。

白商陆根去粗皮，薄切，阴干或晒干

上为末，黄颡鱼三尾，大蒜三瓣，绿豆一合，水一升，同煮，以豆烂为度。先食豆，饮汁送下，又以汁下药末二钱，水化为气内消。省郎王申病水气，四体悉满，不能坐卧，夜倚壁而立，服一剂顿愈。

二　姜　散[4]

治小肠气。

高良姜　　干姜等分，炮八分，留二分

上一大钱，用续随子，去皮，细研，纸裹出油，取白霜，入一字，将热酒一盏，入猪胆汁十数滴同调，一服瘥。

---

① 水：原脱，据校本补。
② 则：原脱，据校本补。
③ 水：原脱，据校本补。
④ 二姜散：原脱，据校本补。

川　楝　散[①]

治小肠气,下元闭塞不通。

川楝子一两,和皮,切四片　　巴豆一两,并壳,捶令碎

上同和匀,入铫内,炒令紫色,取出,去巴豆,只取川楝子,净刷为末,每服一钱。先炒茴香,杵一钱令香,用酒一盏冲,更煎三五沸,去滓,调川楝子末,连进二服[②],得下泄立瘥。此方同治远年内外臁疮方,于建安军人吴美得之。

仓　卒　散　方

治小肠气。

山栀子四十九枚,烧半过　　附子一枚,炮

上每服二钱,酒一[③]小盏,煎至七分,入盐一捻,温服。脾肾气挛急,极痛不可屈伸,腹中冷,重如石,痛不可忍,白汗如泻,手足冰冷,久不瘥,卧欲死者,服此药一剂,忽如失去,甚者两服瘥。予自得效,亦屡以治人,皆验。

弓　弦　散

治小肠气断,弓弦散。

五灵脂　　蒲黄等分

上二钱,先用酽醋一合,熬药成膏,以水一小盏,煎至七分,热呷。此又名失笑散,疗妇人血气尤验。曾有妇人病心腹痛欲死,十余日百药不验,服此顿愈。

---

① 川楝散:原脱,据校本补。
② 二服:原作"一服",据校本改。
③ 一:原脱,据校本补。

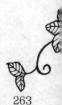

芍 药 散

治痢。

茱萸炒,半两　黄连炒[①]　赤芍药各一两

上三味[②],水煎服。

四 神 散

治痢。

干姜　黄连　当归　黄柏皆炒,等分

上为末,乌梅一个,煎汤调下二大钱,水泻等分,赤痢加黄柏,白痢加姜,后重肠痛加黄连,腹中痛加当归,并空心食前服。予家常作此药,夏月最获用。大凡泄痢宜食酸苦,忌甘咸。盖酸收苦坚,甘缓咸濡,不可不知也。

陈应之疗痢血方

丞相曾鲁公痢血百余日,国医无能疗者,应之取盐水梅,除核,研一枚,合腊茶加醋,汤沃服之,一啜而瘥。又丞相庄肃梁公亦痢血,应之曰:此授水谷,当用三物散。亦数服而愈。三物散用胡黄连、乌梅肉、灶下土等分为末,腊茶清调下,食前空腹温服。

樗 根 散

水泻,里急后重,数走圊[③]。

---

① 炒:后原衍"赤",据校本删。
② 三味:原作"二钱",据校本改。
③ 圊(qīng 青):厕所。

樗根皮一两　枳壳半两　甘草一分,炙

上粥饮下二钱,食前一服止。

药　歌

药歌并引,眉山苏子瞻撰。

嵇中散[1]作《幽愤诗》,知不免矣,而卒[2]章乃曰:采薇山阿,散发岩岫,永啸长吟,颐神养寿者,悼此志之不遂也。司马景王既杀中散而悔,使悔于未杀之前,中散得免于死者。吾知其扫迹屏影于人间,如脱兔之投林也。采薇散发,岂所难哉!孙真人著《大风恶疾论》,神仙传有数人,皆因恶疾而得仙道,何者?割弃尘累,怀颍阳之风,所以因祸而取福也。吾始得罪迁岭表,不自意逾年,无后命,知不死矣。然旧苦痔疾,至是大作,呻呼几百日,地无医药,亦有不效。道士教吾去滋味,绝荤血,以清净胜之。痔有虫,馆于吾后,滋味荤血,既以自养,亦以养虫。自今日以往,旦暮食淡面四两,犹复念食,则以胡麻、茯苓抄足之。饮食之外,不啖一面物。主人枯槁,则客自弃去。尚恐习性易流,故取中散真人之言,对症为药,使人诵之曰:东坡居士,汝忘逾年之忧,百日之苦乎!使汝不幸有中散之祸,伯牛之疾,虽愿采薇散发,岂可得哉!今食麦麻茯苓多矣。居士则以歌答之云:百事治兮,味无味之味;五味备兮,茯苓麻麦;有时而匮兮,有即食,无即已者。与我无既兮,呜呼,馆客终不以是[3]为愧兮。

*治肠[4]痔下血方

治肠痔下血,如注水者,不瘥者。

上件,唯用市河中水,每遇更衣罢,便冷沃之,久沃为佳,久患者皆

---

① 嵇中散:此指嵇康。
② 卒:原字不清,据校本补。
③ 是:原作"足",据校本改。
④ 肠:原作"胀",据校本改。

瘥。予始得于信州侯使君,曰:沃之两次即瘥。予用之,亦再沃而瘥,并与数人用皆然。神奇可惊,不类他药。无河水,井水亦可。

*治小便不通方

治小便不通。

琥珀研成粉,每服二钱,煎萱草根浓汁调下,空心服。予友人曾小肠秘甚成淋,每旋只一二滴,痛楚至甚,用恶药逐之,皆不通。王郇公与此药,一服遂通。人有病痔肠肿,因不能尿,候如淋疾,他药不能通,惟此法可治。

治小便数方

治小便数方并治渴。

上取纯糯米糍一手大,临卧炙令软熟,啖之,以温酒送下。不饮酒人,温汤下,多啖弥佳,行坐良久,待心间空,便睡。一夜十余行者,当夜便止。予尝以为戏术,与人赌物,用之如有神圣。或言假火气温水送,不然也。大都糯稻工缩水,凡人夜饮酒者,是夜辄不尿,此糯米之力也。

又记一事,予故人刘正夫,罢官闽州次建溪,常叩一大家求舍,闭门不纳,既而使人谢云,属其父有甚病,不能延客。刘问其状,曰:病渴,殆死矣。刘许为其营药,俄而其子弟群至,求治其父。刘即烧药与之。明日来谢云:饮药一杯,是夜啜水减七八分。此刘君目击者。其方用糯稻秆,斩去穗及根,取其中心,净器中烧作灰,每用一合许,汤一碗,沃浸良久,澄去滓。尝其味如薄灰汁,乘渴顿饮之。此亦糯稻缩水之一验也,故因附此。

茯 苓 散

治梦中遗泄。

坚白茯苓为末，每服五钱，温水调下，空心食前临卧服，一日四五服。方书言梦泄，皆云肾虚，但补肾涩精，然亦未尝有验。予论之，此疾有三证：一者至虚，肾不能摄精，心不能摄念，或梦而泄，或不梦而泄。此候皆重，须大服补药。然人病此者甚少，其余皆只是心虚或心热。因心有所感，故梦而泄，此候瘥轻，人之患者多是此候，但服茯苓散自瘥。予累以拯人，皆良验。又有少年气盛，或鳏夫、道人，强制情欲，囚念而泄，此为无病^①。医及摄生家多言，梦寐甚于房劳，此殆不然。予尝验之，人之病，天行未复，而犯房劳者多死，至于梦寐，则未尝致困，此决然可知，但梦寐自有轻重耳。

*疗寸白虫方

疗寸白虫。

锡沙作银泥者，即以黄丹代油，和梧桐子大　芜荑　槟榔二物等分，为散

上煎石榴根浓汁半升，下散三钱，丸五枚，中夜服，旦日下。予少时病白虫，始者逾粳米，数岁之后，遂长寸余。古说虫长盈尺，人即死，以药攻之，下虫数合，或如带长丈余，蟠蜒如猪脏，熠熠而动，其末寸断，辄为一虫。去病少，以后数月复如初，如是者数四。后得此方服之，虫悉化为水，自此永断。

---

① 病：原脱，据校本补。

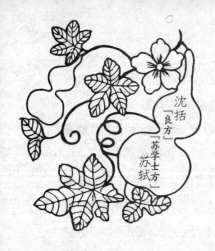

沈括
『良方』

『苏学士方』
苏轼

苏沈内翰良方卷第九

*治痈疮疡久不合方

治痈疮疡久不合。

仆尝读《本草》，露蜂房、蛇蜕皮、乱发各烧灰，每味取一钱匕，酒调服。治疮久不合神验，仆屡试之，烧灰略存性。

*治 痈 疽 方

治痈疽。

忍冬嫩苗一握，叶尖圆茎生，茎叶皆有毛，生田野篱落，处处有之。两叶对生，春夏新叶梢尖，而色嫩绿柔薄，秋冬即坚厚，色深而圆，得霜则叶卷而色紫，经冬不凋。四月开花，极芬香，闻数步，初开色白，数日则变黄。每黄白相间，故一名金银花。花开曳蕊数茎如丝，故一名老翁须，一名金钗股。冬间叶圆厚，似薜荔枝，一名大薜荔。可移根庭槛间以备急，花气可爱，似茉莉、瑞香　甘草生用，半两

上忍冬烂研，同甘草入酒一斤[1]半，沙瓶中塞口煮两食顷，温服。予[2]在江西，有医僧鉴清，善治发背疽，得其方用老翁须，予颇神秘之。后十年过[3]金陵，闻医王琪亦善治疡，其方用水杨藤，求得观之，乃老翁须也。又数年，友人王子渊自言得神方，尝活数人，方用大薜荔。又过历阳杜医者，治疡常以二万钱活一人，用千金藤。过宣州宁国尉王子骏传一方，用金银花。海州士人刘纯臣传一方，用金钗股。此数君皆自神其术，求其草视之，盖一物也。予以本草考之，乃忍冬也。古人但为补药，未尝治疽，其用甘草煮饮之法，制方皆同。若仓卒求不获，只用干叶为散，每服三方寸，甘草方寸，酒煮服之亦可，然不及生者。

---

① 斤：原空一字，据校本补。
② 予：原空一字，据校本补。
③ 过：原作"遇"，据校本改。

小 还 丹

小还丹治背疽、痈疖、一切脓肿。

腻粉^①　水银　硫黄<small>各一分,同研</small>　大巴豆肉<small>十四个</small>

上将巴豆单覆排铫底,以三物按上巴豆令平,以瓷器盏盖之,四面湿纸,勿令气泄,炭火四面^②缓缓烧,时于冷水中蘸铫底,少时又烧,频蘸为善,其盏上底内滴水一点如大豆,干则再滴,以三滴干为度,候冷,研陈米饮丸作二十三丸。每服一丸,熟水吞下,疏下恶物,以白粥补之。予族父藏此方,未易与人,吴中人往往知此药,莫能得真方,一丸活一人,曾无失^③者。才取下,即时不痛,其疮亦干。

柞 叶 汤

柞叶汤治发疽。

柞木叶<small>干,四两</small>　干荷叶<small>四两</small>　萱草根<small>干,一两</small>　甘草节<small>一两</small>　地榆<small>一两</small>

上细锉,每服半两,水二碗煎去半,分二服,早晚一服,二服滓并煎作一服。有脓血者自安;脓血在内者自大肠下;未成者自消。忌一切毒物。有疮者贴后药。

通明牛皮胶<small>一两,水半升,熬令化</small>　黄丹<small>一两,入胶中煮三五沸</small>

上放温冷,以鸡羽敷疮口,有疮即敛,未成疮者,涂肿处即内消。元丰中,丞相荆公疽发背,医攻之皆不效,渐觉昏愦,都不省人事,势已危甚。上元知县朝奉郎梁彦意有此药,自言其效如神,秘其方。但得药,荆公服之,痢下恶物一升许,遂瘥。乃以方献丞相,予从丞相得之。此药常人服之并不疏转,但逐脓血耳。

---

① 腻粉:轻粉。
② 面:原作"两",据校本改。
③ 失:原作"本",据校本改。

*疗肿毒痈疽方

疗肿毒痈疽，未溃令消，已溃令速愈。

草乌头屑水调，鸡羽扫肿上，有疮者先以膏药贴定，无令药着疮。人有病疮肿①甚者，涂之，坐中便见皮皱，稍稍而消。初涂病人觉冷如水，疮乃不痛。

登州孙医白膏

尤善消肿。

柳白皮半两，揩②洗，阴干　白腊四钱　黄丹二钱　胡粉二两　油生四两，熟三两八钱　商陆根三分

上先熟油，入柳皮③候变色，去滓，入药搅良久，下此药，尤善消肿及坠击所伤。登州孙医每以三百钱售一屦。

云　母　膏

云母膏。出《博济方》

云母光明者，薄揭，先煮　硝石研　甘草各四两　槐枝　柏叶近道者不堪　柳枝　桑白皮各二两　陈橘皮一两　桔梗　防风　桂心　苍术　菖蒲　黄芩　高良姜　柴胡　厚朴　人参　芍药　椒子　龙脑　白芷　白及　白蔹　黄芪　芎䓖　茯苓　夜合花　附子炮，各半两，以上㕮咀，次煎　盐花　松柏　当归　木香　麒麟竭　没药　麝香　乳香各半两，以上为末　黄丹十四两，罗　水银二两　大麻油六斤④

上先炼油令香，下云母，良久投附子，以上候药焦黄，住火令冷，

---

① 肿：原脱，据校本补。
② 揩：原作"皆"，据校本改。
③ 柳皮：原作"二柳"，据校本改。
④ 大麻油六斤：原脱，据校本补。

以绵滤去滓,始下末,皆须缓火,常以柳木篦搅,勿停手,滤毕再入铛中,进火,下盐花至黄丹,急搅,须臾色变,稍益火煎之,膏色凝黑,少取滴水上,凝结不粘手,即下火。先炙一瓷器令热,倾药在内,候如人体温,以绢袋子盛水银,手弹在膏上如针头大,以蜡纸封合,勿令风干,可三二十年不损。发背,先以败蒲二斤,水三升煮三五沸,如人体温,将洗疮帛拭干,贴药。又以药一两分三服,温酒下,未成脓者即瘥,更不作疮。瘰疬骨疽,毒穿至骨者,用药一两分三服,温酒下,甚者即下恶物,兼外贴。肠痈,以药半两分五服,甘草汤下。未成脓者当时消,已有脓者随药下脓,脓出后,每日酒下五丸,梧桐子大,脓止即住服。风眼,贴两太阳。肾痛并伤折,痛不可忍者,酒下半两,老少更以意加减,五日一服取尽,外贴包裹,当时止痛。箭头在肉者外贴,每日食少烂绿豆,箭头自出。虎豹所伤,先以甘草汤洗,后贴,每日一换,不过三贴。蛇狗伤,生油下十丸,梧桐子大,仍外贴。难产三日不生者,温酒下一分便下。血晕欲死,以姜汁和小便半升,温酒下十丸,梧桐子大,死者复生。胎死在腹,以榆白汤下半两便生。小肠气,茴香汤下一分,每日一服。血气,当归酒下一分,每日一服。中毒,温酒洗汗袜汁,每日一服,吐泻出恶物为度。一切痈疽疮疖虫虺所伤,并外贴,忌羊肉。

小 朱 散

治瘾疹久不瘥,每发先心腹痛,痰哕麻痹,筋脉不仁。

成块赤土_{有砂石者不可用} 当归各等分

上冷酒调下二钱,日三服,兼用涂药。

护火草_{大叶者,又名景天} 生姜_{和皮不洗,等分研} 盐_{量多少}

上涂摩痒处。如遍身瘾疹,涂发甚处,余处自消。

*治发疮疹不透方

治发疮疹不透,畜伏危困者。

以人牙齿三五枚，炙令黄，为末，乳香汤调下。目见人屡用之，皆一服瘥。余目见两人用之，皆一服瘥，方[1]如上法，一方烧过温酒下亦可，服讫片时，疮便透。

柴 胡 汤

治瘰疬。

柴胡　荆芥穗　秦艽　知母　当归　官桂　藿香　甘松　败龟醋炙　川乌头炮　地骨皮　白胶香　芍药以上各半两　京芎一两　苎根湿秤二两，切碎

上件药并净洗晒干，捣为粗末。每服二钱，水一盏，入姜三片，大枣一个，同煎七分，去滓服，早午食后夜睡各一服，三服滓并煎作一服吃。忌一切鱼面等毒，仍忌房事。不善忌口及诸事者，服此药无验。

*贴疮药方

又用贴疮药。

石行根不以多少，为细末，蜜调如膏，用贴疮口，三两日一看，后易之。此二方得于华亭陶中夫宰君，得柴胡一方也，中夫用之如神。偶于里巷医处得贴药，二方皆相须，泯若神契。中夫在华亭，半年之间治二十余人，皆愈，此予寓秀所目见者。

*治瘰疬方

上鲫鱼长三寸者，去肠，以和皮巴豆填满腹，麻皮缠，以一束秆草烧烟尽，研，粳米粥丸绿豆大，粟饮下一丸，未利，加一丸，以利为度。

---

① "余目见两人用之，皆一服瘥，方"：原作"目见人屡用之……一者"，据校本改。

每日以此为准,常令小利,尽剂乃安,甚者破者效尤速。忌猪肉、动风物。

*疗风毒瘰疬方

疗风毒瘰疬。

皂角三十枚,火烧十枚,涂酥炙去皮十枚,水浸,捶,去滓　何首乌四十粒　干薄荷四两　精羊肉半斤　玄参四两

上以皂角水煮肉令烂,细研,和药为丸,梧桐子大。每服二十丸,空心温酒下,薄荷汤亦得。伯父吏部病瘰疬,百疗不瘥,得此乃愈。梁氏老妪,颔下有疮如垂囊,服此药^①,囊日消。至于都平闽僧嘉履病瘰疬,服之半月皆愈,此皆予目击。

地　骨　皮　散

治恶疮。

地骨皮一物,先刮取浮皮,别收之,次取浮皮下腻白粉为细散,其白粉下坚赤皮,细锉,与浮皮处为粗末,粗末细散各贮之。每用粗皮一合许,煎浓汁,乘热洗疮,直候药汤冷,以软帛裹干,乃用细散敷之。每日洗贴一次,以瘥为期。梓州路转运判官张君,曾当胸下锐骨端隐隐微痛,后月余渐有小瘰子如豆粒,久之愈大如粟,遂溃脓成疮,痛楚不可卧。每夜倚物而坐至晓,如此三年不瘥。国医仇鼎、沈遇明辈治之都不验。后赴梓州,行次华阴道中,有旧相识华山道士武元亨来迎,就客亭中见之。元亨首问胸疮如何?张答以未瘥。元亨曰:尝得一药,效验无比,久欲寄去,不值便人,闻当道华阴,特来此奉候已数日,今日方欲还山,而公适至,殆此疾当瘥矣。遂手授此

---

① 药:原作"病",据校本改。

方。张如法用之，始用药洗，极觉畅适异常，淋至夜深，方用散傅[1]，疮遂不痛，是夜得睡至晓。自此每夜一次洗贴，疮不复痛矣，然尚未敛，间或一夜不洗贴，便复发痛，自此用之，更不阙。凡四个月，疮虽尚在，而起居饮食如常。一日疮忽痛，通夕不寐，淋之亦痛不止，使人视之，疮中生一肉颗，如榴子，痛已渐定，数日间，疮口肉已合，自此遂瘥。太学博上马君希孟之弟，亦尝患疮丁胸腹间，久不瘥，疮透腹见膜，医皆阁手，得此散用之即瘥。杨州士人李君在太学中，手掌心生一疮，日久掌穿透，唯有筋骨，请假归广陵，值张梓州得此药遂瘥。用之唯须久，暂用之未瘥，慎不可住，但勤施之，日久无不瘥者。要在勤至不息，乃见奇验。小疔疮肿疼痛，只以枸杞根生锉，煎浓汁热淋，亦效。

治 癞 方

苦胡麻半升，别捣　天麻二两　乳香三分

上荆芥、腊茶下三钱。忌盐、酒、房事、动风物一百二十日。服半月后，两腰眼灸十四壮。此丞相长安公家方，以手医人无数。又尝与方杨州天长东氏，卖此药遂著于淮南。若头面四体风疮肿痒多汁者，只六七八服即瘥，予亲试之。

*治年久里外臁疮不瘥方

治年久里外臁疮不瘥者。

槟榔半两　干猪粪烧存性，半两　龙骨一分　水银粉少许

上三味为细木，入水银粉研匀，先以盐汤洗疮，熟绢裛干，以生油调药如膏贴疮，三日一易，三五易定瘥。忌无鳞鱼鲊、热面。凡胫内外疮，世谓之里外臁疮，最难，得此方并前小肠气。本建安一军人吴美，

---

[1] 傅：原作"傅"（传），据校本改。傅，涂，使附着。

犯伪印坐死,司理参军王炳之怜其晓事,常加存恤,其人临刑,泣念曰:生平有二方,治疾如神,常卖以自给,可惜死而不传,遂献炳之,屡用有验。予就炳之求,值其远官,数年方得之。

火 府 丹

治下疰脚疮。

甘遂肥实连珠者,一两,薄切,疏布囊盛　　**芎䓖**一块,锉如豆大

上以纸笼大者香炉,令至密不漏烟,顶留一窍,悬甘遂囊于窍间,其下烧芎䓖一块,令烟入,遂欲过。再更燃一块芎䓖尽,取甘遂为末。三十岁以上气盛者,满三钱,虚者平二钱半,羖羊肾一对批开,匀分药末在内,净麻皮缠定,炭火炙熟,勿令焦。临卧烂嚼,温酒下,随人酒量,能饮一斗者,可饮五升也,以高物支起双脚,一服即瘥。

*疗 久 疮 方

疗久疮。

上用猪筒骨中髓,以腻粉和为剂,复纳骨中,泥裹①,火煨香熟,出,先以温盐水浴疮,乃敷之。临安陈令传,极效。

*治 疮 疥 方

治疮疥甚者。

川乌一两,每个四破之　　**大豆**一两半

上同入砂瓶内煮极烂,每服一片,豆少许,空腹酒下。予兄之子病疮,遍体拘挛,立不可卧,卧不可起,服此即瘥。

---

① 裹:原空一字,据校本补。

*治阴疮痒痛出水方

治阴疮痒痛出水,久不瘥。出《灵苑》

腊茶　五倍子等分　腻粉少许

上先以浆水葱椒煎汤洗,后敷之,未瘥,再为之。

*治阴疮痒痛出水方又方

铜钱一百枚　乌梅七个　盐二钱

上水一碗半,煎一碗,热洗,二方相须用之,无不即验。

治　癣　方

久患用[1]之即瘥。

决明子

上为末,加少水银粉同为散。先以物擦破癣,上以散敷之。

系　瘤　法

上取稻上花蜘蛛十余个,置桃李枝上,候垂丝下,取东边者捻为线,系定瘤子,七日候换,瘤子自落。沈兴宗待制家老姥,病瘤如掌拳,用此法系之,至三换,瘤子遂干,一夜忽失所在,天明前枕边得之,如一干栗。

*治甲疽䘌肉裹甲脓血疼痛不瘥方

治甲疽䘌肉裹甲,脓血疼痛不瘥。出《灵苑》

---

[1] 用:原脱,据校本补。

胆矾_烧

上先剔去肉中甲，敷药疮上，纵有胬肉，一敷即干落。

续 骨 丸

续骨丸。出《灵苑》

腊月猪脂_{五两} 蜡_{半斤，以上洗煎} 铅丹罗 自然铜 密陀僧_{各四两，研}细 白矾_{十二两} 麒麟竭 没药 乳香 朱砂_{各一两，细研}

上新鼎中先镕脂，次下蜡，出鼎于冷处，下密陀僧、铅丹、自然铜，缓火再煎，滴入水中不散，出鼎于冷处，下诸药，用柳篦搅匀，泻入瓷盆内，不停住手搅至凝，丸如弹丸，且用笋皮之类衬之，极冷收贮。凡伤折，用一丸，入少油，火上化开，涂伤痛处，以油单护之。其甚者，以灯心裹木夹之。更取一丸，分作小丸，热葱酒下，痛即止。如药力尽，再觉痛，更一服，痛止即已^①。骨折者，两上便安。牙疼甚者，贴之即止。此方小说所载，有人遇异人得之，予家每合以拯人，无不应验。

神 授 散

神授散，治伤折内外损。

川当归_{半两，洗净，别杵} 铅粉_{半两，洛}^②_{粉最上} 硼砂_{二钱}

上同研匀细，每服二钱，浓煎苏枋汁调下。若损在腰以上，即先吃淡面半碗，然后服药。若在腰以下，即先服药，后方吃面，仍不住呷苏枋汁。更以糯米为粥，入药末三钱，拌和摊在纸上或绢上，封裹损处。如骨碎，则更须用竹木夹定，外以纸或衣物包之。有长安石使君一日谒尹，至阛阓^③中，忽有人呼其姓名^④，石顾之，稠人中不及识。明日过

---

① 已：原作"以"，据校本改。

② 洛：原作"各"，据校本改。

③ 阛阓(huánhuì 环会)：街市、街道。

④ 名：原脱，据校本补。

市,复闻其呼,顾其人近在马后,问何以见呼,其人曰:我无求于人,以尔有难,特来救耳,昨日何以不应? 石辞谢之,欲下马与语。其人止之曰:市中非下马之所。褫衣领中出一书授之,曰:有难即用之。稠人中遂引去,石归视之,乃此方也。石到京师趋朝,立马右掖门外,为他马所踢,折足堕地,又为马踏,手臂折,舁至家,屡气绝,急合此药服且裹,半夜痛遂止,后手足皆完复。石有子为朝官知名,关中人往往闻此事。熙宁中府界教保甲[1],时四方馆使刘君提举每有堕马或击刺所伤,皆与药,用之即瘥。好事者欲其方,赂主方者窃得,只有两物而无当归,汤使悉同。后予见两浙提点刑狱使者云,亲得其方于石君,恐保甲主方者,隐其一味耳。

★治骨鲠或竹木签刺喉中不下方

治骨鲠,或竹木签刺喉中不下。出《灵苑》

上腊月取鲩鱼[2]胆,悬北檐下令干,有鲠即取一皂角子许,以酒一合,煎化温啜。若得逆便吐,骨即随出;若未吐更饮,以吐为度。虽鲠在腹中,日久疼痛,黄瘦甚者,服之皆出。若卒求鲩鱼不得,蠡鱼、鳢鱼、鲫鱼皆可,然不及鲩鱼胆。腊月收者最佳。常逻卒食鸡,鲠在腹中,尝楚痛,但食粥,每食即如锥刺,如是半年,支离几死,杖而后能起,与此一服大吐,觉有一物自口出,视之乃鸡骨,首锐如刺,其尾为饮食所磨,莹滑如珠。

★治 诸 鲠 方

治诸鲠。

以木炭皮为细末,研令极细,如无炭皮,坚炭亦可。粥饮调下二钱,

---

① 甲:原作"界",据校本改。
② 鲩(huàn 换)鱼:即草鱼。

日四五服，以鲠下为度。此法人家皆有，予在汉东乃目睹其神。有刘晦士人邻家一儿，误吞一钱，以此饮之，下一物如大乌梅，剖之乃炭末裹一钱也。池州徐使君极宝此方，数数用之，未有不效者。近岁累有人言得此方之效，不复载悉。

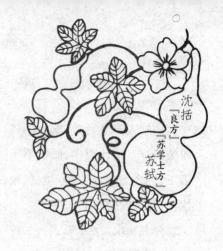

沈括『良方』
『苏学士方』
苏轼

苏沈内翰良方卷第十

妇人诸方　小儿诸方　集传记小说

泽兰散

治妇人产乳百疾,安胎调气,产后血晕,衄血血积,虚劳无子,有子即堕,难产,子死腹中,胎衣不下,妇人血注,遍身生疮,经候不调,赤白带下,乳生恶核,咳嗽寒热,气攻四肢,处女任脉不调等。常服益血,美饮食,使人安健有子。

泽兰嫩叶,九分　石膏八分,研　当归　赤芍药　川①芎微炒　甘草炙　白芜荑各七分　生干地黄六分　肉桂五分　厚朴姜炙　桔梗　吴茱萸炒　卷柏并根　防风　白茯苓　柏子仁　细辛各四分　人参　白术米泔浸一宿,切,麸炒黄色　白芷炒　藁本　椒红　干姜炒　乌头炮　黄芪　五味子各三分　白薇　丹参　阿胶炒干。各二分

上为细末,空心,热酒调下二钱。予家妇人女子羸弱多疾者,服此药悉瘥,往往有子。

朱贲琥珀散

治妇人血风劳。

琥珀　没药　木香　当归　芍药　白芷　羌活　干地黄　延胡索　川芎各半两　土瓜根　牡丹皮　白术　桂各一两

上件为末,每服二钱,水一盏煎至七分,益酒三分,复煎少时,并滓热服,重疾数服则知效。

麦煎散

治少男室女骨蒸,妇人血风攻疰,四肢心胸烦壅。

鳖甲醋炙　大黄湿纸裹,煨熟　常山　柴胡　赤茯苓　当归酒浸一宿　干生漆　白术　石膏　干生地黄各一两　甘草炙,半两

---

① 川:原脱,据校本补。

上为末，每服二钱，小麦五十粒，水一盏，煎至六分，食后卧时温服。有虚汗，加麻黄根一两。此黄州吴判官方。疗骨热，黄瘦口臭，肌热盗汗极效。麦煎散甚多，此方吴君宝之如希世之珍，其效可知。

白 术 散

治妇人妊娠伤寒。

白术　黄芩等分，新瓦上同炒香

上为散，每服三钱，水一中盏，生姜三片，大枣一个擘破，同煎至七分，温服。但觉头痛发热便可，二三服即瘥。唯四肢厥冷阴证者，未可服。此方本常州一士人卖此药，医皆论斤售去，行医用之如神，无人得其方。予自得此，治疾无有不效者，仍安胎益母子。

肉 桂 散

治产后众疾，血气崩运，肿满发狂[1]，泻痢寒热等，唯吐而泻者难瘥。出《灵苑》

黑豆二两，炒熟，去皮　肉桂[2]　当归酒浸　芍药　干姜炮　干地黄　甘草　蒲黄纸包，炒。各一两

上温酒调下二钱，日三服，疾甚者三服，无疾二服，七日止。

大 黄 散

治产后血晕及伤折内损，妇人血瘕血痕。出《灵苑》

羊胫炭烧赤，酒淬十过，五两　大黄小便浸七日，日一[3]易，湿纸裹煨，切焙　巴豆肉

---

① 狂：原作"往"，据校本改。

② 肉桂：后原衍"草"，据校本删。

③ 日一：原作"旦"，据校本改。

浆水煮黄色,焙,各三两半　大铜钱重半两者,烧赤,米醋淬为粉,新水飞过,取细者二两一分

　　上和研一日,每服半钱,当归一分,小便煎浓,稍温调下。产后血晕百病,且当逐血者,至甚乃服。口噤者挖开灌下,候识人,更一服。累经生产,有血积癥癖块及败血风劳寒热诸疾,当下如烂猪肝片,永无他疾。坠击内损,当归酒下一字。医潘步坠下折胁,当折处陷入肌中,痛不可忍,服此药如神,以手自内拓之,筋骨遂平。

治小儿诸方

黑 神 丸

　　治小儿急惊、慢惊风。

　　腻粉一钱半　黑土　白面　芦荟炙,各[1]一钱　麝香　龙脑　牛黄　青黛　使君子去壳,面裹煨熟,各五分

　　上面糊丸梧桐子大,每服半丸,薄荷汤研下。要利,即服一丸。楚州小儿医王鉴卖此药致厚产,鉴神之,未尝传人。予得之,乃常人家睡惊丸,小不同耳。治惊风极效,前后用之,垂死儿一服即瘥。

治褓中小儿脐风撮口法

　　上视小儿上下龈[2]当口中心处,若有白色如红豆大,此病发之候也。急以指爪正当中掐之,自外达内令断,微血出亦不妨。又于白处两尽头亦依此掐,令内外断,只掐令气脉断,不必破肉,指爪勿令大铦[3],恐伤儿甚。予为河北察访使日,到赵郡,有老人来献此法。云笃老惜此法将不传,愿以济人,询之赵人云,此翁平生手救千余儿矣,此翁治儿,应手皆效。

---

① 各:原脱,据校本补。
② 龈:后原衍"龈",据文意删。
③ 铦(xiān 先):锋利。

青 金 丹

治小儿诸风、诸疳、诸痫。 出《博济方》

青黛三分,研 雄黄研 胡黄连各二分 朱砂研 腻粉 熊胆温水
化 白附子 芦荟研。各一分 麝香半分,研 蟾酥 水银各皂子大 铅
霜 龙脑各一字

上同入乳钵内,再研令匀,用獖猪胆一枚,取汁,熬过,浸蒸饼少许
为丸,黄米大,曝干,一岁可服二丸,量儿大小增之。惊风诸痫,先以一
丸温水化,滴鼻中令嚏,戴目者当自下,瘈疭亦定,更用薄荷汤下。诸疳,
粥饮下;变蒸寒热,薄荷汤化下;诸泻痢,米饮下;疳蛔咬[1]心,苦楝子煎
汤下。鼻下赤烂,口齿疳虫口疮等,乳汁研涂。病疳眼雀目,白羊子肝
子一枚,竹批开,纳药肝中,以麻缕缠,米泔煮令熟,空腹服。乳母当[2]忌
毒鱼大蒜、鸡鸭猪肉。此丸疗小儿诸疳至良。予目见小儿病疳瘵尽,但
粗有气,服此或下虫数合,无不即瘥而肥壮无疾,几能再生小儿也。

桔 梗 散

治小儿风热及伤寒时气,疮疹发热等。
桔梗 细辛 人参 白术 瓜蒌根 甘草 白茯苓 川芎

上各等分为末,服二钱,水一盏,姜一片,薄荷二叶同煎。三岁以
下儿作四五服,五岁以上分二服。予家常[3]作此药,凡小儿发热,不问
伤寒风热,先与此散数服,往往辄愈,兼服小黑膏尤善。

小 黑 膏

治小儿伤寒风痫。

---

① 咬:原字不清,据校本补。
② 当:原作"常",据校本改。
③ 常:原作"尝",据校本改。

天南星一枚,大者,烧通赤,入小瓶内,湿纸密口,令火灭,取割之,中心存白处如皂角子大为度,须烧数枚,择其中度者可用　乌头一枚　薄荷一握　玄参五钱。各为末

上为末,蜜和葱白汤下豆许,频服。筋缓急,加乳香同葱白煎汤下。润州傅医专①卖此药,累千金。予家小儿伤风发热,与二三丸令小睡,及寤则已凉矣。

*治痘疮无瘢方

治痘疮无瘢②。

豆疮欲无瘢,频揭去痂,勿令隐肌,乃不成瘢。纵揭伤有微血,但以面膏涂,无苦也。疮家不可食鸡鸭卵,即时盲,瞳子如卵色③,其应如神,不可不戒也。

*治疮疹欲发及已发而陷伏方

治疮疹欲发及已发而陷伏者,皆宜速治,不速④,毒入脏,必致困,宜服此。

猪血腊月取瓶盛,挂风处令干

上取半枣大,加龙脑大豆许,温酒调下。潘医加绿豆、英粉、半枣块同研,病微有⑤即消,甚则疮发亦⑥愈。予家小女子病伤寒,但腹痛甚,昼夜号呼,手足厥冷,渐加昏困,形症极恶时,倒发疮子。予疑甚,为医以药伏之,先不畜此药,急就屠家买少生血,时盛暑,血至已败恶,无可奈何,多以龙脑香和灌之,一服遂得少睡,须臾一身皆疮点乃⑦安,不尔

---

① 专:原作"博",据校本改。
② 痘疮无瘢:原作"病豌",据校本改。
③ 色:原空一字,据校本补。
④ 速:原作"肃",据校本改。
⑤ 有:原字不清,据校本补。
⑥ 亦:原脱,据校本补。
⑦ 乃:原作"不",据校本改。

几至不救。

辰　砂　丸

辰砂丸治小儿惊热、多涎痰、疟、久痢、吐乳、午后发热、惊痫等疾。

辰砂　粉霜　腻粉各一分　生龙脑一钱

上软糯米饭为丸绿豆大，一岁一丸，甘草汤下，大人七丸。

★治小儿豌豆疮方

治小儿豌豆疮，入目痛楚，恐伤目。

浮萍阴干

上每服一二钱，随儿大小，以羊子肝半个入盏子内，以杖子刺碎烂，投水半合，绞取肝汁调下，食后服。不甚者一服瘥，已伤目者十服瘥。邢州[①]杜医用此药，前后效者甚多。

麝　香　散

治小儿走马疳，牙龈腐烂，恶血口臭，牙齿脱落。

黄连末，三钱　铜绿　麝香各一钱　水银一钱，煮枣肉一枚同研

上漱口净，以药敷疮上，兰香叶覆之。内蚀为坎者，一敷即生肉。

★治小儿走马疳方

治小儿走马疳，唇齿疮烂，逡巡狼狈，用此即瘥。

砒霜　粉霜二味先研极细　石灰罗过，研

上等分相合，左右转研多千下，当极细如面。每以鸡翎撇少许扫

---

① 州：原脱，据校本补。

疮上，其疮即干。慎勿多用，恐入腹中，有大毒，慎之！海州东海县民家卖此药，每一日只一扫，如米许大，无不瘥者。

牛黄煎

治小儿诸疳诸痢，食伤气胀，体羸头大，头发作穗，壮热不食，多困，齿烂鼻疮，丁奚潮热[1]等疾。

大蚵蚾一枚，去皮、骨、腹、胃，炙为末，以无灰酒一盏、豮猪胆一枚同熬成膏　诃子炮　使君子　胡黄连　蝉壳不洗　墨石子　芦荟　芜荑　熊胆　朱砂　夜明砂　雄黄各一分，研　木香　肉豆蔻春夏各半分，秋冬各一分　牛黄二钱　麝香一钱　龙脑五分

上为丸如麻子大，饮下五七丸。惊疳，金银薄荷汤下；肝疳[2]腹胀，桃仁茴香汤下；疳虫，东引石榴苦楝根汤下。五岁以上十丸。此药尤治疳痢，协热而痢者不可服。

田季散

治久患翻胃及小儿惊吐，诸吐并医。

好硫黄半两，细研　水银一分，与硫黄再研无星

上同研如黑煤色，每服三钱，生姜四两取汁，酒一盏同姜汁煎熟，调药空心服，衣被盖覆，当自足指间汗出，迤逦遍身，汗出即瘥。常有人病反胃，食[3]辄吐出，午后即发，经三年不瘥，国医如孙兆辈皆治疗百端无验，消羸殆尽，枯黑骨立。有守库卒季吉者见之曰，此易治也，一服药可瘥，始都不信之。一日试令合药，与少钱市药，仆次日持药至，止一服，如法服之，汗出皆如胶，腥秽不可近，当日更不复吐，遂瘥。楚

---

① 热：原脱，据校本补。
② 疳：原作“肚”，据校本改。
③ 食：原脱，据校本补。

人田医善治小儿诸吐,亦用此药,量儿长少,服一钱至一字,冷水调下,吐立定。此散极浮难调,须先滴少水,以至缓缓研杀,稍稍增汤,使令调和。若顿入汤酒,尽浮泛不可服。又予旧官属陈宣德之妻病翻胃,亦弥年,得一乌头散服之,一服瘥。又楚人孙生有一茱萸丸,亦疗翻胃,其人自有传,今皆附于此。予校此三方,惟田季有阴阳理,自胜捷。乌头、茱萸二方皆性热,用者更量其脏寒温投之。

乌 头 散

乌头三两,炮,去皮　　川楝子一两半　　槟榔　　木香各一两

上为末,每服二钱,水一盏煎至七分,盐一捻,温服。

茱 萸 丸

孙生传曰:年深膈气翻胃,饮食之物至晚皆吐出,悉皆生存不化,鬲[1]上常有痰涎,时时呕血,胸[2]中多酸水,吐清水无时,夜吐辄至晚[3],日渐羸瘦,腹中痛楚,时复冷滑,或即闭结,候状不可尽述。自患此疾六年,日可吐及五七度,百方无验,因遇此法,服及两月,诸疾悉瘥。尝愿流传救人,具方如下。

茱萸三分,瓦上出油　　胡椒　　人参　　当归各五钱　　甘草半两,一半生,一半纸裹五七重,醋[4]浸令透,火内慢煨干,又浸如此七遍　　半夏一两,用姜四两研汁,入砂罐子内,同姜汁井水煮,候破,看存二分白心,取半夏研为膏子　　白矾半两,炒干存性,一分

上为末,半夏膏丸,如稍硬,添姜汁,丸如梧桐子大。每服七丸,桑柳条各三十茎,上等银器内煎汤吞下,日三服。忌诸毒物,惟可食油猪胰脾软饭,此孙生自叙如此。

---

① 鬲:通"膈",横膈膜。《素问·风论》云:"食饮不下,鬲塞不通。"
② 胸:原作"脑",据校本改。
③ 晚:疑作"晓"。
④ 醋:原作"酸",据校本改。

吴 婆 散

治小儿疳泻不止，日夜遍数不记，渐渐羸瘦，众药不效者。

黄柏蜜炙　黄连微炒　桃根白皮各一分　木香　厚朴姜汁炙　丁
香　槟榔各一钱　芜荑去皮，一分　没石子一钱半　楝根白皮半分

上为末，每服一字，三岁以上半钱，五六岁一钱，用紫苏木瓜米饮
调下，乳食前，一日三服。予家小儿曾有患泻百余日，瘦但有皮骨，百
方不瘥。有监兵钟离君见之，曰：何不服吴婆散，立可瘥也。予因问吴
婆散何药，曰古方也，人家多有之。乃问求方，合与两三服便效。又一
孙男亦疳泻，势甚危困，两服遂定。若病深者，服一两日间决瘥。此药
若是疳泻，无不验者。药性小温，暴热泻者或不相当。

寒 水 石 散

治小儿之病，多因惊则心气不行，郁而生涎，逆为大疾，宜服常行
小肠，去心热，儿自少惊，亦不成疾。

寒水石　滑石水研如泔，扬去粗者，存细者，沥干更研，无声乃止。各三两　甘草
粉①一两，生

上量儿大小，热月冷水下，寒月温水下。凡被惊及心热不可安卧，
皆与一服，加龙脑更良。

小 朱 砂 丸

治小儿惊积，镇心化涎。出《博济方》

朱砂一分　巴豆三十粒，去皮膜，出尽油　半夏汤洗七遍，为末，炒，二钱　杏仁
五枚，炮，去皮尖

上面糊丸如绿豆大，二岁一丸，荆芥薄荷汤下，三岁二丸，五岁三

---

① 粉：原作"米"，据校本改。

丸。如惊伏在内,即行尽,仍旧药出;如无惊,药更不下。

妙 香 丸

治小儿虚中积,潮热寒热,心腹胀满痛疼者。

辰砂一两　牛黄　生龙脑　麝香各一分　金箔十四片　粉霜一钱　腻粉一钱　蜡二两　巴豆一百二十个,肥大者

上丸如弹子丸,量虚实加减,龙脑浆水下,夜半后服,脏虚即以龙脑米饮下,每服三丸,如小豆大,药势缓,即按令扁。疾坚者加至十丸,皆以针刺作数孔,以行药力。小儿取积,丸如绿豆。治小儿吐逆尤效。此药最下胸中烦及虚积。

★治小儿脐久不干赤肿出脓及清水方

治小儿脐久不干,赤肿出脓及清水。出《圣①惠方》

当归焙干为末,研②细

上着脐中,频用自瘥。予家小儿常病脐湿,五十余日,贴他药皆不瘥,《圣惠方》有十余方,从上试之,至此方一敷而干。后因尿入疮皮,复病,又一贴愈。

★治小儿热嗽方

治小儿热嗽。

马牙硝　白矾各半斤　黄丹一分

上同研入合子固济,火烧令红,覆润地一夜,再研,加龙脑半钱,甘草汤下一字或半钱。

---

① 圣:原作"全",据校本改。
② 研:原作"炒",据校本改。

*治小儿疳肥疮多生头上方

治小儿疳肥疮多生头上,淫浸久不瘥,及耳疮等悉主之。

石录　白芷_{等分}

上以生甘草洗疮,敷药一日愈。

杂 记 传

小说中有数方,既著^①于书,必有良验,今录于此。

《北梦琐言》记火烧疮方法:孙光显家人作煎饼,一婢抱孩子拥炉,不觉落火炉之上,遂以醋泥敷之,至晓不痛,亦无瘢痕,是知俗说,亦不厌多闻。

《朝野金载》记毒蛇伤:用艾炷当啮处^②灸之,引去毒气即瘥。其余恶虫所螫,马汗入疮,用之亦效。

又记筋断须续者,取旋覆根绞取汁,以筋相对,取汁涂而封之,即相续如故。蜀儿如逃走,多刻筋,以此续之,百不失一。

《广五行记》治噎疾:永徽中,绛州有僧病噎数年,临死遗命,令破喉视之,得一物似鱼,而有两头,遍体悉是肉鳞,致钵中,跳跃不止。以诸味置^③钵中,悉化为水。时寺中方刘蓝作靛,试取少靛置钵中,此虫绕钵畏避,须臾虫化为水,世人以靛治噎疾。

《国史补》言有白岑者,疗发背,其验十全。后为淮南十将节^④度使高适,胁取其方,然不甚效。岑至九江,为虎所食,驿吏于囊中得其真方,太原王升之写以传布。后鲁国孔南得岑方,为王^⑤传,号灵方,至今具于后。

---

① 著:原脱,据校本补。
② 当啮处:原作"齿当",据校本改。
③ 置:原脱,据校本补。
④ 将节:原作"节将",据校本乙正。
⑤ 王:原作"主",据校本改。

吕君子西华,洛阳人,孤贫无家,著作郎韦颛与其先有旧[1],以其子妻之,应秀才五举不第,与同志张元伯入王屋山,时莫知之者。俄西[2]华疽发背,脓血破身,筋骨俱见,告元伯曰:吾将死矣!扶至于水傍,俟天命而已。元伯无可奈何,因从其言,露卧数宿。忽有一胡僧振锡而至,视其疮曰[3]:膜尚完,可治也。乃出合中药涂于软帛上,贴四五日生肌,八九日肉乃平,饮膳如故。僧云:吾将它适[4],虑再发此疾,无药疗。因示其方,令秘之。西华顿首曰:微吾师,遗骸丘亩矣。虽力未能报,愿少伸区区。何遽言别乎!僧曰:始以君病而来,今愈,吾去矣,安用报为?乃去,数步之间不复见。西华归以事白韦,韦因请其方,西华不与,韦知其终不可得,乃白于考功裴辉卿员外,请以名第,陷而取之,裴如其言。西华对曰:愚修文以求名,不沽方以求进。竟下第而返。后河南尹闻之,谓韦曰:有一计取之。韦曰:何计?曰:陷于法禁,免其罪而购之。逾月,果罹其罪,狱成引决,亲喻之,令出其所秘方,可以免雪。西华守死,无求免之色,尹无奈何,乃释之。西华知失考功之旨,又见薄于外舅,虽精苦日甚,而文趣转疏,如是经五稔,见黜于春官,乃罢去。薄游梁宋间,姨弟李潜尉丘淹延半岁,以酒肉过量,疽复发,既笃,复以前方疗之,惧人知之,忧疑阻丧,久不能决。潜知其意,乃喻之曰:闻兄有[5]神授名方,今病亟矣!奈何惧潜见方之故,忽死而不治,岂保生承继之意也。西华不得已,口授之,潜欲审其事,皆三反覆之,及药成,潜亲傅之。寻疾平,乃游荆蛮,不知所之。潜于是手[6]疏五十本,遍遗亲戚,以矫西华之僻。前润州金坛县尉得其方,每贮其药物,尝游西蜀,活将死者五六人。每欲传其事贻于后,以家故行役,未谐此意。贞元十年冬十月,偶于秋浦与[7]霍愿同诣周南宅,夜话既久,言及方书,遂

① 旧:原作"异",据校本改。
② 西:原作"而",据校本改。
③ 曰:原作"白",据校本改。
④ 适:原作"时",据校本改。
⑤ 兄有:原空一字,据校本补。
⑥ 手:原作"乎",据校本改。
⑦ 与:原作"于",据校本改。

授之于周南，令志之。方曰此发背者，自内而出外者也，热毒中膈，上下不以蒸背上虚处，先三五日隐脉，妨闷积渐成肿，始①出皮肤，结聚成脓也，其方如后。

白麦饭石颜色黄白类麦饭石者尤佳，炭火烧，出，醋中浸十遍止 白蔹末与石等分 鹿角二三寸截之，不用自脱者，元②带脑骨者，即非自脱③，炭火烧烟尽为度，杵为末，依前二味

上并捣细末，取多年米醋于铫中煎，并令鱼眼沸即下前件药末，调如稀饧④，以篦子涂，敷肿上，只当疮头留一指面地，勿令合，以出热气，如未脓，当内消。若已作头，当撮小。若日久疮甚，肌肉损烂，筋骨出露，即布上涂药贴之，疮上干即再换，但以鬲中不穴，无不瘥。疮切忌手触，宜慎之。刘梦得《传信方》亦出，不如此之备。

《北齐书》杨遵彦患发背肿，马嗣明以炼石涂之便瘥。其方取粗黄石如鹅卵大，猛火令赤，纳酽醋中。因有屑落醋中，频烧石尽，取屑暴捣，和醋涂于肿上，与白蔹方相类也。

《独异志》唐贞观中，张宝藏为金吾卫士⑤，尝因下直，归栎阳，路逢少年，畋猎割鲜野食，倚树叹曰：张宝藏身年七十，未尝得一食酒肉，如此者可悲哉！傍有僧指曰：六十日内，官登三品，何足难也。言讫不见，宝藏异之，即时还京师。时太宗苦于气痢，众医不效，即下诏问殿廷左右，有能治此疾者，当重赏之。宝藏曾困其疾，即具疏乳煎荜拨方，上服之立瘥。宣下宰臣，与五品官。魏征⑥难之，逾月不进拟。上疾复发，问左右曰：吾前服乳煎荜拨有功。复命进一啜，又平。因思曰：尝令与进方人五品官，不见除授，何也？征惧曰：奉诏之后，未知文武二吏。上怒曰：治得宰相，不妨已授三品官，我天子也，岂不及汝耶。乃厉声曰：与三品文官，授鸿胪寺卿。时正六十日矣。其方每服，用牛乳

---

① 始：原作"治"，据校本改。

② 元：疑作"原"。

③ 脱：原空一字，据校本补。

④ 饧：原作"锡"，据校本改。

⑤ 卫士：原作"长上"，据校本改。

⑥ 征：原作"证"，据校本改，下讹径改。魏征，字玄成，唐代政治家、思想家、文学家和史学家。

半升,荜拨三钱匕,同煎减半,空心顿服。

马提刑记医先祖忠肃公,天圣中,以工部尚书知濠州家有媪病漏,盖十余年。一日老兵扫庭下,且言前数日过市,有医自远来,道疮漏可治,特顷刻之力耳。媪曰:吾更医多矣,不信也。其党有以白忠肃公者,即为召医,视之曰:可治无疑。须活鳝一、竹针五七枚,医乃掷鳝于地,鳝因屈盘,就盘以竹针贯之,覆疮良久,取视,有白虫数十如针着鳝,医即令置杯中,蝡①动如线,复覆之,又得十余枚,如是五六。医者曰:虫固未尽,然其余皆小虫。竟请以常用药敷之,时家所有槟榔、黄连为散敷之,医未始用药,明日可以干艾作汤,投白矾末三二钱,洗疮然后敷药,盖老人血气冷,必假艾力以佐阳,而艾性亦能杀虫也。如是者再,即生肌,不一月当愈,既而如其言。医曰:疮一月不治则有虫,虫能蝡动,气血亦随之,故疮漏不可遽合则结痛,实虫所为。又曰:人每有疾,经月不痊,则必怠虚劳,妇人则补脾血,小儿则防惊疳,二病则并治瘴疠,医无名于世,而治疾有效,亦良医也。又其言有理,故并录之。

子 瞻 杂 记

男子之生也覆,女子之生也仰,其死于水也亦然,男内阳而外阴,女子反之。故《易》曰:坤至柔而动也刚。《书》曰:沈潜刚克。古之达者,盖知此也。秦医和曰:天有六气,淫为六疾,阳淫热疾,阴淫寒疾,风淫末疾,雨淫腹疾,晦淫惑疾,明淫心疾。夫女阳物而晦时,故淫则为内热蛊惑之疾。女为蛊惑,世知之者众,其为阳物而内热,虽良医未之言也。五劳七伤皆热,汗而蒸晦者,不为蛊则中风,皆热之所生也。医和之语,吾尝表而出之,读②《左氏春秋》书此。

枲耳并根苗叶实,皆濯去沙土,悬阴干,净扫地上烧为灰,汤淋取浓汁,泥连二灶炼之,灰汁耗,即旋取旁釜中已滚灰汁益之,经一日夜

---

① 蝡:校本作"蠕"。蝡,虫动貌,见《集韵·上声·纸韵》。
② 读:原字不清,据校本补。

不绝火，乃渐得霜，干瓷瓶盛之。每服，早晚临睡，酒调一钱匕，补暖去风驻颜，不可备言。尤治皮肤风，令人肤华[1]清净，每洗面及浴，取少许如澡[2]豆用，尤佳，无所忌。昌图之父从谏宜州文学，家居于邕，服此十余年，今七八十，红润轻健，盖专得此药也。

杜甫诗有《除荻草》一篇，今蜀中谓之毛琰。毛芒可畏，触之如蜂虿。然治风疼，择最先者，以此草点之，一身皆失去，叶背紫者入药。

仆有一相识，能治马背骢。有富家翁买马，直[3]百余千，以有此病，故以四十千得之。已而置酒饮人，求为治之，酒未三行，而骢以正，举座大笑。其方用烹猪汤一味，暖令热，浴之，其马随手即正，不复回，良久乃以少冷水洗之，此物能令马尾软细，及治焦秃，频以洗之，不月余，效极神，良秘之秘之。

马肺损，鼻中出脓，医所不疗。云肺药率用凉冷，须食上饮之而肺痛，畏草所制，不敢食草。若不食而饮凉药，是速其死也，故不医。有老率教予以芦菔根煮糯米作[4]粥，入少许阿胶啖之，马乃敢食。食已，用常肺药，入诃黎勒皮饮之。凉药为诃子所涩于肺上，必愈，用其言信然。

---

① 华：疑作"滑"，音近而讹。
② 澡：原作"藻"，据校本改。
③ 直：疑作"值"，形、音俱近而讹。
④ 作：原作"糯"，据校本改。

主要参考书目

1. (宋)苏轼,沈括 . 苏沈良方[M]. 明嘉靖刻本 .

2. (宋)苏轼,沈括 . 苏沈内翰良方[M]//(清)鲍廷博 . 知不足斋丛书 . 上海:
   上海古书流通处,1921.

3. (宋)苏轼,沈括 . 苏沈内翰良方[M]//(清)程永培 . 六醴斋医书十种 . 修敬堂,
   1900.

4. 黄帝内经素问[M]. 北京:人民卫生出版社,1963.

5. (宋)苏轼,沈括 . 苏沈良方[M]. 北京:人民卫生出版社,1956.

6. (宋)洪兴祖 . 楚辞补注[M]. 北京:中华书局,1983.

7. (宋)苏轼,撰 . (明)茅维,编 . 苏轼文集[M]. 孔凡礼,点校 . 北京:中华书局,
   1986.

8. (宋)沈括 . 梦溪笔谈[M]. 上海:上海书店出版社,2003.

9. (宋)李焘 . 续资治通鉴长编[M]. 北京:中华书局,2004.

10. (宋)苏轼,沈括 . 苏沈良方[M]. 成莉,校注 . 北京:中国医药科技出版社,
    2012.

11. (元)脱脱 . 宋史[M]. 北京:中华书局,1985.

12. (明)李时珍 . 本草纲目[M]. 北京:人民卫生出版社,2005.

13. (清)永瑢 . 四库全书总目[M]. 北京:中华书局,1965.

14. (清)王先谦,刘武 . 庄子集解 庄子集解内篇补正[M]. 沈啸寰,点校 . 北京:
    中华书局,1987.

15. (清)纪昀 . 四库全书总目提要[M]. 石家庄:河北人民出版社,2000.

16. (清)阮元 . 十三经注疏[M]. 清嘉庆刊本 . 北京:中华书局,2009.

17. 中医研究院中药研究所. 历代中药炮制资料辑要[M]. 北京:中医研究院中药研究所,1973.

18. 杨伯峻. 列子集释[M]. 北京:中华书局,1979.

19. 贾维诚. 三百种医籍录[M]. 哈尔滨:黑龙江科学技术出版社,1982.

20. 崔秀汉. 中国医史医籍述要[M]. 延吉:延边人民出版社,1983.

21. 薛愚. 中国药学史料[M]. 北京:人民卫生出版社,1984.

22. 陈可冀,周文泉. 中国传统老年医学文献精华[M]. 北京:科学技术文献出版社,1987.

23. 伊广谦. 中医方剂名著集成[M]. 北京:华夏出版社,1988.

24. 林语堂. 苏东坡传[M]. 张振玉,译. 长沙:湖南文艺出版社,1988.

25. 段光周. 苏沈内翰良方校释[M]. 成都:四川科学技术出版社,1989.

26. 严世芸. 宋代医家学术思想研究[M]. 上海:上海中医学院出版社,1993.

27. 孙中堂. 中医内科史略[M]. 北京:中医古籍出版社,1994.

28. 杨莹洁. 洁庐医学丛谈[M]. 成都:四川科学技术出版社,1998.

29. 李经纬,林昭庚. 中国医学通史(古代卷)[M]. 北京:人民卫生出版社,2000.

30. 曾枣庄,舒大刚. 三苏全书[M]. 北京:语文出版社,2001.

31. (宋)沈括,苏轼. 苏沈良方[M]. 杨俊杰,王振国,点校. 上海:上海科学技术出版社,2003.

32. 神农本草经[M]. (清)顾观光,辑. 杨鹏举,校注. 北京:学苑出版社,2007.

33. 南京中医药大学. 中药大辞典[M]. 上海:上海科学技术出版社,2010.

34. 苏颖,赵宏岩. 《本草图经》研究[M]. 北京:人民卫生出版社,2011.

35. 傅璇琮,张剑. 宋才子传笺证(北宋后期卷)[M]. 沈阳:辽海出版社,2011.

36. 国家药典委员会. 中华人民共和国药典[M]. 北京:中国医药科技出版社,2015.

37. (宋)苏轼,沈括. 苏沈内翰良方[M]// 牛亚华. 栖芬室藏中医典籍精选(第一辑). 北京:科学技术出版社,2016.

38. 汉语大字典编辑委员会.汉语大字典[M].武汉:湖北辞书出版社、四川辞书出版社,1986.

39. 汉语大词典编辑委员会,汉语大词典编纂处.汉语大词典[M].上海:汉语大词典出版社,1990.

B

白雪丸   236

白术散   283

半夏汤   236

暴下方   227

C

仓卒散方   263

侧子散   204

茶方   228

柴胡汤   273

辰砂散   203

辰砂丸   287

沉麝丸   225

沉香天麻煎丸   200

陈应之疗痢血方   264

樗根散   264

川楝散   263

刺蓟散   258

葱熨法   214

D

大黄散　　　　　　　　　　　283

登州孙医白膏　　　　　　　　271

地骨皮散　　　　　　　　　　274

点眼熊胆膏　　　　　　　　　255

E

二姜散　　　　　　　　　　　262

F

服松脂法　　　　　　　　　　260

服威灵仙法　　　　　　　　　201

茯苓散　　　　　　　　　　　266

G

弓弦散　　　　　　　　　　　263

谷子煎法　　　　　　　　　　246

桂丸方　　　　　　　　　　　219

桂香散　　　　　　　　　　　224

H

寒水石散　　　　　　　　　　290

诃子丸　　　　　　　　　　　222

何首乌散　　　　　　　　　　232

褐丸　　　　　　　　　　　　226

黑神丸　　　　　　　　　220,284

胡芦巴散　　　　　　　　　　257

槐花散　　　　　　　　　　　258

火府丹　　　　　　　　　　　276

火角法   231

J

加减理中丸   212

健脾散   224

椒朴丸   223

桔梗散   285

金液丹   215

进食散   221

经效阿胶丸   233

九宝散   232

灸咳逆法   233

灸牙疼法   260

酒磨丸   259

L

狸鸠丸   256

疗寸白虫方   267

疗风毒瘰疬方   274

疗久疮方   276

疗肿毒痈疽方   271

龙胆丸   237

绿云膏   259

M

麻黄丸   209

麦煎散   282

礞石丸   225

妙香丸   291

| 木香散 | 198,218 |
| 木香丸 | 210 |

N

| 硇砂煎丸 | 219 |
| 牛黄煎 | 288 |

P

| 偏头痛方 | 256 |

Q

七枣散	214
羌活散	234
青金丹	285
苘实散	256
秋石方	248

R

肉桂散	283
软红丸	259
蕊珠丹	235

S

烧肝散	199
芍药散	264
麝香散	287
神保丸	220
神圣香茸散	226
神授散	278

圣散子 207

圣散子方 208

顺元散 213

四神丹 197

四神散 236，264

四生散 204

四味天麻煎方 197

苏合香丸 230

T

田季散 288

贴疮药方 273

通关散 202

头痛硫黄丸 257

W

乌荆丸 200

乌头煎丸 202

乌头散 289

无碍丸 223

吴婆散 290

五积方 213

X

系瘤法 277

香姜散 224

小柴胡汤 208

小还丹 270

小黑膏 285

小建中汤　　　　　　　　　　　　221

小朱散　　　　　　　　　　　　　272

小朱砂丸　　　　　　　　　　　　290

续骨丸　　　　　　　　　　　　　278

续圣散子　　　　　　　　　　　　207

Y

压气散　　　　　　　　　　　　　222

药歌　　　　　　　　　　　　　　265

伊祁丸　　　　　　　　　　　　　200

引气丹　　　　　　　　　　　　　225

云母膏　　　　　　　　　　　　　271

Z

泽兰散　　　　　　　　　　　　　282

柞叶汤　　　　　　　　　　　　　270

栀子汤　　　　　　　　　　　　　213

枳壳汤　　　　　　　　　　　　　211

至宝丹　　　　　　　　　　　　　235

治褓中小儿脐风撮口法　　　　　　284

治鼻衄不可止欲绝者方　　　　　　258

治鼻衄方　　　　　　　　　　　　257

治肠痔下血方　　　　　　　　　　265

治疮疥方　　　　　　　　　　　　276

治疮疹欲发及已发而陷伏方　　　　286

治痘疮无瘢方　　　　　　　　　　286

治发疮疹不透方　　　　　　　　　272

治肺喘方　　　　　　　　　　　　234

治腹中气块方　　　　　　　　　　227

治骨鲠或竹木签刺喉中不下方　　　　　　　279

治甲疽胬肉裹甲脓血疼痛不瘥方　　　　　　277

治癞方　　　　　　　　　　　　　　　　　275

治瘰疬方　　　　　　　　　　　　　　　　273

治内障眼　　　　　　　　　　　　　　　　254

治年久里外臁疮不瘥方　　　　　　　　　　275

治暑暍逡巡闷绝不救者方　　　　　　　　　209

治暑伤肌肤多疮烂或因搔成疮者方　　　　　210

治水气肿满法　　　　　　　　　　　　　　262

治消渴方　　　　　　　　　　　　　　　　233

治小便不通方　　　　　　　　　　　　　　266

治小便数方　　　　　　　　　　　　　　　266

治小儿疳肥疮多生头上方　　　　　　　　　292

治小儿脐久不干赤肿出脓及清水方　　　　　291

治小儿热嗽方　　　　　　　　　　　　　　291

治小儿豌豆疮方　　　　　　　　　　　　　287

治小儿走马疳方　　　　　　　　　　　　　287

治泻痢方　　　　　　　　　　　　　　　　227

治癣方　　　　　　　　　　　　　　　　　277

治眼齿　　　　　　　　　　　　　　　　　254

治阴疮痒痛出水方　　　　　　　　　　　　277

治痈疮疡久不合方　　　　　　　　　　　　269

治痈疽方　　　　　　　　　　　　　　　　269

治诸风上攻头痛方　　　　　　　　　　　　204

治诸鲠方　　　　　　　　　　　　　　　　279

治诸目疾　　　　　　　　　　　　　　　　255

朱贲琥珀散　　　　　　　　　　　　　　　282

朱砂膏　　　　　　　　　　　　　　　　　235

茱萸丸　　　　　　　　　　　　　　　　　289

诸劳明月丹　　　　　　　　231

逐气散　　　　　　　　　　262

煮肝散　　　　　　　　　　201

紫粉丸　　　　　　　　　　259

紫金丹　　　　　　　　　　214

左经丸　　　　　　　　　　198

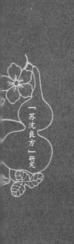

「苏沈良方」研究

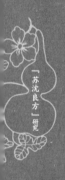

「苏沈良方」研究

06检